新体系
看護学
全書
JN041203

母性看護学❶

母性看護学概論／ウィメンズヘルスと看護

メヂカルフレンド社

　2019（令和元）年に，2022（令和4）年の看護基礎教育カリキュラムの改正や日本の社会・医療の転換を迎えつつある"いま"を踏まえ，本書『母性看護学①②』の全面改訂を行った。今回の改訂にあたっては，『産婦人科診療ガイドライン』をはじめとする，各種ガイドラインや法制度に関する内容の更新を行い，看護師国家試験出題基準（令和5年版）をカバーするべく，項目の見直しを行った。

　日本は，出生率が回復しないまま，2025年には団塊の世代が75歳を超え，国民の3人に1人が65歳以上，5人に1人が75歳以上という「超超高齢社会」を迎える。

　今後の人口減少を見据えて，日本では働き方改革，地域医療構想の実現や地域包括ケアシステムの構築，AI（Artificial Intelligence），IoT（Internet of Things）等の情報通信技術（ICT）を導入した医療が急速に進み，社会・医療は大きな変革の時代に入った。

　母性看護学領域においても，就労女性の支援，高齢出産の増加にともなうハイリスクケア，児童虐待対策や増加する外国人妊産婦の支援など多くの社会・医療的な課題を抱えている。家族の在り方も多様化・複雑化しており，対象者とその家族のニーズもこれまでの疾患を治す，子どもを安全に出産するという目標だけにとどまらず，どのような社会的資源を活用して子育てをしていくかを模索している。

　つまり，看護職の対象者である病気や障害をもつ人，また命を生み出す，そして命をはぐくむ母親と家族などは，人生の中でも大きな危機に直面している。看護職は，それらの人をはじめとしたケアの中心的役割を担っている。対象者とその家族のニーズを満たし，子育て期にある家族を孤立させることなく，社会全体で支援策を講じる必要がある。

　母性看護の対象者は，表面的ではなく，深い信頼関係に培われた心からのケアや支援を求めている。そのため，看護職には，解剖，病態，治療に関する確かな知識に加え，対象者の揺れ動く思いの機微を捉え，社会・家族・生活レベル，精神・心理レベルでの情報を引き出し，アセスメントし実施する能力が必要とされている。

　そのうえで，看護職は対象者に寄り添い，疾患の予防や悪化を防ぎ，対象者の健康の維持・増進を促す役割を持つ。そして，チーム医療の推進においては，多職種での連携が求められており，看護職が専門性や独自性を自ら理解し発揮することは，社会的な責務であるといえる。

　本書は，日本の課題や対象をイメージすることを助け，知識と技術を学び，その理論と根拠から，自らもケアを考えられるように以下の6編で構成している。

母性看護学①

母性看護学②

　さらに，周産期における看護技術は映像により学びを深められるようにしている。これに合わせ，執筆者には，産婦人科学，母性看護学，助産学で教育・研究・臨床で現在活躍されている方々を厳選している。

　本書が看護学生の教科書としてだけでなく，助産学生の参考書や病院・地域で活躍する看護職の皆様の指導書としても十分に活用できる内容に仕上がっており，幅広く活用され，看護の対象となる人に寄与することを祈っている。

　本書は 2003（平成 15）年に発刊以来，改訂を重ねてきた。初版からの編者，お忙しい中ご尽力いただいた執筆者の方々に心から深謝したい。

2022 年 10 月

編集ら

執筆者一覧

編集

渡邊　浩子	大阪大学大学院医学系研究科保健学専攻教授
板倉　敦夫	順天堂大学大学院医学研究科産婦人科学教授
松﨑　政代	東京医科歯科大学大学院保健衛生学研究科リプロダクティブヘルス看護学教授

執筆（執筆順）

村上　明美	神奈川県立保健福祉大学保健福祉学部学部長
齋藤いずみ	神戸大学大学院保健学研究科看護学領域母性看護学・助産学分野教授
葉久　真理	徳島大学大学院医歯薬学研究部助産学分野教授
井村　真澄	日本赤十字看護大学母性看護学・大学院国際保健助産学教授
東　　園子	日本赤十字看護大学母性看護学・大学院国際保健助産学准教授
新田　真弓	日本赤十字看護大学母性看護学・大学院国際保健助産学教授
松﨑　政代	東京医科歯科大学大学院保健衛生学研究科リプロダクティブヘルス看護学教授
山﨑　圭子	湘南医療大学保健医療学部教授
佐々木綾子	大阪医科薬科大学看護学部看護学科教授
入山　茂美	名古屋大学大学院医学系研究科総合保健学専攻看護科学教授
青柳　優子	順天堂大学大学院医療看護学研究科准教授
米山万里枝	東京医療保健大学大学院医療保健学研究科教授
杉浦　絹子	西南女学院大学助産別科別科長・教授
大田えりか	聖路加国際大学大学院看護学研究科国際看護学教授
志村千鶴子	亀田医療大学大学院看護学研究科看護学専攻教授
渡邊　浩子	大阪大学大学院医学系研究科保健学専攻教授
眞鍋えみ子	同志社女子大学看護学部看護学科教授

目次

第 1 章

母性とは

この章では

● 母性および父性の概念や特性，役割を理解する。
● 親性の概念と役割を理解する。

Ⅰ 母性，父性，親性の違い

Ⓐ 母性とは

1. 母性の定義

1 「母性」概念の不確かさ

「母性」という言葉の起源は，スウェーデンの思想家であるケイ(Key, E.)(1900)がスウェーデン語で「moderskap」，英語では「motherhood」という用語を初めて用いたところにあるといわれる[1]。

「母性」には，その言葉がもつ特殊性・多様性ゆえに，多くの説明や解釈が必要とされる。通常当たり前のように用いている「母性」という言葉の概念は，実はとても不確かであり，使われる場や状況，使う人やその立場などにより，多義的であるといわざるを得ない。

「母性」を辞書で引いてみると，「女性が母として持っている性質。また母たるもの（広辞苑）」「女性のもつ母親としての性質。母親として，自分の子供を守り育てようとする本能的特質（大辞林）」とある。

「母性」が母親そのもの，あるいは母親が本能的に備えている特質であるかのように記述されているが，具体的にどのような状態，性質，特質なのか記述されてはいない。「母性」という言葉の概念は，用いる人によって多様な解釈が可能な不確かさを有している。

2 医療・保健分野における母性の概念

ここでは，医療・保健の分野において「母性」という概念がどのようにとらえられているのか確認する。

津野（1976）は，母性は「子どもを産み育てるために備わった特性を持ったものの総称」と定義し[2]，林（1970）は，「母になることは，女性だけの持つ特権であり，男性がこれに代わることはできない。このように女性が生まれながらにして有する母としての天分を総称して母性という」と述べている[3]。

日本の母子保健法には，第4条に「母性は，みずからすすんで，妊娠，出産又は育児についての正しい理解を深め，その健康の保持及び増進に努めなければならない」と書かれており，ここで用いられる「母性」はいかにも「人」を表すかのような記述で，違和感を否めない。

また，世界保健機関（WHO）の母性保健委員会では，「母性とは，現に子どもを産み育てているもの（狭義の母性）のほか，将来子どもを産み育てるべき存在，および過去におい

第1編

1

母性とは

母性看護とは

概念

主要な理論と発達

母子と家族の

母子保健

てその役目を果たしたもの（広義の母性）」と定義しており，ここでも「母性」が「人」を表している。

3 | 社会学における母性の概念

社会学分野においては，舩橋・堤（1992）が述べるように，「母性」は母親にのみ固有の役割（母親役割）を遂行する結果として表れてくる特性とされ[4]，性役割的な意味が含まれている。

バダンテール（Badinter, E.）（1980）は，母性愛は本能ではなく，母親と子どもの日常的なふれあいのなかではぐくまれる愛情であり，それを本能とするのは，父権社会のイデオロギーであり，近代がつくり出した幻想だと主張した[5]。母性本能の神話性を論証して，母子関係や女性のあり方に再考を促した。

4 | 心理学における母性の概念

ドイッチュ（Deutsch, H.）（1944）は「母性」を「社会的，生理学的，感情的な統一体としての母の子に対する関係を示すものである。こういう関係は受胎とともに始まり，その後の妊娠，出産，飼養，養育の生理的過程を通じて続く」[6]と述べており，生物学的・社会学的・心理学的側面など多くの分野を包括した統一体と表現している。

花沢（1992）は，母性とは「児（自分が出産した子どもとは限らない）に対する母親としての関わり，あるいは母親らしい関わり（まだ母親になっていない妊婦や未婚の女性による関わり）に示される女性のパーソナリティの一面」[7]としている。

日本の母性研究の第一人者である大日向（1988）は，母性は「広義には女性の性と同義的に解釈されているが，狭義には，妊娠・分娩・産褥期の女性を対象として特に子を産み，哺乳しうる能力をもつ女性の身体的特徴，およびその状態を意味している」[8]と述べている。しかしながら，大日向（1988）は，母性発達を生理的・生物学的側面，社会的・文化的側面，個（パーソナリティや対人関係など）の側面から検討し，「母性」ではなく「育児性」が重要であることを指摘した。

これらの共通点として，母性は，母（養育者）が子（幼い者・弱い者）にかかわる際に生じるものとしてとらえているということが指摘できる。また，相違点としては，ドイッチュや花沢は，女性のパーソナリティの一面として母性をとらえ，大日向は，社会的な面から母性をとらえているということが指摘できる。

2. 母性意識，母性行動

1 | 母性意識とは

母性意識とは，「子どもが好き」「子どもと一緒にいて楽しい」などのように，女性が子どもの存在に対して感じる肯定的な感情や期待とされる。平井ら（1976）によると，母性

意識の本質は「母親の子どもを思いやる心，子どもの心を汲み取る能力」と規定して，「他者への共感的理解の能力」へと発展させた[9]。

2 | 母性行動とは

　母性行動とは，無脊椎動物から哺乳類にまで観察される行為で，卵，あるいは仔への継続的なケア[10]であり，母が子に対して示す種々の養育活動の総称を指す。

　特に人間の母性行動は，子ども側からの働きかけによって開発される側面を有しており，子どもの成長に伴い，子ども側からの刺激づけが変化することによって母性行動も質的・量的に変化することが知られている。この相互の関係が母子相互作用とされる。

Ｂ　父性とは

　辞書には，父性とは「父親としての本能や性質（大辞林）」とある。父性は，子どもに対して父親がもつことを期待される意識や行動として，父親がもつ男らしさと同義でとらえられ，父親は子どもにとって畏怖の対象，近寄りがたい存在とされた。

　しかしながら 1970 年代以降，父親の育児参加に関する研究が少しずつ行われるようになり，「父性」も「母性」と同様，父親が子どもを守り育てようとする特質としてとらえられるようになる。

　日本では，牧野ら（1996）によって，父親の育児参加が乳幼児の発達に良い効果をもたらすという実証研究も報告された[11]。

Ｃ　親性とは（親性の定義，親性準備性）

　これまで「母性」や「父性」は，生物学的性差や性別役割分業を基盤とする特性として語られることが多かった。大橋ら（2009）は，「母性」や「父性」という用語が，対立的二元論で語られるか，権威とか権力，あるいは規範性といった父権的社会における家長のイメージを引きずって考えられることが多かったことを指摘している[12]。

1. 親性の概念登場以前

　戦前の日本社会では，家庭内での性別役割分業がはっきりと確立され，「男は仕事，女は家庭」という考え方が広く支持されていた。

　高度経済成長期（1955［昭和 30］〜 1973［昭和 48］年頃）の日本では，産業構造の変化に伴ってサラリーマン男性が増加した。子どもをもつ父親も朝から夜までひたすら働き，日本の高度経済成長を支える担い手となった。そのような父親が，家事や育児を手伝う時間的余裕はなかったことは容易に想像できる。

　その一方で，世帯の所得は大きく増え，母親は専業主婦として家事と育児の責任を負わ

第1編

1
母性とは

母性看護とは

主要な理論と概念

母子と家族の発達

母子保健

されるようになった。母親は自分のことよりも子どもに尽くすことを優先するのが母親の愛（母性愛）であり，すべての女性には母性本能が備わっているという「母性神話」や，3歳までは母親が子どものそばにいて育児に専念すべきであるという「3歳児神話」が広がったのもこの頃である。父親を育児から遠ざけるとともに，母親に育児の責任のすべてを押しつけ，母親を追い詰めていった。

高度経済成長期が終わり，続くバブル経済期（1986［昭和61］〜1991［平成3］年頃）が終焉を迎えると，日本は長い景気後退期を経験する。専業主婦は徐々に減少し，共働き夫婦が増加した。働く母親が増えるに従い，今度は父親に応分の家事分担や育児参加が求められるようになった。現在では，育児をする父親が「イクメン」として注目され，男性の育児参加を通じて，仕事と子育てを両立させ，妻である女性の生き方や家族のありようを変えて，社会全体で子育てができることを推進する動きがある。

2. 親性の概念の登場

上記のような社会情勢を背景に，「親性」の概念が登場する。汐見（1989）は「父親らしさや母親らしさを強調するよりは，父親も母親も区別なく，親であることの立場を自覚し，その役割を正しく遂行することを強調することがより積極的な意味を持ちうる」として，「母性」「父性」に代わる「親性」を提唱した[13]。

糸魚川（1990）は，親性を「生物的な性にとらわれない親としての一般的な性質」[14]とし，鮫島（1998）は，親性を生物学的性差を認めたうえで，両性ともに，「親となることによる，発達する個人の人格的特性」[15]としている。小林ら（2003）は，親性を「親としてそだちゆく命である子どもを慈しみ育もうとする心性であり，また子の親であるかどうかに限らずだれもが持つ特性であり，その豊かさは個人差による」[16]と述べている。

親性の特徴として，親であるかどうかにかかわらず，すべての人がもっているものであり，女性にも男性にも共通し，そのありようは個人が置かれた状況や立場によって異なり，変化していくといえる。

3. 親性にかかわる様々な概念

「親性」に類似した用語として「親準備性」「育児性」「養護性」「次世代育成力」などがある。ここで少し詳しく確認しておく（表1-1）。

4. 母性・父性から親性へ

これまでみてきたように，「親性」には，生物学的に親であるかどうかではなく，男性・女性といった性の区別もなく，子どもを慈しみはぐくもうとする気持ちをもつという特徴がある。

妊娠・出産・育児期には子どもを守り，育てようとする親役割をとおして，親は成熟した人間として成長していく。シングルマザーやシングルファザー，ステップファミリーな

表1-1 「親性」に類似した用語

親準備性	岩田（1982）は，「望ましい親行動の遂行に必要なプレ準備期（青年期）における価値的・心理的態度や，行動的・知的側面の準備状態を意味している」と定義している[17]。
育児性	大日向（1982）は，「育児が性役割分担や父性・母性にかかわる規制の価値にとらわれることなく，各自の個性と相手の人格とを尊重した男女（夫婦）関係のもとで，新しい家族の誕生を迎えることが望ましい」[18]と述べており，「父性」「母性」ではなく，性差を超えて子どもをはぐくむ視点を大切にした「育児性」を提唱している。 鮫島（1998）は，「育児性は，生物的性差を問わず，個人の育児能力を統合するもの」[19]として，親から子どもへの方向性のある概念であると規定している。
養護性	小嶋（1991）は，「相手の健全な発達を促すために用いられる共感性と技能」[20]として，自分より幼い子に限らず，老人や落胆している人，ペットや植物も養護性を発揮する対象としている。
次世代育成力	原ら（1991）は，「男女ともに次の世代を産み育てる能力」として「次世代育成力」を提唱している[21]。この言葉には，「男性による」とか「女性による」という対立を超えて，人々が共に考え，共に尊重し合いながら次世代へものごとを引き継ごうとする願いが込められており，家族の枠を超えた人と人との絆のなかで次世代を育てていくことを強調している。

ど多様な形態の家族が増加する現代において，子どもを養育する立場にあるものが「親」であることを自覚し，「母性」「父性」の区別なく，親としての機能を発揮することが求められている。

Ⅱ 「親役割の獲得」から「親になる」へ

Ａ 母親役割

「母親役割」は，マーサー（Mercer, R. T.）（1985）によると，母親が子どもに対して適切な養育行動がとれるための能力を獲得して発揮される認識や能力であり，ルービン（Rubin, R.）（1984）によると，子どもの母親としての自己を受け入れ，子どもとの絆を形成していく過程での母親の認識や能力とされる。

1. 母親役割の獲得過程

マーサーは，母親役割獲得（maternal role attainment）は産後4か月頃までに達成されるとしている[22]。この母親役割獲得は，さらに大きな生涯にわたる概念としての「Becoming a Mother（母親になること）」の最初の変化とされている[23]。

ルービンは，妊娠中の女性が母親役割を獲得する過程には，5つの段階があることを示している。①模倣の段階（規範的な母親役割を模写，実践する），②ロールプレイの段階（母親役割行動を試行する），③空想の段階（自分の子どもや自分自身の状況を想像する），④取り込み・投影・拒絶の段階（役割モデルを吟味し，取り入れたり拒否したりする），⑤悲嘆作業の段階（母親役割遂行に伴って過去の自己の喪失を識別する）である。

また，出産後については，①受容期（産後1～2日：母親にとっての回復の時期），②保持期（産

第1編
1
母性とは

母性看護とは

主要な理論と概念

母子と家族の発達

母子保健

後3〜10日頃：自立して育児に取り組もうとする時期），③解放期（産後10日頃〜1か月：子どもの生活に自分の生活を合わせていく時期）の3つの段階を説明している[24]。

2. 母子相互作用の促進

産後から育児期の母親の母親役割獲得には，母子相互作用の促進が重要とされている。

母親役割の獲得には，妊娠中から出産後の生活や育児をイメージして準備することや，出産に満足できること，産前から産後を通じて周囲のサポートが受けられることなどが必要とされている。

母子相互作用は愛着（親密な関係における情緒的な絆）形成の基盤とされ，出産直後の母子の早期接触，早期授乳など，母親と子どもが出産後に早期に触れ合うことが重要とされている。母親と子どもが互いに五感を活用し，互いの存在を感じ合い，反応し合うことで愛着が促進される。また，母親のみならず，父親とも出産立ち会いなどをとおして愛着形成が促進される。

愛着理論は，イギリスの児童精神分析学者ボウルビィ（Bowlby, J.）（1982）が提唱したもので，乳幼児が不安や不快などを感じている状況で，親など周囲の養育者に対して「泣いて訴える」あるいは「接触を求めて甘える」などして，親密な絆を形成しようとする愛着行動に関する理論である[25]。

Ⓑ 父親役割

1. 父親役割の概念

1950年代，社会学者のパーソンズ（Parsons, T.）ら（1956）は，父親は経済の担い手である手段的役割をもち，母親は子どもを慈しみ養育する表出的役割をもつと述べ[26]，固定的な性別役割観を示した。

イギリスの社会発達心理学者であるラム（Lamb, M.）（1975）は，子どもの発達に父親が重要な役割を果たしていると主張し，新しい父親像を示した。父親の役割として，「子どもをケアする」「子どもの仲間となる」「経済を提供する」「子どもを教育する」「子どもを愛する」「モデル（お手本）となる」「母親を支持する」「子どもを危険から守る」などを具体的に示した[27]。このことは，稼ぎ手としての父親，家事・育児を担当する母親という伝統的な家族像を崩し，「親」の役割の意味が再検討される時期に，「父親の再発見」として父親の役割やその意義，重要性が大いに注目された。

父親に関する研究は，母親のものと比較して数は少ないが，1990年代以降「子育て参加」に関する研究が行われるようになった。加藤ら（2002）は，父親の直接的な育児へのかかわりが子どもの社会性に影響を与えていることを実証している[28]。

「母親役割」にならって定義すると，「父親役割」は，父親が子どもに対して適切な養育

行動がとれるための能力を獲得して発揮される認識や能力，あるいは，子どもの父親としての自己を受け入れ，子どもとの絆を形成していく過程における父親の認識や能力ということができる。

男性の場合，妊娠による身体的変化を直接は体験しないため，妻の妊娠中に父親としての実感は得られにくい。実際には，子どもの誕生後に父親になる過程をたどっていくことになる。

しかし，父親が子どもの出生以降すぐに積極的な育児参加，たとえば出産に立ち会ったり，抱っこをしたり，沐浴やおむつ交換など，頻繁に子どもと接触する機会をもてば，母親と同様に父子相互作用によって父親も父性を確立し，わが子への没入感情をもつようになるといわれている[29]。この過程は，エングロスメント（engrossment，のめり込み）といわれる。エングロスメントをもった父親は，子どもの成長発達とともにかかわりをもち続け，そのような父親は家庭内での価値と自尊心が高まったように感じるという結果が報告されている。

2. 現代の日本における父親の育児参加

2021（令和3）年6月には，これまでの育児と就業に対する職場の両立支援が十分ではないという背景を受け，さらなる育児・介護と仕事の両立支援を目的として育児・介護休業法が改正された。2022（令和4）年4月より，3段階に分けて施行される。

厚生労働省は『父親の仕事と育児両立読本～ワーク・ライフ・バランスガイド～』で，これから親になる人をはじめ，企業の経営者，自治体担当者などに向け，妊娠，出産，子育て期の父親のかかわり方，育児休業制度をはじめとする両立支援制度の基礎知識とその活用方法，仕事と家庭の両立のポイントなどを示している[30]。社会全体で子育てができるようにすることを推進するものである。

C 親になる過程

初めから完璧な親は存在しない。子育てをとおして親自身が成長することで，少しずつ親になっていく。

親になる過程では，子どもとかかわるなかで様々な子どもからのサインを読み取り，適切に対応できるように，適宜，周囲のサポートを受けながら，育児の楽しさや満足感，自信を実感していく。夫婦で家事や育児を共有し，家族内支援が望めない場合は社会資源（地域の育児支援センター，ファミリーサポートセンターなど）の活用を考えたり，子どもの成長・発達に関する心配や心の問題を抱える場合は専門家の相談窓口を利用したりするなど，親自身が着実に成長していくことが重要である。

第1編

1

母性とは

母性看護とは

主要な理論と概念

母子と家族の発達

母子保健

文献

1) ケイ, E. 著, 小野寺信, 小野寺百合子訳：児童の世紀, 冨山房, 1979.
2) 津野清男, 本多洋編：母性保健学, 南山堂, 1976.
3) 林路彰：母性と母性保健〈林路彰, 山下章編：母性保健, 第2版〉, 医学書院, 1970, p.1-7.
4) 舩橋恵子, 堤マサエ：母性の社会学, サイエンス社, 1992, p.3-61.
5) バダンテール, E. 著, 鈴木晶訳：母性という神話, 筑摩書房, 1991, p.180-183.
6) ドイッチュ, H. 著, 懸田克躬, 原百代訳：母親の心理〈第1〉母性のきざし, 日本教文社, 1964.
7) 花沢成一：母性心理学, 医学書院, 1992, p.1-8.
8) 大日向雅美：母性の研究；その形成と変容の過程, 川島書店, 1988, p.7-23.
9) 平井信義, 他著, 平井信義編：母性愛の研究, 同文書院, 1976.
10) 太田次郎, 他編：生物学ハンドブック, 朝倉書店, 2012, p.103.
11) 牧野カツコ, 他編：子どもの発達と父親の役割, ミネルヴァ書房, 1996, p.172-180.
12) 大橋美幸, 浅野みどり：親性とそれに類似した用語に関する国内文献の検討；親性の概念明確化に向けて, 家族看護学研究, 14（3）：57-65, 2009.
13) 汐見稔幸：父親と育児, 母子保健情報, 20：48-50, 1989.
14) 早稲田大学人間総合研究センター監, 根ケ山光一編著：母性と父性の人間科学〈ヒューマンサイエンスシリーズ4〉, コロナ社, 1990, p.38-39.
15) 鮫島雅子：「母性」「父性」に類似する用語の検討；心理的側面の親研究における概念規定への試み, 鹿児島純心女子大学看護学部紀要, 3：80-92, 1998.
16) 小林芳郎, 寺見洋子：子供と保育の心理学；発達臨床と保育実践, 保育出版社, 2003, p.210-221.
17) 岩田崇：青年期の親準備性に関する研究,「母子相互作用の臨床的心理行動科学的ならびに社会小児科学的意義」に関する研究昭和57年度厚生省心身障害研究報告書, 1982, p.466-467.
18) 佐々木保行, 他編：育児ノイローゼ, 有斐閣, 1982, p.29-43.
19) 前掲15).
20) 小嶋秀夫：母性の心理社会学；親となる過程の理解, 医学書院, 1991, p.79.
21) 原ひろ子, 舘かおる編：母性から次世代育成力へ；産み育てる社会のために, 新曜社, 1991, p.305-330.
22) Mercer, R.T.：The process of maternal role attainment over the first year, Nursing Reserch, 34：198-204, 1985.
23) Mercer, R.T.：Becoming a Mother Versus Maternal Role Attainment, Journal of Nursing Scholarship, 36(3)：226-232, 2004.
24) ルービン, R. 著, 新道幸恵, 後藤桂子訳：母性論；母性の主観的体験, 医学書院, 1997, p.45-61.
25) ボウルビィ, J. 著, 黒田実郎, 他訳：母子関係の理論 新版1愛着行動, 岩崎学術出版社, 1991, p.215-252.
26) パーソンズ, T., ベールズ, R. F. 著, 橋爪貞夫, 他訳：家族, 黎明書房, 1981.
27) Lamb M.：Fathers；Forgotten Contributors to Child Development, Human Development, 18(4)：245-266, 1975.
28) 加藤邦子, 他：父親の育児かかわり及び母親の育児不安が3歳児の社会性に及ぼす影響；社会的背景の異なる2つのコホート比較から, 発達心理学研究, 13（1）：30-41, 2002.
29) グリーンバーグ, M. 著, 竹内徹訳：父親の誕生, メディカ出版, 1994, p.43-56.
30) 厚生労働省：父親の仕事と育児両立読本；ワーク・ライフ・バランスガイド（令和3年版）, 2022, p.3-6.
https://www.mhlw.go.jp/bunya/koyoukintou/pamphlet/dl/papa_dokuhon2021.pdf（最終アクセス日：2022/6/1）

参考文献

・厚生労働省：イクメンプロジェクト. https://ikumen-project.mhlw.go.jp/（最終アクセス日：2022/6/1）

第 **2** 章

母性看護とは

I 母性看護の概念

A 母性看護の対象とありかた

　母性看護学の対象はかつて，主として女性であった。特に狭義の解釈においては，女性の一生のなかでも主に妊娠期・分娩期・産褥期と新生児，その後の育児期くらいまでを対象にした学問であった。

　しかし，現在の母性看護学は，人間の健康を性と生殖の側面から考え，看護的な視点からアプローチや援助が必要な状況にある人を対象とする学問とされる。具体的には，研究者により多少の見解の相違はあるかもしれないが，思春期から老年期にある女性とその家族やパートナーと子どもを対象とする看護学が母性看護学である。

　一方で，世界的動向として同性結婚を認める状況が広がりつつあり，日本でも自治体レベルで同性結婚を認める動きがある。そのような状況下においては，母性看護学の対象は女性と限ることなく，生殖を伴わない性であってもその人らしく，一生豊かな性を全うできるように援助することも，母性看護学の重要な対象となると考える。今後，私たちのこれまでの男女両性のパートナーという定義以外のカップルが，何らかの方法を用いて自分たちの子どもをもつという意思決定や具体的方法の選択という場面においても，頼りになり，共に歩む母性看護学であることが必要になるだろう。

　時代により変遷はあっても，いつの時代も女性とその家族がより心身共に，また社会的にもより健康で，その人らしい暮らしが実現できるよう，特に性と生殖の視点から援助するのが母性看護学の役割であり，対象者の人生のあらゆる時点でかかわる。前述したように，過去の母性看護学では主に対象が，妊婦・産婦・褥婦と子どもであったが，時代の変遷とともに夫・パートナー・同性のパートナーと対象が広がっている。

B 「母性」と「母性の概念」

　「母性」という言葉を聞いたときに，どのようなことを連想するだろうか。筆者は，昔から日本で使われ，浸透してきた言葉だろうと思っていた。本項では，この言葉と概念を考えてみたい。

1. 様々な母性の概念

1 | 「母性」という用語の出現

　沢山によれば，「母性」という言葉が日本で初めて用いられたのは，大正の初めだとい

う[1]。第 1 章で述べられているように，この語は moderskap（スウェーデン語）の訳語として登場した。当初は「母心」「母的愛」などと併用されており，「母性」という言葉が定着したのは，昭和期にはいってからだという。

　その後，「母性」という言葉は一般化し，その概念はあたかも自明のごとく用いられてきた。日常生活のなかにもしばしば「母性」という言葉は登場し，共通理解が存在するかのような実感のもとに用いられている。しかしながら，その概念は極めて不明確であり，使う場面や使う人により，多義的である。

　広辞苑第 6 版では，「母性」とは「母として持つ性質。また，母たるもの」と記述され「母性愛」は，「母親が持つ子に対する先天的・本能的な愛情」と記述されている。しかしながら，具体的にどのような状態や特質をもって母性とするかは，触れられていない。人それぞれの解釈を許容する余地を残しているともいえよう。

2 ｜ 医学分野における母性という概念

　大日向は「母性」という用語が確固たる地位を占めているのは，医学分野，その近接領域であると述べている。確かに医学というデータを突き合わせながら立証していく分野にありながら，多くの産婦人科医師，助産師，看護師が構成メンバーである日本母性衛生学会や，そのほとんどが助産師でもある母性看護学の教員が担当する母性看護学という学問においても，それらの学術学会や学問の成立過程で，深く「母性」を研究・定義されてから使っていたかは不明である。医学のなかで母性の概念はどうとらえられていたのだろうか。表 2-1 にまとめた。

母性看護学を学ぶ，助産学を学ぶ

　母性看護学と助産学の関連を考えてみよう。しばしば，どちらが学問の対象範囲が広いのか，専門性が高いかなど議論になることがある。世界的にも，その学問の範疇や違いを明確に定義し，線引きすることは難しいように思う。

　日本では。看護基礎教育で母性看護学を学んだ後に助産学を学ぶ（保健師助産師看護師法では，看護師の教育年限 3 年間以上さらに，助産師の教育年限 1 年間以上がうたわれている），職業の分類上，保健師・助産師・看護師は看護職である。しかし，フランスのように，助産師は医師や歯科医師，薬剤師などと同じ医療職，看護師は理学療法士などと並んで医療補助職と分類される国もある。フランスでは医療職としての基礎的な教育を受けた後，各専門分野の教育（助産師は 4 年間）を受ける。一方，助産師教育において，ダイレクトエントリー（看護学を履修せず，最初から助産学を学ぶ）方式をとる国もある（看護師の有資格者が助産師になる方法もある）。

　看護師や助産師は，女性の一番身近で一生に貢献できる職業である。これからの日本において，母性看護学や助産学がどのように発展することが適しているのか，母性看護学や助産学を新たに学ぶ人と考えていきたい。

表2-1 医学における「母性」の概念のとらえ方

津野	子どもを産み育てるためにそなわった特性をもった者の総称[2]。
大日向	広義には女性の性と同義的に解釈されているが，狭義には妊娠・分娩・産褥期の女性を対象として特に子を産み，哺乳し得る能力を持つ女性の身体的特徴，およびその状態を意味していると考えられる[3]。
林	女児が，成長につれて女性らしくなり，女性として成熟し，結婚し出産して母となる。自らの子を育て終えて，さらに孫の世話をする。女性の一生は母になること，母であることに終始しているといえよう。母となることは，女性だけのもつ特権であり，男性がこれに取って代わることはできない。このように女性が生まれながらにして有する母としての天分を総称して母性という[4]。
真田	生殖には，もちろん男女両性が関与するが，自らの体内で胎児を育て，出産し，さらにその後の育児についても，本能的な愛情をもってあたる役割や天性は，まさに女性特有のものであるといえよう。このように生まれながらにしてもっている女性の特性を母性という[5]。

　大日向は，母性を定義しているこれらの記述には医学的指南にとどまらず，価値的解釈が混在していることを指摘している[6]。

　林や真田の記述が書かれてから年月がたった今，このような曖昧模糊とした内容が定義として述べられていたことに驚くかもしれない。

　母性衛生や母性看護学は，実証的研究が主体となる医学である産婦人科学と，妊娠・分娩・産褥期の援助が主たる業務であり対象が明確な助産学の近接領域にある。そのため，理念や思想をおおむね理解し共有しても，「母性」という言語に対し，極めて分析的に学問的追究をされてこなかった歴史があるのかもしれない。

3　母子保健法における母性の概念

　1965（昭和40）年に母子保健法が制定された。ここにも「母性」が記されている（参考資料）。

2.「母性信仰」や「母性神話」，母性概念の近年の変遷

　「母性」の定義や概念は不明確であり，場面や状況により多義的に使われてきたが，この概念を考えるきっかけが1970年代前半に社会問題となって表出した。大都市のターミナル駅を中心に，コインロッカーへの乳幼児遺棄事件が頻発したのである。検挙された者の多くは未婚の母親であった。母親による一連の子捨て・子殺し事件は「コインロッカーベイビー」と総称され，多くの人々に衝撃を与えた。本来，母親というものは，自分の命さえ犠牲にして子を守り，助けるものであるはずなのに，子を殺し，捨てるなど「母親失格」「母性喪失」「この母親は鬼か」といった見出しで糾弾された。つまり，崇高な「母性」を担う女性がなぜこのような事件を起こすのであろうかと，母親に対する世間の目が非難へと一斉に転じたのである[7]。

1　歴史からみる母性の考え方

　子捨てや子殺しについて歴史をひも解いてみると，江戸時代には人口の増減がないこと，明治時代には女性人口が少ない（本来，生物学的に男性人口より多いはず）ことなどが，人々が

生活していくうえで間引きや子捨てが必要とされ，その事実があったことを物語っている。これは江戸時代に，諸藩が間引き・子捨てを禁止するよう御触れを出していることからも明らかである[8]。

　つまり，子捨て・子殺しは，1970年代に突然起きたことではないのである。コインロッカーベイビーの母親は「母親失格」といわれ，単独の加害者に仕立て上げられていったが，むしろ，その実態は，病気を抱えていたり，パートナーとの関係に悩みながらも，助けてくれる人を得られないまま，子どもを道連れに心中したり，あるいは結果的に殺してしまった「被害者」であったかもしれない。このような女性や家族にかかわり，援助の必要性を判断し，解決のシステムをつくることが，われわれ母性看護学にかかわるものの重要な任務でもある。

　また，ホスピタリズムの研究において，母親のもとで育った子どもよりも施設で育った子どもの罹患率（りかんりつ）などが高いという研究などから，多角的・総合的な真の原因追究には十分及ばないまま，母親による育児の重要性が絶対視されてきた。また心理学分野では，子どもに対する母親の愛情や感情を客観的に測定するのは困難とされ，母親がわが子に愛着を抱くことは，自明の理であると単純にステレオタイプに考えられてきた[9]。

　女性や母親の社会参加は，常にこれらの母性の崇高性を主張する人々との，せめぎあいの歴史であったともいえる。

2 ｜ 母性意識の研究と看護

　大日向は，著書のなかで同じく心理学者で「母性意識」に関する研究で知られる花沢に触れている[10]。当時，この分野の研究者がほとんど存在しないなかで花沢の応援が励み（はげみ）になったことを明かしている。この2人の研究者は1990年代以降の，日本の母性看護学の心理分野に最も貢献した心理学者たちといえよう。今読み返しても両者の代表作は力作であり，まさにその研究に取り掛かった経緯と彼らの人生のある時期，確実にその研究にのめり込み費やした時間から生まれた作品であることが伝わる名著といえよう。母性意識や心理面に関心が深まったときに，今なお新鮮に当時の研究への気概が胸に迫ってくるこれらの作品を読むことを勧める。今活躍している母性看護学研究者は，これらから多くの学びを得て現在に至っているように思われる。

　当時の看護学研究者は，学問的背景として系統的に学士・修士・博士課程と積み上げ，研究成果を出した心理学者に比べ，学問的に積み上げる背景は十分ではなかったといわざるを得ない。これまで自明のものとして，学術的関心にのぼらなかったものを分析的に思考するという，学問としての成熟過程を踏んだ彼らとの違いがある。看護学では現場の直接ケア提供者としての面ばかりが強調して教育されていたため，母性看護学の実践者であった看護師や助産師から，母性に関する深い研究が当時はなされていなかったのは当然の帰結といえよう。

　現在，看護系大学は300校を超え，大学を卒業した看護師が増えている。看護職から

の学問土壌の成熟と，学際的成熟によりさらに EBM（Evidence based Medicine），EBN（Evidence based Nursing）による母性看護学の構築と完成が必要である。

II 母性看護学の構造と変遷

日本最初の看護教育は，1885（明治18）年の有志共立東京病院看護婦養成所において始まった。それでは，「母性看護学」という学問は，いつから開始されたのか。

1. 母性看護学の始まり

母性看護学の誕生は，1967（昭和42）年の保健婦助産婦看護婦養成所指定規則の改正による。そのなかで，看護学総論，成人看護学，小児看護学，母性看護学が明記された。それまでは，たとえば成人看護学は，「内科学および看護法」「外科学および看護法」が整理され，母性看護学は，「産婦人科学および看護法」が整理されたものであった。

これは母性看護学が独自に「産婦人科学および看護法」から発展したというよりは，指定規則の改正に伴い，看護学全体の発展のなかで横並びに体系化され実施されたものである。

2. 母性看護学の対象

母性看護学の対象は，1997（平成9）年に改正された母子保健法の実施要領における，母子保健の対象であるおおむね思春期から更年期にわたる年代の者とされている。近年では老年期も対象とする考えも多い。

一般的に，狭義の母性看護学の対象といえば，「妊娠・分娩・産褥期」を指し，広義の母性看護学の対象として「思春期・成熟期・更年期あるいは老年期の女性」とすることが多い。この成熟期に「妊娠・分娩・産褥期」が入る。「妊娠・分娩・産褥期」をマタニティサイクルとよび，「思春期・成熟期・更年期あるいは老年期」をライフサイクルとよぶ。

助産学と母性看護学の関連も境界も非常に難しい。現在のところ，学術的研究として両者の学問的範疇を研究的に導いたものは，ほとんどないのが現状である。踏み込んでいうと，これを明らかに線引きすることはむしろタブーである風潮があるように思う。

軸足を母性看護学に置くものは，広い視野からライフサイクルやウィメンズヘルスの問題も扱うなど，範疇が広いものが母性看護学であり，母性看護学の範疇のなかのマタニティサイクルを深く研究対象とするのが助産学という立場があるかもしれない。

一方で，青木が示すように「助産の概念は，出産を頂点に女性のライフサイクルに応じた健康や性・生殖にかかわる保健指導・教育・相談まで広く包含する」[11]とする考えもあり，単純に線引きができない部分がある。

第1編

母性とは

2 母性看護とは

主要な理論と概念

母子と家族の発達

母子保健

3. 助産学と母性看護学

主に助産学に軸足を置く立場の研究者は，母性看護学は広い範囲を包括するが助産学に比べ深さが足りないと表現する人があるかもしれない。一方，母性看護学に軸足を置く人は，分娩介助や周産期周辺だけが学問ではないという人があるかもしれない。しかし，青木の述べているように，現在は助産学の定義も単にマタニティサイクルのみを対象としてはいないという解釈となっている[12]。その線引きは難しいものがある。

アメリカにおいて周産期看護や NICU の看護にあたる人は，ライセンスは看護師である場合が多く，助産師ではない場合が多い。日本では助産師の学習をしていたほうが周産期の深い理解が可能ということで，しばしば NICU の看護や周産期看護にも助産師がかかわっており，単に分娩介助のみではない。

一方，日本の母性看護にかかわる人のほとんどが助産師であり，ウィメンズヘルスを主とする母性看護の専門看護師は，助産師の免許を問われないが現在のところほぼ全員が助産師である。近年，母性看護専門看護師の教育において専門分野が周産期でない場合は，助産師免許を有していない者も母性看護専門看護師の受験が可能となった。母性看護学の教員も日本ではほぼ助産師である。

いずれにしても，母性看護学も助産学も狭義から広義の解釈に向かっている。大きな違いは，母性看護学は分娩期の看護はするが児を取り上げる分娩介助を担当しないという一点であろう。

Ⅲ 母性看護の目的と重要な視点

母性看護のなかで大事な視点がセクシュアリティ，ウィメンズヘルス，リプロダクティブ・ヘルス／ライツなどの視点である。第3章「母性看護における主要な理論と概念」で詳細をまとめており，ここでは概要に触れる。

1. セクシュアリティ

セクシュアリティ（sexuality）は，性に関連する考え，態度，欲望や志向を表す造語である。生物的な性を表す「セックス（sex）」と社会的・文化的な性を表す「ジェンダー（gender）」の多様なあり方の影響を受け，その人固有の「セクシュアリティ」がある。

高学歴化，社会進出を果たした女性たちは，それまで社会から，女性を生物学的性や，産むことを中核にとらえた性としてみられることが多かった。少しずつ，心理社会学的性としてのジェンダーを意識した女性のとらえ方を社会に意識させてきたのではないだろうか。

2. ウィメンズヘルス

ウィメンズヘルスとは，母性を包括した女性という性をもつ人間を対象にした健康課題や健康問題を示す概念である。

また，母性看護の対象となる課題は，強く倫理観が問われる内容を含む分野であり，生命の尊厳や障害という事実に向き合ったときに，人間対人間として深い対話と対峙が必要である。今後ますます，出生前診断などの場で医師のほかに極めて女性に近い立場での援助，その看護力と倫理観，説明力や受容態度が必要となる。たえず，対象である人を中心としたケアが求められ，また家族を中心としたケアも重要である。また，女性やその家族が自律的に生活していくために，セルフケアや協働しながら困難を解決できるよう支援することが重要である。

3. リプロダクティブ・ヘルス／ライツ

生殖にかかわる新しい生命を産み育てることは，個人や社会にとって重要であり，人類が綿々と大切にかかわってきたことである。一方で，生殖は女性に非常に苦痛を負わせる内容も含んでいる。1994 年 9 月，カイロで開催された国際人口会議で，リプロダクティブ・ヘルス／ライツ（性と生殖に関する健康と権利）の概念が提唱され，1995 年北京での第 4 回女性会議で女性の基本的人権として確立された。日本でも 1986（昭和 61）年に総理府が発表した「男女共同参画 2000 年プラン」において，すべての女性の人権・健康を尊重する政策が明示され，生涯にわたる女性の健康が推進されている。

＊　　　＊　　　＊

このような流れを概観すると，母性看護の目的は，セクシュアリティ，ジェンダー，ウィメンズヘルス，倫理的課題，リプロダクティブ・ヘルス／ライツの基本概念を基盤として，次世代を担うすべての子どもが健やかにこの世に生を受け，それを生み出す女性の生涯にわたる健康の保持増進に努めるよう援助することと考える。

IV 母性看護にかかわる職種と役割

本節では，母性看護にかかわる職種をみていく。関連する職種の現在の状況は，表2-2 にまとめた。

1. 看護師

母性看護を実践し，多くの対象者が直接ケアを受ける職種として，看護師がある。分娩期の看護場面においても，児を直接取り上げるのは助産師であるが，分娩第 1 期，分娩第4 期に，看護師の果たす役割は大きい。特に，出生直後の新生児のケアは多くの場合，助

表2-2 母性看護の関連職種とその人数

看護師	衛生行政報告例によれば，2020（令和2）年，看護師は約128万人が就業している。2023（令和5）年3月に新たに5万8152人が看護師国家試験に合格した。
助産師	衛生行政報告例によれば，2020（令和2）年，助産師は約3万8000人が就業している。2023（令和5）年3月に新たに1977人が国家試験に合格した。教育機関の養成人数としては，専門学校，4年制大学（選択するコース），大学の専攻科または別科，大学院の順に多い。大学院における助産師教育は増加している。
母性看護専門看護師	母性看護専門看護師は現在93人であり横ばいである。なお，2022（令和4）年12月時の全専門看護師数は3155人である。
保健師	衛生行政報告例によれば，2020（令和2）年，保健師は約5万6000人が就業している。2023（令和5）年3月に新たに7599人が国家試験に合格した。
産婦人科医	日本産婦人科医会によれば，2020（令和2）年，約1万1800人が産婦人科を標ぼうしている。

産師のみならず，看護師が受け持つことも多い。男性看護師がケアを実践する場合は，相手との意思疎通やプライバシーの保護に特に慎重に配慮する必要がある。

2. 助産師

看護師と並び，母性看護学の重要な看護の実践者は，助産師である。特に分娩期の看護は主に助産師が実践する。現在の分娩は99％が施設内で実施されるため，助産師がかかわる期間が，事実上妊娠中の健康診査からせいぜい1か月健診までと短い点が課題である。また，病院内においても看護師なのか，助産師なのか区別されない雇用体系になっている場合があるため，家族からも，また社会からもその存在がみえにくい部分がある。助産師はその責任と権利を果たすためにも，助産師という名称を明確に提示し，ケアの実践をすべきである。

また，退院後は保健師が家庭を訪問することが多い。助産師が一生を通じた人生の伴奏者であるような存在になれるような取り組みが，助産師個人にも求められる。

諸外国においては男性助産師も存在するが，現在のところ日本では受験資格は女性に限られている。

3. 母性看護専門看護師

専門看護師制度は，複雑で解決困難な看護問題をもつ個人，家族および集団に対して水準の高い看護ケアを効率よく提供するための，特定の専門看護分野の知識・技術を深めた専門看護師を社会に送り出すことにより，保健医療福祉の発展に貢献し併せて看護学の向上を図ることを目的としている。

専門看護師は，専門看護分野においての6つの役割を果たす（表2-3）。2022（令和4）年12月現在，特定されている分野は14分野である。**母性看護専門看護師**は，女性と母子に対する専門看護を行い，その主たる役割は，周産期母子援助，女性の健康への援助である。

表2-3 専門看護師の役割

❶実践：個人，家族および集団に対して卓越した看護を実践する。
❷相談：看護者を含むケア提供者に対しコンサルテーションを行う。
❸調整：必要なケアが円滑に行われるために，保健医療福祉に携わる人々の間のコーディネーションを行う。
❹倫理調整：個人，家族および集団の権利を守るために，倫理的な問題や葛藤の解決を図る。
❺教育：看護者に対しケアを向上させるため教育的役割を果たす。
❻研究：専門知識および技術の向上ならびに開発を図るために実践の場における研究活動を行う。

出典／日本看護協会：専門看護師. https://nintei.nurse.or.jp/nursing/qualification/cns（最終アクセス日：2022/6/1）. を参考に作成.

4. 生殖看護認定看護師（不妊症看護認定看護師）

　認定看護師教育は「特定の看護分野において，熟練した看護技術と知識を用いて，水準の高い看護実践のできる認定看護師を社会に送り出すことにより，看護現場における看護ケアの広がりと質の向上をはかること」を目的とし，1996（平成8）年に開始された。

　不妊症看護認定看護師は，生殖医療を受けるカップルへの必要な情報提供および自己決定の支援をその役割とし，2003（平成15）年から日本看護協会による認定が開始され，2020（令和2）年に生殖看護認定看護師へ改称された。この名称の変化は，生殖医療に不妊症が内包されていることに起因するものであり，①性と生殖の機能，その障害とリスク因子に関する知識に基づく妊孕性の評価，②性と生殖の健康課題に対する多様な選択における意思決定支援，③患者・家族の検査期・治療期・終結期の安全・安楽・納得を守る看護実践とケア調整，④妊孕性温存及び受胎調節に関する指導など，その役割も広がった。

5. 保健師

　保健師は母子保健分野において，妊娠期から育児期・学童期までかかわる極めて重要な職種である。病院などにおける助産師のかかわりは，妊娠から産後1か月頃までと比較的短期間であるのに対し，長期間にわたりかかわる看護職種が保健師といえる。また，ハイリスク事例への家庭訪問や地域での受け入れのキーパーソンになるなど，その果たす役割は大きい。たとえば低出生体重児などが退院する場合に，地域の受け入れ状況について，両親のみならず，保健師・民生委員などが参加した退院カンファレンスが実施されることがある。

6. 医師

　助産師が独自に診断実施できる範囲は，主に正常範囲の妊産褥婦であるため，異常への対応などにおいては，医師との協働は極めて重要である。互いの良い点を効果的に補い合うような働き方が，今後はますます重要となる。しかし，実際に分娩に立ち会う業務を行っている産婦人科医師はそのなかの約6割程度と報告されている[13]。また，女性の産婦人科医師数が増加しており，全常勤医師に占める常勤女性医師の割合は45.9％である[14]。

7. 医療ソーシャルワーカー

身体や経済的に問題を抱えながら，地域に戻る母子にとって，医療ソーシャルワーカー（medical social worker：MSW）を含めた話し合いが重要である。実際に病院において任務にあたっているものは，社会福祉士（社会福祉士及び介護福祉士法による国家資格）や，精神保健福祉士の資格をもつものが相談に乗ることが多い。

8. 管理栄養士

妊産婦の平均年齢が上昇し，生活習慣病に罹患していたり，あるいは妊娠高血圧症候群，妊娠糖尿病を抱える妊婦も少なくない。妊娠中や産後の食事療法により，生活習慣病への移行を予防し，症状の悪化を防ぐためにも，全身に影響の大きい栄養管理は重要である。それゆえ，管理栄養士との連携は欠かせない。

9. 心理専門職

女性にとって妊娠，出産，育児はライフサイクルにおけるもっとも複雑なイベントであり，妊娠や出産を契機に生じる母親のメンタルヘルスの問題は，育児不安に限らず，育児ノイローゼや育児放棄，児童虐待につながるものである。近年の周産期医療は，母子の命だけでなく心のケアにも注目し，周産期メンタルヘルスケアの重要性が叫ばれている。

1 臨床心理士

臨床心理士は，日本臨床心理士資格認定協会により認定を受ける民間の資格であり，1988（昭和63）年から開始された。基本的に大学院卒業が前提となる。臨床心理学に基づく知識や技術を用いて，人間の心の問題にアプローチする，心の専門家である。同協会において①臨床心理学的査定（アセスメント），②臨床心理学的面接（カウンセリング），③地域援助，④研究（臨床心理学）が業務として定められている。周産期分野においては，総合周産期医療センターの新生児集中治療室（NICU）や新生児回復室（GCU）での家族の心理的支援や，不妊治療でのカウンセリングなどに携わる。

2 公認心理師

公認心理師は，2017（平成29）年の公認心理師法施行に伴って開始された，日本初の心理職の国家資格である。同法において，①心理査定（アセスメント），②心理面接（カウンセリング），③関係者への面接，④心の健康に関する教育・情報提供活動が業務として定められている。周産期分野においては，臨床心理士と同様に妊産婦や家族のカウンセリング，心理的支援などを行う。

出生前診断として染色体検査や遺伝子検査を行う際，検査前後には遺伝カウンセリングを行う必要があるとされている。遺伝カウンセリングでは，染色体や遺伝子について，または病気が遺伝するかなど，遺伝にまつわる相談が行われる。遺伝カウンセラーは，日本遺伝カウンセリング学会と日本人類遺伝学会が共同認定する資格であり，2005（平成17）年に制度が開始された。医学的・心理的・社会的な課題を整理したり，医療情報だけでなく福祉や療育に関する社会資源について伝えたりすることで，妊産婦自身が納得できる方針を立てることができるよう，臨床遺伝専門医と連携して支援を行う。

V 母性看護の場と特徴

A 病院・診療所

▌1. 医療法における施設：病院・診療所

医業を行う場である病院・診療所については，**医療法**で定められており，その機能と役割，構造設備などに違いがある。

医療法において「病院」とは，「医師または歯科医師が，公衆または特定多数人のため医業または歯科医業を行う場所であって，20人以上の患者を入院させるための施設を有するもの」をいう。一方，「診療所」とは，「医師または歯科医師が，公衆または特定多数人のため医業または歯科医業を行う場所であって，患者を入院させるための施設を有しないものまたは19人以下の患者を入院させるための施設を有するもの（第1条の5の2）」をいう。

医療法では，医療提供施設として地域医療支援病院，特定機能病院，臨床研究中核病院についても規定している。一般病院とは異なる人員配置や構造設備，管理者等について定められた基準を満たしている場合には，都道府県知事や厚生労働大臣の承認を受けて，地域医療を担うかかりつけ医等を支援する地域医療支援病院（都道府県知事の承認），高度な医療を提供する特定機能病院（厚生労働大臣の承認）と称することができる。

周産期医療では，この地域医療支援病院や特定機能病院のように，比較的高度な医療を行う**地域周産期母子医療センター**や，高度な周産期医療を行う**総合周産期母子医療センター**を設置し，地域の医療施設と高次の医療施設の連携体制の確立など，周産期医療ネットワークの整備を推進している。

2. 病院・診療所の役割と母性看護

病院や診療所における母性看護の場は，外来部門，入院部門，手術部門などである。母性看護の対象は，マタニティサイクルにある妊産褥婦と新生児およびその家族であり，また，ライフサイクル全般にある女性とその家族であることから，母性看護の範囲は広く，ケア対象者の状態，疾患や重症度も様々な状況にある。

医療の役割分担の側面からは，1次医療（1次医療機関），2次医療（2次医療機関），3次医療（3次医療機関）に区分されることがある。安心・安全で質の高い医療を効率的に提供し，対象者のニーズに見合ったケアを展開していくためには，これら医療機関の機能分担と連携が重要である。

▶ **1次医療（プライマリケア）** 地域の診療所や中小病院がその役割を担い，重症ではなく救急を要しない場合，最初に受ける医療（かかりつけ医による治療）である。母性看護では，産婦人科等クリニックなどの場で，妊娠・分娩や不妊治療をはじめ，産婦人科疾患のうち，ローリスクな状態にある対象者へのケアが展開される。日本における分娩は，その約半数をプライマリケアの場である診療所で取り扱っており，診療所の果たす役割は大きい。しかし，現状では，産科医師や助産師の不足，出生数の減少などにより，産科診療を閉鎖する施設が増えている。

▶ **2次医療** 地域の中核的病院において，一般的な入院医療や専門外来医療を提供するものである。母性看護では，正常妊娠・分娩をはじめ合併症妊娠，胎児異常など，1次医療からの紹介事例など，比較的重症度が高くないミドルリスクな状態にある対象者へのケアが展開される。

▶ **3次医療** 高度・専門的な医療を行い，特定機能病院や大規模病院などがその役割を担う。1次医療や2次医療からの紹介を受け，重症度の高い対象者への治療とケアが展開される。地域周産期母子医療センターや総合周産期医療センターにおける母性看護は，ハイリスクな状態にある対象者へのケアが求められる場である。

▶ **助産師外来・院内助産** 母性看護の場である病院や診療所において，助産師による「**助産師外来**[*]」や「**院内助産**[*]」が展開されており，医師との連携のもと，妊産褥婦の健康診査や保健指導，助産ケアが行われている。妊娠から分娩，産後のケアという継続したケアを助産師が主体となって担当することにより，女性の妊娠・出産満足度が上昇する。

---

[*] **助産師外来**：緊急時の対応が可能な医療機関において，助産師が産科医師と役割分担をし，妊産褥婦とその家族の意向を尊重しながら，健康診査や保健指導を行うことをいう。ただし，産科医師が健康診査を行い，保健指導・母乳外来等のみを助産師が行う場合はこれに含まない[15]。

[*] **院内助産**：緊急時の対応が可能な医療機関において，助産師が妊産褥婦とその家族の意向を尊重しながら，妊娠から産褥1か月頃まで，正常・異常の判断を行い，助産ケアを提供する体制をいう[16]。

B 助産所

1. 医療法における施設：助産所

　医療法において「助産所」とは，助産師が公衆または特定多数人のためその業務（病院または診療所において行うものを除く）を行う場所をいい（第2条），妊婦，産婦または褥婦10人以上の入所施設を有してはならない（第2条の2）と規定されている。助産所の種類には，妊婦健診や分娩（ぶんべん），産褥・新生児（さんじょく）の入院を取り扱う有床助産所と，入院施設を有しない無床助産所がある。無床助産所の場合，出張のみによってその業務に従事する助産師については，それぞれの住所をもって助産所とみなし（同法第5条），訪問指導を中心とした業務を行っているが，出張助産（家庭分娩）を取り扱っているところもある。

　2022（令和4）年の人口動態統計によると，助産所での出産割合は約0.5％である。妊婦の高年化やハイリスク妊婦の増加により，助産所での出産を断念せざるを得ない妊婦が増え，分娩を取り扱う助産所は減少傾向にある。

▶ **助産所の開設**　助産所の開設にあたっては，医療法において，「助産所は嘱託医師（しょくたく）を定めること」と規定されていた（1948［昭和23］年）。2006（平成18）年に，良質な医療を提供する体制の確立を図るための医療法等を改正する法律の成立により医療法が改正され，分娩を取り扱う助産所には，分娩時などの異常に対応するため，嘱託医師および嘱託医療機関を定めることが義務づけられた。

　嘱託医師は，医療法施行規則第15条において，病院または診療所において産科または産婦人科を担当する医師とされる。**嘱託医療機関**は，嘱託医師による対応が困難な場合のため，診療科名中に産科または産婦人科および小児科を有し，かつ，新生児への診療を行うことができる病院または診療所（患者を入院させるための施設を有するものに限る）を嘱託する病院または診療所として定めておかなければならない（同施行規則第15条の3）とされている。また，嘱託医療機関において産科または産婦人科を担当する医師のいずれかが前項の対応を行うことを嘱託した場合には，嘱託医師を定めたものとみなすことができる（同施行規則第15条の2）としている。

2. 助産所の役割と母性看護

　助産所は，女性とその家族にとってより身近な施設であり，保健師助産師看護師法（保助看法）第3条における「助産又は妊婦，じよく婦若しくは新生児の保健指導」を行っている。助産所は，助産師でない者も開設することができるが，管理者は助産師に限られている（医療法第11条）。助産所では，保助看法で定められた業務範囲において，助産診断とケアを展開している。

　具体的な業務とその範囲は，正常な範囲における助産であり，妊婦健診，分娩介助，産（さん）

第1編

母性とは

2

母性看護とは

概念　主要な理論と

発達　母子と家族の

母子保健

褥・新生児の診断とケア，妊婦，褥婦，新生児の保健指導であり，臍帯切断，浣腸の実施，心音聴取器・血圧計・骨盤計の使用は助産師の業務に当然付随する行為とされている。また，臨時応急の手当をすることは差し支えない（保助看法第37条）。しかし，日本の助産師は，医薬品の処方権を有していない。臨時応急の手当てのための薬剤については，嘱託医師から包括指示書をあらかじめ受けておき，正しく入手し，管理・使用・報告している。

助産所では『**助産業務ガイドライン（日本助産師会）**』を活用し，地域で安心して出産したいという女性のニーズに応えている。妊娠から分娩，産後の継続したケアを助産師が主体となって担当することで，女性の妊娠・出産満足度は高くなる。また，近年重要課題としてあがっている，産後うつ，あるいは精神疾患などによる自殺は，育児不安や育児困難感，家族の役割移行への不適応などが誘引となることから，産前・産後ケアの重要性が示唆されている。助産所では，産前・産後の拠点として，**産前・産後サポート事業**や**産後ケア事業**が展開されている。

 保健所

1. 地域保健法に基づく施設：保健所

保健所は，地域保健法第5条において，都道府県，指定都市，中核市その他の政令で定める市または特別区（東京都23区）が設置することとされている。同法第6条にあげる事項（表2-4）につき，企画，調整，指導およびこれらに必要な事業を行う。第6条にあげ

表2-4　地域保健法（保健所の業務）

第六条　保健所は，次に掲げる事項につき，企画，調整，指導及びこれらに必要な事業を行う。
一　地域保健に関する思想の普及及び向上に関する事項
二　人口動態統計その他地域保健に係る統計に関する事項
三　栄養の改善及び食品衛生に関する事項
四　住宅，水道，下水道，廃棄物の処理，清掃その他の環境の衛生に関する事項
五　医事及び薬事に関する事項
六　保健師に関する事項
七　公共医療事業の向上及び増進に関する事項
八　母性及び乳幼児並びに老人の保健に関する事項
九　歯科保健に関する事項
十　精神保健に関する事項
十一　治療方法が確立していない疾病その他の特殊の疾病により長期に療養を必要とする者の保健に関する事項
十二　エイズ，結核，性病，伝染病その他の疾病の予防に関する事項
十三　衛生上の試験及び検査に関する事項
十四　その他地域住民の健康の保持及び増進に関する事項

第七条　保健所は，前条に定めるもののほか，地域住民の健康の保持及び増進を図るため必要があるときは，次に掲げる事業を行うことができる。
一　所管区域に係る地域保健に関する情報を収集し，整理し，及び活用すること。
二　所管区域に係る地域保健に関する調査及び研究を行うこと。
三　歯科疾患その他厚生労働大臣の指定する疾病の治療を行うこと。
四　試験及び検査を行い，並びに医師，歯科医師，薬剤師その他の者に試験及び検査に関する施設を利用させること。

る事項には，地域保健に関する思想の普及および向上に関する事項をはじめ，母性および乳幼児ならびに老人の保健に関する事項など14項目が明記されており，疾病の予防，公衆衛生の向上など，地域住民の健康の保持増進に関する業務を行っている。

2. 保健所の役割と母性看護

保健所の業務は，表2-4 に示すように地域保健法で定められている。

保健所は，医師である保健所長，医師，歯科医師，薬剤師，獣医師，保健師，助産師，看護師，診療放射線技師，臨床検査技師，管理栄養士，栄養士，歯科衛生士，統計技術者など多職種が連携して，地域における公衆衛生の向上と増進に取り組んでいる。

母子保健に関しては，出生数など母子保健統計調査を通じて情報を収集し分析することにより，必要とされる事業を企画し，専門的・技術的支援を行い，地域の医療機関や福祉関係機関と連携して母子保健の向上に取り組んでいる。

3. 都道府県の役割

都道府県の役割は，母子保健法第8条で「都道府県は，この法律の規定により市町村が行う母子保健に関する事業の実施に関し，市町村相互間の連絡調整を行い，及び市町村の求めに応じ，その設置する保健所による技術的事項についての指導，助言その他当該市町村に対する必要な技術的援助を行うものとする」と定められている。母子保健サービスが市町村に一元化され，保健所は，市町村への技術的援助や研修を実施するとともに，調査・研究に関する事業を行う。母子保健法では，第9条に知識の普及，第20条に養育医療機関の指定と未熟児の養育医療給付における費用の一部負担等も，都道府県の役割として明記されている。

母体保護法における都道府県の役割には，**受胎調節実地指導員の指定**（第15条第1項），受胎調節実地指導員講習の認定（第15条第2項）がある。

これまで不妊治療の経済的負担の軽減を図るため，不妊治療に要する費用の一部を助成する「不妊に悩む方への特定治療支援事業」が実施されてきた。2022（令和4）年4月から，人工授精などの「一般不妊治療」，体外受精・顕微授精などの「生殖補助医療」について，保険適用されることとなり，移行期間を置いてこの事業は廃止となる。一方，先進医療として実施される不育症検査に要する費用の一部を助成する不育症検査費用助成事業が創設された。

D 市町村保健センター

1. 地域保健法に基づく施設：市町村保健センター

市町村は，市町村保健センターを設置することができる（地域保健法第18条）。本センター

は，保健所とは異なり任意設置の施設であり，住民に対し，健康相談，保健指導および健康診査その他地域保健に関して必要な事業を行うことを目的とする施設（第18条の2）である。

2. 市町村保健センターの役割と母性看護

市町村保健センターの職員は，保健所のように法令で定められておらず，保健師を中心に次の市町村の事業を担っている。

1 │ 母子保健法に基づく市町村の事業

母子保健法に基づく市町村の事業には，表2-5のものがある。

2 │ 児童福祉法に基づく市町村の事業

❶乳児家庭全戸訪問事業

乳児家庭全戸訪問事業（第6条の3第4項）は，「こんにちは赤ちゃん事業」ともよばれ，生後4か月までの乳児のいるすべての家庭を訪問することで，「様々な不安や悩みを聞き，子育て支援に関する情報提供などを行うとともに，親子の心身の状況や養育環境などの把握や助言を行い，支援が必要な家庭に対しては適切なサービス提供につなげる」ことを目的としている。訪問スタッフには，愛育班員，母子保健推進員，児童委員，子育て経験者などを幅広く登用することとしている。

❷養育支援訪問事業

養育支援訪問事業（第6条の3第5項）は，乳児家庭全戸訪問事業の実施，その他により，養育支援が特に必要であると判断した家庭に対し，保健師・助産師・保育士などがその居宅を訪問し，養育に関する指導，助言などを行い，当該家庭の適切な養育の実施を確保することを目的とする事業である。

これら市町村における事業は，病医院や助産所，医師や助産師などに委託することができる。

表2-5 母子保健法に基づく市町村の事業

❶ 知識の普及（第9条）
❷ 保健指導（第10条）
❸ 新生児の訪問指導等（第11条）
❹ 健康診査（1歳6か月児・3歳児）（第12条）
❺ 必要に応じた妊産婦・乳幼児の健康診査または健康診査を受けることの勧奨（第13条）
❻ 栄養の摂取に関する援助（第14条）
❼ 妊娠の届け出（の受理）（第15条）
❽ 母子健康手帳の交付（第16条）
❾ 妊産婦の訪問指導と診療を受けることの勧奨（第17条）
❿ 低出生体重児の届け出（の受理）（第18条）
⓫ 未熟児の訪問指導（第19条）
⓬ 養育医療の給付（第20条）
⓭ 母子健康包括支援センターの設置（努力義務）（第22条）

Ｅ 母子健康包括支援センター：子育て世代包括支援センター

1. 母子保健法に基づく施設：母子健康包括支援センター

2016（平成28）年に母子保健法が改正（2017［平成29］年施行）され，母子健康センターは，妊娠期から子育て期までの切れ目ない支援を提供する「**母子健康包括支援センター**」に改められた。市町村は，必要に応じ，母子健康包括支援センターを設置するように努めなければならない（母子保健法第22条）とされ，次に示す「母性ならびに乳児および幼児の健康の保持および増進に関する包括的な支援」を行うことを目的として，事業を展開している。

2. 母子健康包括支援センター（子育て世代包括支援センター）の役割と母性看護

母子保健法における母子健康包括支援センターは，2014（平成26）年に閣議決定された「まち・ひと・しごと創生総合戦略」において，「フィンランドで実施されている包括的な相談支援機関（**ネウボラ***）による支援を参考に，日本においても地域の包括的な支援センターを整備することが望まれる」という提言を受け，妊娠期から子育て期にわたるまでの様々なニーズに対応するため，「子育て世代包括支援センター」の設置を，地域の実情を踏まえながら全国展開を目指すこととなった。

少子化社会対策大綱（2015［平成27］年3月20日閣議決定）においても，きめ細やかな少子化対策の推進として，「産休中の負担の軽減や産後ケアの充実をはじめ，『子育て世代包括支援センター』の整備などにより，**切れ目のない支援体制**を構築していく」としている。そして2017（平成29）年8月には，「**子育て世代包括支援センター業務ガイドライン**（厚生労働省）」が作成された。

次に，ガイドラインを抜粋し（「　」で示す），子育て世代包括支援センターの役割について解説する。

本センターは，「①妊産婦・乳幼児等の実情を把握すること，②妊娠・出産・子育てに関する各種の相談に応じ，必要な情報提供・助言・保健指導を行うこと，③支援プランを策定すること，④保健医療または福祉の関係機関との連絡調整を行うこと」を必須業務とし，妊娠期から子育て期の母子とその家族を対象に，切れ目ない支援を行う。「センターはあらゆる課題や相談事項に単独で対応する場ではなく，関係機関の連携と支援のための連絡調整の中枢」であり，「センターへ行けば何らかの支援につながる情報が得られるワンストップ拠点として地域に定着」していくことが求められている。

支援対象者は，「原則すべての妊産婦（産婦：産後1年以内），乳幼児（就学前）とその保護者」

＊ **ネウボラ**：フィンランド語で「助言する場所」という意味をもつ。フィンランドにおける子育て支援の施設の呼称。

であり，「妊娠期から子育て期，特に3歳までの子育て期について重点を置く」。また，「地域の実情に応じて18歳までの子どもとその保護者」も対象とする。

　子育て世代包括支援センターでは，専門職者がすべての妊産婦の状況を継続的に把握し，関係機関との連絡調整などを図りながら必要な支援をコーディネートするとともに，要支援者への支援プランなどを作成する。このセンターの実施状況は，厚生労働省により調査報告されているが，県・市により設置数に差がみられる。

　少子化社会対策大綱では，妊娠から子育てまでの切れ目ない支援体制の構築に向けた施策として，①子育て世代包括支援センターの整備，②産後ケアの充実，③乳児家庭全戸訪問事業（こんにちは赤ちゃん事業）などの実施をあげている。産前・産後サポート事業ガイドラインおよび産後ケア事業ガイドラインも作成されており，子育て世代包括支援センターを拠点として切れ目ない支援の展開により，結婚，妊娠，子育てに温かい社会の実現が期待される。

Ⅵ 母性看護・周産期に関する医療体制

Ａ 搬送体制（母体搬送・新生児搬送）

1. 母体搬送・新生児搬送

　周産期は，突発的で緊急を要する事態が発生する危険性が高く，緊急搬送の要請が高まる時期である。搬送先の確保が困難などの理由で緊急搬送が円滑に行われない状況は，母児の命に直結することから，適切かつ迅速な搬送体制の整備に向けて取り組みがなされている。

　周産期救急医療には母体・胎児の救急医療と新生児の救急医療があり，搬送体制は，母体搬送と新生児搬送に区分される。

　母体搬送とは，母体・胎児管理を行うため，妊婦を高度医療機関に搬送することである。新生児集中治療を必要とする児の出生が予測される場合に，児が生まれる前に高次医療機関に母体搬送しておくことで，児の救命および予後の改善を期待して行われる。母体の急変による救命救急が必要な状況では，産科，小児科だけでなく，救命救急や母体の病態に対応する診療科の受け入れ体制が整っている必要がある。

　新生児搬送とは，産後医療的リスクのある新生児をNICU（neonatal intensive care unit，新生児集中治療室）を有する施設へ搬送することである。保育器や人工呼吸器などの必要器材を搭載した新生児専用ドクターカーで搬送される。

▍2. 搬送体制の整備

　母体の救命および児の予後の改善のためには，正常逸脱を早期に発見し，治療開始までの時間を短くすることが重要であり，搬送体制が適切かつ迅速，そして円滑に行われなければならない。そのために，次の取り組みが推進されている。

1 妊婦・胎児および新生児の搬送・受け入れ基準の明確化

　妊婦・胎児および新生児の病態に応じた搬送基準の作成により，搬送元が速やかに搬送を決定することができる。搬送元の診療所や病院から搬送先の病院へ直接，搬送する施設間搬送と，搬送元の病院から救急隊を通して適切な救急医療機関に搬送する場合の，それぞれについての手順が求められる。

　この周産期搬送では，受け入れに至らなかった理由の一つに，「処置困難」な病院に搬送を依頼しているとの報告がある。受け入れ側が，妊婦・胎児および新生児の病態に応じた受け入れ基準を作成し，これを公表することで，搬送元が速やかに適切な搬送先を選定することが可能となる。

2 搬送コーディネーターの配置

　周産期医療体制整備指針[*]では，都道府県は，周産期医療情報センター，救急医療情報センターなどに，次の業務を行う**搬送コーディネーター**を配置することが望ましいとしている。

　同指針では，搬送コーディネーターの業務は，①医療施設または消防機関から，母体または新生児の受け入れ医療施設の調整の要請を受け，受け入れ医療施設の選定，確認および回答を行うこと，②医療施設から情報を積極的に収集し，情報を更新するなど，周産期救急情報システムの活用推進に努めること，③必要に応じて，住民に医療施設の情報提供を行うこと，④その他母体および新生児の搬送および受け入れに関し必要な業務を行うこと，としている。また，周産期医療と救急医療の確保と連携に関する懇談会報告書（2009［平成21］年3月4日）には，搬送コーディネーターの候補としては，周産期の実情に詳しい助産師等の活用を考慮することが明記されている。

3 周産期医療情報センターの設置

　周産期医療の体制構築に係る指針[*]では，都道府県は，総合周産期母子医療センター等に**周産期医療情報センター**を設置するものとするとしている。

＊ 周産期医療体制整備指針：周産期医療対策事業等実施要綱の第1の4。総合周産期母子医療センター，地域周産期母子医療センターおよび搬送体制の整備などを行い，地域の実情に応じて，母体・胎児におけるリスクの高い妊娠に対する医療および高度な新生児医療等の周産期医療を推進することを目的とされた指針。

＊ 周産期医療の体制構築に係る指針：周産期の医療体制を構築するにあたり，「周産期医療の現状」において，周産期医療を取り巻く状況がどのようなものであるのかを概観し，「医療体制の構築に必要な事項」で周産期医療体制整備指針などを踏まえた都道府県の構築すべき医療体制について示している。

周産期医療情報センターでは，総合周産期母子医療センター，地域周産期母子医療センターおよび助産所を含む1次医療施設や地域周産期医療関連施設等と通信回線などを接続し，周産期救急情報システムを運営する。

本センターが収集する情報は，①周産期医療に関する診療科別医師の存否および勤務状況，②病床の空床状況，③手術，検査および処置の可否，④重症例の受け入れ可能状況，⑤救急搬送に同行する医師の存否，⑥その他地域の周産期医療の提供に関して必要な事項としている。

地域の関係諸機関において広く共有し，迅速かつ適切に搬送先を選定・調整し，速やかに搬送することで，母体の救命および児の予後の改善が期待できる。

4 広域搬送システム

周産期という緊急性の高い搬送は，母児の救命率と予後などの観点から，同一県内での搬送より，隣接する県への搬送が望ましい場合もあり，救急医療用ヘリコプターや消防防災ヘリコプターなどを活用した，県境を超えた医療機関との救急搬送ネットワークの構築が取り組まれている。また，このような周産期の**広域搬送システム**は，災害時の搬送において重要な役割をもつこととなる。

B チーム医療

1. チーム医療とは

チーム医療とは，「チーム医療の推進に関する検討会報告書（2010［平成22］年3月，厚生労働省）」に，「医療に従事する多種多様な医療スタッフが，各々の高い専門性を前提に，目的と情報を共有し，業務を分担しつつも互いに連携・補完し合い，患者の状況に的確に対応した医療を提供すること」との記載がある。

2. 母性看護におけるチーム医療

母性看護におけるチーム医療のチーム員は，看護師，助産師，保健師，医師，医療ソーシャルワーカー（MSW），管理栄養士などである。また，公認心理師，臨床心理士，臨床発達心理士などもチーム員となる。地域においては，母子保健推進員，愛育班員，保育士，民生委員などである。救急搬送におけるチーム医療では，正確な情報を短時間に共有し，産婦人科や新生児科の医師以外にも，脳神経外科や心臓血管外科，麻酔科，救急科など搬送事例に対応できる診療科の受け入れ体制の整備が重要となる。

母性看護におけるチーム医療では，看護師・助産師・保健師など専門職者それぞれが高い専門性を発揮し，様々な状況にある妊産褥婦と新生児・家族に必要な支援について情報を共有し，医療機関内外の連携を図り，対象者にとって切れ目ない支援の展開が望まれる。

3. 円滑にチーム医療を推進するためのガイドライン

病医院や助産所という医療機関におけるチーム医療では，産科医師と助産師の協働を図るうえで必要な共通のガイドラインが作成されている。『助産業務ガイドライン（日本助産師会）』や『院内助産・助産師外来ガイドライン（日本看護協会，2018）』「産婦人科診療ガイドライン（日本産婦人科学会，日本産婦人科医会）」がそれである。『助産業務ガイドライン（日本助産師会）』は，助産所における安全で快適な妊娠・出産環境の確保に関する研究（厚生労働省科学研究 平成13〜14年度）において，分娩取り扱い基準と，助産所での分娩適応リストおよび正常分娩急変時のガイドラインが示され，それをもとに作成され，改定を重ねて活用されている。

C 周産期医療センター

周産期医療センターには，地域周産期母子医療センター，総合周産期母子医療センターがある。周産期医療の体制構築に係る指針に従い，都道府県の認定や指定を受け，妊娠，出産から新生児に至る高度専門的な医療を効果的に提供している。

以下，周産期医療の体制構築に係る指針（2020［令和2］年）に基づいて解説する。

1. 地域周産期母子医療センター

地域周産期母子医療センターは，周産期に係る比較的高度な医療行為を実施し，周産期救急医療（緊急帝王切開術やその他の緊急手術を含む）に24時間体制で対応することができる機能を備えた施設であり，都道府県が認定するものである。ただし，NICUを備える小児専門病院等であって，都道府県が適当と認める医療施設については，産科を有していなくても差しつかえないものとするとしている。

地域周産期母子医療センターには，24時間体制で小児科医師（新生児医療を担当），新生児医療を提供するために必要な看護師（適当数），産科を有する場合は，帝王切開術が必要な場合に迅速（おおむね30分以内）に手術への対応が可能となるような医師（麻酔科医を含む）およびその他の各種職員，臨床心理士などの臨床心理技術者の配置が求められ，NICUを有する場合は**入院児支援コーディネーター**を配置することが望ましいとしている。

2. 総合周産期母子医療センター

総合周産期母子医療センターは，合併症妊娠，胎児・新生児異常など母体または児のリスクが高い妊娠に，高度な周産期医療を行うことができる機能を有した施設であり，定められた機能，診療科目，設備などを有する医療施設として，都道府県により指定される。本センターは，産科および小児科（母体・胎児集中治療室および新生児集中治療室を有する），麻酔科その他の関係診療科目を有し，必要に応じて当該施設の関係診療科またはほかの施設

と連携し，脳血管疾患，心疾患，敗血症，外傷，精神疾患などを有する母体に対応することができる医療施設であり，小児外科を有しない場合には，小児外科を有するほかの施設と緊密な連携を図ることが求められている。

　総合周産期母子医療センターには，**MFICU**（maternal-fetal intensive care unit，母体・胎児集中治療室）を含む産科病棟，**NICU**（新生児集中治療室），**GCU**（growing care unit，新生児回復期治療室），母体または新生児を搬送するために必要な医療機器を搭載したドクターカーの設備を備えることとしている。また，NICU・GCU などへの入室面会および母乳保育を行うための設備，家族宿泊施設など，新生児と家族の愛着形成を支援するための設備を備えることが望ましいとしている。さらに，前述の周産期医療情報センターも設置されている。

　MFICU は，24 時間体制で産科を担当する複数の医師と，常時 3 床に 1 名の助産師または看護師が勤務し，MFICU 病床数は 6 床以上とされている。

　NICU には，24 時間体制で新生児医療を担当する医師（NICU の病床数が 16 床以上である場合は，24 時間体制で新生児医療を担当する複数の医師が勤務していることが望ましい）と，常時，3 床に 1 名の看護師，さらに臨床心理士などの臨床心理技術者を配置し，病床数は 9 床以上（12 床以上とすることが望ましい）とされている。

　また，NICU 入院児支援コーディネーターとして，NICU，GCU などに長期入院している児童について，その状態に応じた望ましい療育・療養環境への円滑な移行を図るため，新生児医療，地域の医療施設，訪問看護ステーション，療育施設・福祉施設，在宅医療・福祉サービスなどに精通した看護師，社会福祉士などをコーディネーターとして配置することが望ましいとしている。

　GCU には，常時 6 床に 1 名の看護師が勤務し，NICU の 2 倍以上の病床数を有することが望ましいとされている。

　分娩室には，原則として，助産師および看護師が病棟とは独立して勤務（MFICU の勤務を兼ねることは差しつかえない）していることとされている。

3. 周産期医療センターにおける母性看護

　周産期医療センターでは，MFICU に入院する母と胎児の 2 つの命を守り支え，NICU・GCU に入院する，生まれてまもない小さな子どもへの高度な診療・治療の介助とケア，そしてその家族への支援が展開される。たとえば，2500g 未満の低出生体重児が生まれた場合には，保護者が低体重児の届出（母子保健法第 18 条）をし，養育医療（同法第 20 条）の対象である場合は，給付申請手続きが行われる（母子保健法に基づく低体重児の届出，養育医療給付等に関する規則）。

　また，児に障害を認め，周産期医療センターを退院した後の療養・療育支援については，医療型障害児入所施設などや，訪問看護ステーション，薬局，福祉サービス事業者および自治体などとの連携が必要となる。このため，母性看護にあたる者は，高度な実践能力と，医療・福祉サービスなどの知識も必要とされる。

D 周産期医療ネットワーク

　周産期医療ネットワークは，周産期医療の体制図（図2-1）に示す「総合周産期母子医療センター」「地域周産期母子医療センター」「地域の病院・診療所，助産所」の連携ならびに周産期医療関連施設を退院した後の「療養・療育支援」連携と，妊婦・産婦・褥婦・新生児に総合的にかかわる医療システムのことである。

　総合周産期母子医療センターを中核とする周産期医療ネットワークが整備されることで，リスクの高い妊産婦や新生児などに高度な医療が適切に提供され，母児の救命に大きく寄与している。

1. 周産期医療情報ネットワーク／周産期（救急）医療情報システム

　周産期医療ネットワークが円滑に機能し，安心・安全な医療が提供されるためには，医療情報のネットワーク化が重要となる。医療情報のネットワーク化は，医療の高度化・専門化が進むなか，効率的・効果的な医療提供を図るため，医師間での診療支援，医師と患者間での診療や助言指導，医療カンファレンスなどで普及してきている。周産期医療においても，インターネットなどの情報ネットワークを活用して，電子カルテによる情報共有や胎児モニタリングなどの遠隔画像診断が行われており，今後，在宅での妊婦健診も可能になることと思われる。

　また，周産期搬送では，周産期医療情報センターなどにおいて，各医療機関からの受け入れ状況（空床状況や手術の可否，担当医師など）を一元的に管理し，搬送が必要となった際には医師やコーディネーターにより，患者の症状に対応可能な医療機関を選択し，速やかに搬送先を決定する**周産期救急医療情報システム**の運用が図られている。

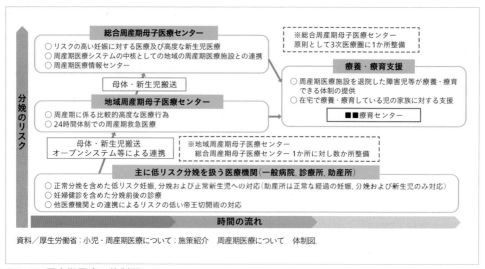

図2-1　周産期医療の体制図

第1編

母性とは

2

母性看護とは

概念

主要な理論と

母子と家族の

発達

母子保健

VII 母性看護の歴史

A 近代以前の母性看護

出産を介助するという行為が，近親者による行為から職業としての助産，それを介助する職業人としての産婆(さんば)の登場に至るまでには多くの歳月を要した。

1. 縄文・弥生時代

縄文時代は，同じ血縁の人（あるいは同じ血縁と思われていた人）で集落をつくり，男は狩猟や漁撈(ぎょろう)，女は植物採取や家事に従事していた。この時代の土偶には，乳房や下腹部の大きい女性土偶が発見されており，安産のための厄除(やくよ)けやお守りとして用いたのではないかと考えられている。出土した土偶のなかには，座位の分娩(ぶんべん)姿勢で，児頭が出ている出産土偶とよばれるものや，子どもを抱いているものがある。この時代は，平均寿命が短いなか，死産や母体死亡，乳幼児死亡が多く，精霊や悪魔の仕業(しわざ)としてこれを退け，多産，肥沃，豊穣をもたらす地母神崇拝として土偶が作られたとされている。

続く弥生時代には，狩猟や漁撈から農耕生活へと移行し，収穫物の貯蔵も行われた。集落の規模は大きくなり，非血縁者が包含されるようになった。これらの時代に，どのような方法で出産が行われていたのかは明らかになっていないが，集落共同体としての助け合いのなかで，出産経験者などが介助を行っていたのではないかと推察されている。

2. 飛鳥・奈良時代

朝鮮や中国との交流のなかで，土木・開墾・養蚕(ようさん)・機織(はたおり)・工芸などの技術や文字，医術が輸入された。大宝律令（701 年）のなかに唐の制度にならってつくられた医疾令がある。そこには，助産師や外科看護師に近いものとされる**女医(にょい)**について，「安胎，産難，創腫，傷折，鍼灸の法を以(い)す」[17]（妊娠時の養生法，難産時の介助法，創傷や骨折などの外科的処置，鍼灸について学ぶ）とあり，女医は，宮廷などにおいて分娩や病気のケアを行ったと考えられている。さらに717年には，女医を教授する**女医博士**を置く令が出されたが，女医博士は医師ではなかったとされている。宮廷以外では，自分で出産するか，専門的知識をもたない者が経験に基づく介助を行っていたものと思われる。

3. 平安・鎌倉・室町・安土桃山時代

1 平安時代

平安時代は，奈良時代から保護してきた仏教への帰依がますます強くなった。一方で，

結婚，出産，疾病など万事については，占い，加持祈祷が行われた。そのようななか，984年，『医心方』という日本最古の医書が作られ，産科に関しては，安胎，産難の法についての記述がみられる。産婦が向かい座る方向や胎盤を埋める方位が，生まれる児の寿命や禍福に関係するなど，陰陽道（古代中国の自然哲学思想や，陰陽五行思想）の影響を受けている。本書は，胎児の発育を月ごとに解説した妊娠脈図月禁法，子を孕む方法，胎教や妊婦の禁食，逆子を治す方法，胎盤の埋蔵や沐浴などについて記載されているが，宮中の秘本であった。また，仏教では月経や出産を不浄視しており，出産は，生活とは別の吉方に定めた産所で行われた。

2 ｜ 鎌倉時代

鎌倉時代には，これまで貴族が好んだ仏教に代わり，新たに浄土宗，時宗，禅宗，日蓮宗などの宗派が民衆の間に広まった。中国に留学する僧侶が多く，中国（宋）の様々な分野の学問や医術が輸入された。この時代の医書である『万安方』には，産後7日7夜，臥床することを禁ずる習慣はよくないと，産後の養生の必要性を示している。

3 ｜ 室町時代

室町時代には，農業技術の進歩により農村が発展し，自治組織（惣）がつくられる。林業，鉱業，漁業，織物業，鍛冶（屋），商業も栄えた。一方で，農民たちをはじめとする一揆も頻発した。宮中では，安芸守定が，将軍足利義詮の子である義満の誕生（1358年）にかかわり，以後，宮中における助産は安芸家が担当するようになった。これが，産科専門医の祖とされている。

この時代には，出産の際に産婦の背後から腰を抱き上げるように介抱する「腰抱」とよばれる出産経験のある老女がいた。腰抱は，後の「取り上げ婆」の祖とされている。

4 ｜ 安土桃山時代

織田信長と豊臣秀吉が天下統一した安土桃山時代に，豊臣秀吉の家臣であったと伝えられている中条帯刀は，「兵を持ちうるの暇，医術を好み，婦人科最も奇なり」[18]といわれ，産婦人科に関する治療について子孫および弟子に伝えたという記録がある。この伝えは中条流産科といわれ，写本として流布していたが，江戸時代に『中条流産科全書』として刊行された。本書には，「脈による妊娠判定や脈で男女を知る法」「胎子が臍帯を首にまくとき」「早期破水」など，前巻だけでも153項目の状況と方法が記されている。そのなかで注目すべきは，「逆子腰より下出る時は，向に縄をつけ，前へ踏はらせ，中腰を折つけ前にとりあげばばの巧者なるを居え療治すべし」[19]とあり，「腕のいい取り上げ婆」が存在し，認知されていたことを示している。

4. 江戸時代

　徳川家康が征夷大将軍となり，徳川家が明治政府軍に江戸城を明け渡すまでの265年間に，「取り上げ婆」は「産婆」として職業化していった。「産婆」は，書物のなかで「取上婆」「子とり」「隠婆」「坐婆」など様々な呼称が使われている。

1 ｜ 江戸時代初期

　稲生正治の「いなご草」は，一般人のために産前産後の養生法を平易に記したものとされているが，医師や子とりへの教訓として読める記述もある。その内容は，胎教，保養，臨産，産後，治療，祈祷，通論からなる。

　また，香月牛山の『婦人寿草』には，両膝をついた座産で泰産縄とよばれる綱を引いて陣痛に耐える姿や，四つんばいの姿勢で出産する姿が描かれている。

2 ｜ 江戸時代中期

　賀川玄悦は『産論』により，これまでの定説や習慣の誤りを指摘した。これまで胎児の頭は上方に位置し，生まれようとするときに回転して児頭が下に向くとされていたが，胎児は背面（母体の背中の方を向き）し，倒首（頭を下に）している背画倒首説を唱えた（胎位は頭位であること）。また，『産椅論』では，「7昼夜の間眠って首をうつむけることを許さず，看視人を置いて見守らせる」という，産後7日間は椅子に跪坐（正座）させて横にさせない風習の害を8つあげ，産椅は廃止しなければならないとしている。さらに，「産婆をして産母の背後にあらしめてその穀道を按拒して挺出しないようにさせる」[20]と，医師と産婆が協力して出産を介助していたことを示す記述もある。

3 ｜ 江戸時代後期

　江戸時代後期になると，産科学は，賀川玄悦を祖とする賀川流を主流とするなか，西洋医学が導入されてくる。産科鉗子や手術器具などを紹介している書が多数みられるようになる。また，平野重誠は，産婆を教育するための書として『坐婆必見』を著した。そこには，産婆の心得や「産まれかぬるものを救う術」という難産への対応が記されている。産婆が難産を取り扱う図には，仰臥位で横たわる産婦の足下に腰を据えて向かい合い介助している姿が描かれている。産科が近代医学を取り入れるにつれ，仰臥位での出産が広まっていくようになる。

　江戸時代，産婆は，妊産婦や新生児の世話・相談，正常・異常分娩の介助をはじめ，投薬や堕胎手術まで行っていた。一方，庶民に向けて書かれた『産家やしない草』の序文には，賀川玄悦が，「お産は病気ではない。ところが今の世は，産婦を椅子や腹帯で縛り付け，湯薬で温めたり冷やしたりし，（中略）もの知らずの医者の制約を受け，産婆のまことしやかな偽りを真に受け，ついには病に至る」[21]と書いている。また片倉鶴陵の『産科発蒙』

第1編

母性とは

2 母性看護とは

概念 主要な理論と

発達 母子と家族の

母子保健

のなかにも「産婆は事を理解せず，鎮帯が緩なれば，児子が肥大するとし，その腹を強くしばることが保護切要の第一であると思つている」[22]との記述がある。このような産婆に対する批判は，次の時代の産婆の取り締まりと同時に，産婆教育の発展につながっていったものと思われる。

B　近代・現代の母性看護

1. 明治時代

　明治時代は，多産多死の状況にあったが，コレラ（1879［明治12］年には全国的に大流行），ペスト，天然痘などの急性感染症や，結核など慢性感染症の流行が社会問題であり，母子保健対策よりも伝染病予防に重点が置かれた。

　1872（明治5）年，学制の発布により，初等教育において女子教育が開始された。その後，中等教育である女学校（高等女学校），1901（明治34）年には，日本で最初の女子大学が創立された。看護教育でも，産婆と看護婦の養成が始まった。なかでも産婆教育は，看護職のなかで最も早く制度化された。母性看護を担う産婆は，この時代に，その資格や業務範囲が明確化され，職業として確立していった。一方，全国統一の看護婦規則の制定は1915（大正4）年であるが，1900（明治33）年以降，29の府県で看護婦規則が発令され，各地方において教育や試験，免状の交付が行われていた。

1　産婆取締規則

　1868（明治元）年，明治新政府は，人口を増やし産業を豊かにする富国強兵策を推進していくなか，産婆に関する最初の法規である「**太政官布達（産婆取締規則）**」を発布した。これにより産婆は，売薬（子堕ろし薬など）の世話と堕胎が禁じられた。

2　医制

　1874（明治7）年，近代的医事衛生法規である「**医制**」が発布され（東京・大阪・京都の主要都市3府に発布），そのなかに，産婆に関する規定が設けられた。これにより産婆は，教育を受け試験による**免状制**となり，従来営業の産婆には**仮免状**が授けられた。業務については，医師の指示により業務を行うこと，ただし臨時応急の処置が許されること，与薬が禁止されたことが記された。さらに，年齢は40歳以上としている。臨時応急の処置を可とすることや与薬の禁止は，現在にまで引き継がれている。

3　産婆規則

　1899（明治32）年，「**産婆規則**」が公布された。さらに同年，「**産婆試験規則**」と「**産婆名簿登録規則**」が出され，産婆の教育・試験・登録・業務範囲など全国的統一が図られ，

その身分の確立がなされた。産婆規則では，産婆試験（学説と実地）に合格した年齢満20歳以上の女子で，地方長官の管理する産婆名簿に登録を受けた者でなければ営業することができないこと，1か年以上の産婆の学術を修業した者でなければ産婆試験を受けることができないこと，異常の場合は医師の診療を請うこと，堕胎・外科手術・産科器械の使用・薬剤投与の禁止，消毒・臍帯切断・浣腸の実施許可などの業務範囲や，違反の場合の罰則についても規定された。

2. 大正時代

　大正時代も，結核，肺炎・気管支炎・胃腸炎など感染症による死亡が多く，インフルエンザ（流行性感冒）が大流行し（1918［大正7］年，1920［大正9］年），多くの死者を出した。また，第1次世界大戦（1914～1918年）を契機に経済は発展したが，都市への人口集中や物価の高騰をもたらし，米騒動の勃発や生活困窮によるスラム街の形成など生活難の状況がみられた。その結果，子どもの栄養失調に引き続く感染症罹患による乳児死亡率が最高を記録した。さらに，1923（大正12）年，関東大震災が発生し，甚大な被害をもたらした。

　このようななか，明治時代の終わり頃から行われていた**巡回産婆事業，巡回看護事業**は震災により中断されたものもあるが，済生会や賛育会が巡回事業を継続した。ここでは，医師や産婆，看護婦により家庭の状況を把握し，無料出産介助や，看護，保健指導等公衆衛生活動が行われた。日本の保健師活動は，この巡回看護事業から始まったとされる。

3. 昭和～平成時代

　第1次世界大戦後の経済恐慌や関東大震災により，経済復興が進まないなか，1929（昭和4）年には世界恐慌が勃発し，失業者の増大に伴う国民生活の窮乏は，母子保健に大きな影響を与えた。当時の乳児死亡率，妊産婦死亡率は依然として高く，多産多死の状況は続いていた。そのようななか，1937（昭和12）年に，結核撲滅と母子保健の向上を目的に**保健所法**が制定され，保健所が設置された。保健婦は，保健所職員として表記されているが，全国統一の保健婦の資格制度は，1941（昭和16）年の**保健婦規則**で定められた。また，1938（昭和13）年には，生活に困窮した母子への経済的扶助として**母子保護法**が施行された。1942（昭和17）年には，**妊産婦手帳制度**の創設と，**国民医療法**が制定された。この国民医療法では，産婆・看護婦・保健婦は医療関係者と規定され，産婆規則は**助産婦規則**に改められた。

　第2次世界大戦後の1947（昭和22）年，児童の福祉のための**児童福祉法**が公布され，同年には，保健所において妊産婦・乳幼児の健康診査が，1961（昭和36）年には3歳児健診が開始され，乳幼児死亡率は着実に低下していった。翌年，**母子衛生対策要綱**と**優生保護法**が，1965（昭和40）年に母子保健法の制定により，母子の福祉・保健対策が次々と実施され，日本の母子保健の状態は大きく改善し，乳児死亡率などの母子保健水準は世界のトップレベルとなった。

1 産婆規則から助産婦規則，保健婦助産婦看護婦法から保健師助産師看護師法へ

1947（昭和22）年5月，産婆規則は**助産婦規則**と改定されたが，内容の変更はなかった。同年7月，国民医療法の委任に基づく命令として**保健婦助産婦看護婦令**が制定され，3職種の制度を統合し，教育・国家試験・籍の登録・業務などについて明記された。翌年1948（昭和23）年に国民医療法が廃止となったため，保健婦助産婦看護婦令も廃止されたことから，同年7月，保健婦助産婦看護婦令の内容をそのまま引き継いだ**保健婦助産婦看護婦法**が制定された。2002（平成14）年には，**保健師助産師看護師法**と名称変更された。

2 母子健康手帳

日本の母子保健が世界最高水準にあるのは，**母子手帳**（妊産婦手帳～母子手帳～母子健康手帳，全体を「母子手帳」とする）を基盤とする母子保健対策の普及によるところが大きい。この手帳は，**妊産婦手帳**（1942〜1947［昭和17〜22］年），母子手帳（1948〜1965［昭和23〜40］年），**母子健康手帳**（1966［昭和41］年〜現在）と名称変更され，母子健康手帳は，社会情勢や保健医療福祉制度の変化，乳幼児身体発育曲線の改訂などを踏まえて，様式の一部改訂，平成時代からは10年ごとに全面改訂が行われている。

妊産婦手帳は，1942（昭和17）年に**妊産婦手帳規定**が公布され，世界初の妊産婦登録制度が発足した。この手帳は，妊娠期から出産まで（乳児については初めての検査まで）の記録であり，医療従事者が健診や保健指導について記録するものであった。また，第2次世界大戦中の物資の少ないなかにあっても，この手帳の持参により，米，出産用脱脂綿，腹帯用さらし，砂糖，粉ミルクなどの配給を受けることができた。妊娠した者は，地方長官に，医師または助産婦による証明書を持って届出を行うことで手帳の交付を受けた。

1947（昭和22）年，児童福祉法が公布され，妊産婦手帳は，妊娠期から出産そして乳幼児期まで活用できる「母子手帳」となり，様式が定められた。妊娠の届出は，市町村長に行い，都道府県・政令市が手帳を交付した。届出には医師または助産婦による証明書が必要であった。

1965（昭和40）年，母子保健法が公布され，母子手帳は，「母子健康手帳」となり，妊産婦自身が記録できる欄も設けられ，当事者自身による母子の健康管理を促す重要な手段となっている。

母子手帳は，日本における母子保健の推進に極めて大きな役割を果たしてきた。この実績をもつ母子健康手帳は，WHOをはじめいくつかの団体により，世界の国々・地域の母子保健サービスの向上や母子保健状態の改善を目指して，母子健康手帳の開発と普及に向けた支援が展開されている。

3 | 児童福祉法，母子衛生対策要綱，母子保健法

第2次世界大戦後の戦争孤児や浮浪児，母子世帯の増加などに対する福祉対策の必要性から，1947（昭和22）年，厚生省に児童局が新設され，児童および妊産婦の保健衛生を主に担当する**母子衛生課**が置かれた。

❶児童福祉法

1947（昭和22）年，児童すべてが心身共に健やかに育成されることを目的に**児童福祉法**が公布（制定）され，1948（昭和23）年に施行された。当初は，児童福祉の理念，児童育成の責任，児童保護機関の整備と拡充，妊産婦および乳幼児の保健指導，児童福祉施設の整備と拡充について規定されていた。母子保健対策は，児童福祉法に基づき行われ，本法における諸施策の整備のために**妊産婦乳幼児保健指導要領**（1948［昭和23］年）が作成され，母子保健を飛躍的に進歩させた。

その後，児童福祉法は，児童の生活環境の変化や社会情勢を受けて，保護・養育から自立支援への転換や，児童虐待の発生予防・対応など，児童の福祉を保障するための原理を明確にし，実情に即した法となるように改正を重ねている。

なかでも，早急に解決すべき重要な課題である児童虐待に関しては，本法において要保護児童，要支援児童および「出産後の養育について出産前において支援を行うことが特に認められる妊婦」を「特定妊婦」と定義し，保健・医療・福祉・教育などの連携のいっそうの推進を図っている。

❷母子衛生対策要綱

1948（昭和23）年，母子衛生対策要綱が，「日本の妊産婦乳幼児の死亡率及び罹病率をはるかに低い水準に引き下げ併せて児童の健康及び発育状態を改善することを目標として根本的対策を確立し必要上諸施設を5か年以内に整備する」として，母子衛生組織の強化，母子衛生指導の徹底，母子衛生施設（乳児院・助産施設等）の設置，妊産婦乳幼児栄養対策，母子衛生関係技術の向上，母子衛生思想の普及，地方別乳幼児保健対策の実施について策定された。

❸母子保健法

1965（昭和40）年，児童福祉法に位置づけられていた母子保健対策を独立させた母子保健法が制定された。当初，母子保健事業は保健所の主要業務に位置づけられていたが，現在では，妊娠，出産から育児，乳児保健についての一貫したサービスの提供を図るため，事業の実地主体は住民に身近な市町村に一元化されている。

❹優生保護法から母体保護法へ

1948（昭和23）年，優生上の見地から不良な子孫の出生を防止し，母性の生命健康を保護することを目的とした**優生保護法**が制定された。これにより，非合法による危険な中絶（ヤミ堕胎）が減り，妊産婦死亡や乳児死亡の低下に寄与した。その一方で，本法が規定する，優生手術・母性保護（人工妊娠中絶）については，本人または配偶者が精神病や遺伝性疾患

をもっている場合や，らい（ハンセン病）に罹っている場合などに人工妊娠中絶を行うことができるとしており，**国民優生法**（1940〜1948［昭和 15〜23］年）を背景とする本法への疑問と反発の声が高まってきた。そして 1996（平成 8）年に，優生思想にかかわる内容を削除し抜本的に改正した**母体保護法**が成立した。本法の目的は，不妊手術および人工妊娠中絶に関する事項を定めることなどにより，母性の生命健康を保護することである。人工妊娠中絶が可能な時期は，1953（昭和 28）年では妊娠 8 か月未満であったが，1976（昭和 51）年には妊娠 24 週未満となり，1990（平成 2）年には妊娠 22 週未満となった。

文献

1) 沢山美課子：近代日本における「母性」の強調とその意味〈人間文化研究会編：女性と文化；社会・母性・歴史〉，白馬出版，1979.
2) 津野清男，本多洋編：母性保健総論，南山堂，1976.
3) 大日向雅美：母性の研究，川島書店，1990.
4) 林路彰：母性と母性保健，母性保健，医学書院，1970.
5) 真田幸一：母性とその機能，母性保健，南山堂，1976.
6) 前掲 3).
7) 前掲 3).
8) 石川謙：わが国における児童観の発達，一古堂書店，1954.
9) 前掲 3).
10) 花沢成一：母性心理学，医学書院，1992.
11) 青木康子編：助産学概論〈新助産学シリーズ〉，青海社，2013.
12) 前掲 11).
13) 厚生労働省：第 2 回周産期医療体制のあり方に関する検討会（資料）；資料 6　産婦人科医師の動向と確保について，p.3.
 https://www.mhlw.go.jp/file/05-Shingikai-10801000-Iseikyoku-Soumuka/0000101499.pdf（最終アクセス日：2022/6/1）
14) 日本産婦人科医会：産婦人科勤務医の待遇改善と女性医師の就労環境に関するアンケート調査報告，2021 年 12 月，p.3.
 https://www.jaog.or.jp/wp/wp-content/uploads/2022/02/20220112_1.pdf（最終アクセス日：2022/6/1）
15) 日本看護協会：院内助産・助産師外来ガイドライン 2018，日本看護協会，2018，p.9.
16) 前掲 15).
17) 樋口一成，他編：日本産婦人科全書，金原出版，1959，p.93.
18) 前掲 17)，p.116.
19) 前掲 17)，p.176.
20) 前掲 19).
21) 清水忠彦：「産家やしない草」考；現代語訳および注解，近畿大医学雑誌，24（1）：3，1999.
22) 前掲 17)，p.226.

参考文献

・大日向雅美：母性の研究，川島書店，1990.
・木戸久美子：看護基礎教育の精髄，本邦における看護基礎教育の歴史と変遷から，山口県立大学学術情報，(4)；13-19，2011.
・熊田栄子：母性看護学教育に関する調査研究会の委員であった前田アヤが看護学教育についてかんがえていたこと，看護学総合研究，7（1），2005.
・富沢一郎，高野陽：母子保健法の改正とこれからの母子保健，国立公衆衛生院紀要，45（2），1996.
・樋口一成，他編：日本産婦人科全書，金原出版，1959.
・舩橋恵子：赤ちゃんを産むということ，社会学からのこころみ，日本放送出版協会，1994.
・ルービン，R. 著，新道幸恵訳：母性論；母性の主観的体験，医学書院，1997.

第 3 章

母性看護における
主要な理論と概念

この章では

- 母性看護の実践に有用な理論や概念を学ぶ。
- 母親としての役割を取得する過程における重要な理論や概念を理解する。
- 母性看護の実践に特に関連する理論や概念について理解する。

Ⅰ 母性看護における主要な理論

A 母性論（母親になることに関する理論）

　多くの場合，母親には母親らしさ（母性性）がある。これまで，その母親らしさは生物学的に母親になる女性であればだれもが生得的に身につけていると考えられていたが，近年は妊娠・出産・育児をとおして様々な経験をするなかで母親らしさを獲得していくと考えられるようになっている。ここでは，ルービンとマーサーの理論について述べる。

1. 母親らしさ（母性性）：マターナルアイデンティティ

1 概要

❶背景

　アメリカのピッツバーグ大学大学院母性看護学教授であり看護師でもあったルービン（Rubin, R.）は，母親になる女性の主観的体験を看護者が深く理解することが，思いやりやいたわりに動機づけられた良い看護ケアにつながると考えた。ルービンと院生らは，妊娠中・分娩〔ぶんべん〕・産後6週間までの期間の約6000人以上の女性に対してインタビューや観察を行い，女性の主観的体験を記述し，母親になる体験（maternity experience）を明らかにした。ルービンの母性論には，母親の身体像，妊娠・出産における時間と空間，子どものイメージ，子どもの確認なども含まれているが，ここでは母性性と母性課題の達成について述べる。

❷主要概念と特徴

▶ **母性性**　母性性（マターナルアイデンティティ［maternal identity］）とは，本能ではなく，女性が妊娠・出産をとおして母親としての自分が理想とするイメージを自分のなかに組み込み，それまでの自己像と調和させ，その女性のパーソナリティの一部となることにより形成される。

▶ **母性課題**　妊娠・出産中の女性には，自分の課題が2つあり，1つは自己と家族の健全性を保つことであり，もう1つは子どもを自己と家族システムのなかに同化させ，調和を保ちながら受け入れを行うことである。女性は，3つの相互に関係するシステム（自己システム，母-子システム，家族システム）に関する母性的課題があり，安全な経過・他者による受け入れ・子どもとの絆〔きずな〕の形成・自己を与えるという課題に取り組むことになる。母性性を獲得し課題を達成するには，家族や重要他者（other significant persons）からの支援，わが子からのフィードバックにより勇気づけられることが大切である。

▶ **母性性の獲得と母性課題の達成**　女性は，自分の子どもの母親としての理想化された自己像をとおして，母性性を自己システムのなかに取り込んでいく。女性は，自分が描く母性

第1編

母性とは

母性看護とは

3

主要な理論と概念

母子と家族の発達

母子保健

表3-1 母性性の獲得の段階

模倣	妊娠・出産・産褥それぞれの初期段階で行われる。同じ経験をしていたり似た状況をうまく乗り越えた女性などモデルとなる人を真似たり，専門家の進めるとおりにする。望ましいものは採用され，望ましくないものは避けられる。模倣は，女性が非常に不安な時期に確かさの可能性を与えてくれ，適切なお手本と共鳴できるものに出会うまで続けられる。
空想	女性は，自分と子どもが将来どのようになるかをイメージのなかで想像し空想する。空想をとおして，子どもと母親としての自己との絆を形成する。空想のなかで，夫など他者に対する絆をゆるめて，新しい子どもを加えた関係性を再統合する。また，過去の自己概念を放棄する一種の悲嘆作業（grief work）も行われる。以前の自己像から解き放たれ，新しい自己と未来の自己を受け入れるという見直し作業には聞き手が必要となるが，その多くは母親の心のなかで行われる。
脱分化	望ましいモデルを模倣することから脱却する段階である。子どもに対する認識も，「将来的にいつの日か生まれる子ども」から，目の前の「今いる，私の子ども」へと変わり，自分の子どもと子どもとの関係における自分に焦点を当てる。新しい要素と自己像とが良く適合するかを判断し，自己の調和した部分として受け入れるか拒絶するか自分で決定する。脱分化は，現実に自分の子どもを得た産褥早期，新生児の終わり，分娩後1か月頃に起こる。

出典／ルービン, R. 著，新道幸恵，後藤桂子訳：ルヴァ・ルービン母性論；母性の主観的体験，医学書院，1997. p.47-117. を参考に作成.

性の理想を目指し，模倣（replication），空想（fantasy），脱分化（dedifferentiation）という段階を進む（表3-1）。その際，母親として自己を確認する行動様式として，受容的な取り入れ（taking-on），積極的行動としての取り込み（taking-in），理想像や矛盾する自己からの解き放ち（letting go）を用いて，母性性を自己のものとして組み入れ，母性課題の達成に取り組む。

ルービンは，母性課題を達成するプロセスをとおして，母親が母親役割のアイデンティティ（maternal role identity）をもち，安楽の感覚をもってその役割を果たすことが母親の役割達成であるとした。

2 | 看護への応用

看護者が妊娠・出産・産後の母親の主体的体験を深く理解することが，良いケアにつながる。女性は一人ひとりが独自な存在であり，その女性の語りを傾聴し，共感することが，女性が母親になるための内的作業を促すことになる。

すべての女性が一様に同じ経過をたどって母性性を獲得し母性課題を達成するわけではない。一人ひとりの母親が語ることを傾聴し，共感したうえで，ルービンが提唱した母性性の獲得の段階，母親の行動様式の視点から状況を整理し，アセスメントする。

最終的には，「私の子どもと，その子どもの母親である私」という母性性の獲得を目指し，母親が様々な母性課題に取り組みながら母親らしさを獲得していく過程に同伴することが望まれる。

2. 母親役割理論：母親になること

1 | 概要

❶背景

アメリカの看護師のマーサー（Mercer, R. T.）（カリフォルニア大学サンフランシスコ校[UCSF] 名誉教授）は，ピッツバーグ大学大学院博士課程にてルービンに師事し，ルービンの母親 役割達成（Maternal Role Attainment）に関する理論を発展させた。マーサーは，母親の役 割には終わりがないため，終わりを意味する「達成」という用語は適切ではないとして， 子どもの成長発達に応じて変化し移行する過程に注目し，「母親役割移行過程（Becoming a Mother）理論」を構築した[1]。

マーサーの理論は，母親が妊娠以前の段階から妊娠・出産・産後を経て，母親としての アイデンティティと母親役割を得ていく移行過程を明らかにし，その過程に影響を与える 存在として，子ども，夫／パートナー，家族や友人，そしてそれらを取り巻く地域・社会 を含めたモデルを提供している（図3-1）。

❷主要概念と特徴

女性は，妊娠したあるいは妊娠を予期した時点から母親になる準備を始め，胎児との関 係や出産後の子どもとの関係，妊娠中の夫／パートナーとの関係によって，母親としての アイデンティティを獲得していく。

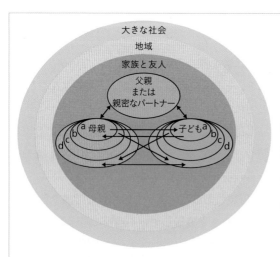

a：アタッチメント，コミットメント，準備
　（妊娠）
b：知ること／知り合うこと，学習，身体の回復
　（出産後2～6週間）
c：新しい正常への移行
　（2～4か月）
d：母親としてのアイデンティティの達成
　（4か月前後）

出典／［Mercer, R. T. (2006a). Nursing support of the process of becoming a mother. Journal of Obstetric, Gynecologic, & Neonatal Nursing. 35 (5). 649-651. および，Mercer, R. T., & Walker, L. O. (2006b). A review of nursing interventions to foster becoming a mother. Journal of Obstetric, Gynecologic, & Neonatal Nursing. 35 (5), 568-582. および，Meighan, M. (2013). Ramona T. Mercer：Maternal Role Attainment-Becoming a Mother (pp. 538-553). Elsever Health Sciences. より作成］
筒井真優美編：看護理論家の業績と理論評価，第2版，医学書院，2020, p.343（新道幸恵：ラモナ T. マーサー；母親役割移行過程理論［Becoming a Mother］）。

図3-1　母親役割移行過程理論のモデル

表3-2 母親役割移行の4段階

1段階 アタッチメント, コミットメント, 準備（妊娠）	母親になるための作業を開始し, 母親になることへの長期的なかかわりをもち始める時期である。女性はこの時期に母性行動に積極的にかかわりをもとうとする。
2段階 知ること／知り合うこと, 学習, 身体の回復（出産後2～6週間）	生まれた子どもについて学習する時期である。子どもの家族に似たところを探し, からだ全体の様子や身体各部の機能などについて知ろうとする。また, 自分自身やほかの家族への子どもの反応を学習し, 子どもの世話や子どもを快適にする方法について試行錯誤しながら繰り返し学んでいく。
3段階 新しい正常への移行（2～4か月）	母親自身の過去の経験や将来の目標に照らして, 自分自身や家族に適合する母性行動や役割を身につけ始める段階である。 母親は, パートナーや家族, 友人との関係に適応する。子どものサインを理解し, 子どもにとって何が最善かを理解するにつれて, 認知を再構築して, 新しい現実に適応していく。
4段階 母親としての新しいアイデンティティの達成（4か月前後）	母親は, 自分の母親としての活動に能力と自信を感じ, 子どもへの愛情を感じる。新たな日常が家族や関係者に訪れる。また, 自己を拡大させて, 新しいアイデンティティを組み入れる。さらに, 子どもへの責任と子どもの将来世界を引き受けるにつれて, 母親役割移行過程へと変化する自己を経験する。

出典／筒井真優美編：看護理論家の業績と理論評価, 第2版, 医学書院, 2020, p.343-344. を参考に作成.

　女性が母親になっていく過程には, 母親自身のこと, 母親から子どもへの情緒的絆（きずな）, 母親と夫／パートナーの関係, 子どもの特性, ソーシャルサポートの有無など, 様々な要因が影響を及ぼしている（図3-1）。

▶ 母親になる過程　女性が妊娠・出産・産後, 子育てにおける身体的変化を受け入れて, 新しい現実のなかで心理・社会的に新たな日常に向かうことである。その過程において, 女性の自己は拡張しながら継続的に成長し発達する。その結果, 母親自身と家族が子どもを受け入れることにより, 母親にも家庭にも新たな日常がもたらされる。

▶ 自己の変化　女性としての自己に母親としての自己を組み入れ, 子どもの成長・発達に応じて, 自己の拡張が起こり, 新たな自己を再定義する。

▶ 母親役割移行　母親としてのアイデンティティを確立する過程であり, 表3-2の4つの段階を経て母親役割移行が進む。

▶ 母親役割移行過程に影響する主な要因（概念）　マーサーは, 母親役割移行過程に影響する主要な概念として, 母親役割や母親から子どもへの情緒的絆*, 出産体験の認知, 自己価値観や自信, 健康状態, 役割葛藤や不安・うつ等, 母親に関連すること, 夫／パートナーとの関係, 子どもの特性, ソーシャルサポート, 実母との関係を含む家族等の要因を挙げている（表3-2）。これらが肯定的な状態であれば, 母親役割移行過程は順調に進み, 母親としての自信や有能感などを得る。いっぽう, 未熟児や障害のある子どもの出産や, 家族に問題がある場合には, 母親は困難や葛藤を経験し, うつ状態や不安が増す。

2 | 看護への応用

　母親役割と母親としてのアイデンティティは, 子どもの成長発達に応じて変化し移行す

---

* マーサーはアタッチメントという用語を使用しているが, 本書では, 親から子どもに向けられる情緒的絆のことをボンディングとして説明している。

る。この視点をもつことにより，妊娠・出産・子育てを行っている母親の役割移行過程の変化を，動的で長期的な連続体として捉えることができる。

　一人の女性が母親になっていく連続的な過程を把握する際に，妊娠期から産後4か月頃までの母親役割移行の4つの段階をもとに支援することにより，母親の移行過程の進行をより明確に判別する助けとなる。

　また，母親役割移行過程に影響する主要な概念を参照することにより，何がどのように役割移行過程に影響しているのか，母親役割移行はスムーズに進むのか，阻害されるのかを詳細にアセスメントすることにつながる。一人ひとりの母親の独自性とその母親を取り巻く個別性の高い要因を深く理解することが，個別性の高いケアにつながる。さらに，母親，子ども，父親／パートナーがどのように相互に関係しあい，親子を取り巻く家族や友人，地域，社会もどのように関連しあっているかをシステム論的に俯瞰し，全体像をとらえることは，様々な側面からより望ましい支援を考案し実施するときの助けになる。

Ⓑ 親子の結びつき理論・親子相互作用モデル

　妊娠期から出産期・産褥期・育児期をとおして，母親や父親と子どもはしだいに親子の結びつきを強めていく。親子の結びつきについては，これまで様々な用語が用いられてきたが，最近の考え方では，子どもから親に向けられる行動，情緒的関心，愛情等を「アタッチメント attachment（愛着）」といい，親から子どもに対して向けられるそれらを「ボンディング bonding（絆）」としている*。

　母子や親子の結びつきに関する多くの理論のうち，ここではボウルビィのアタッチメント（愛着）理論と，クラウスによるボンディング（絆）理論，バーナードの親子相互作用モデルについて紹介する。

▎1. アタッチメント理論

1 ｜ 概要

❶背景

　イギリスの小児精神科医ボウルビィ（Bowlby, J.）は，社会的問題行動や精神障害を起こした少年たちの治療経験や，戦争孤児や十分な養育を受けられない子どもたちの精神衛生を向上させる WHO からの委託研究（1950）をとおして，乳幼児期の不適切な養育が子どものパーソナリティや精神発達に悪影響を及ぼすことを明らかにした。この間，スピッツ（Spitz, R. A.）*，ローレンツ（Lorenz, K.）*やハーロウ（Halow, H.）*らの研究に示唆を得て，精神分析学的視点に加えて，比較行動学的アプローチからアタッチメント理論を発展させ

＊ 日本語の「愛着」という言葉は，アタッチメントとボンディングの両方の意味で用いられることが多いため，カタカナ表記で言葉を用いることも提案されている。

ていった。

❷主要概念と特徴

アタッチメント理論では，乳幼児は養育者に依存するだけの受動的な存在ではなく，自ら養育者にかかわりをもとうとする能動的な存在であることを前提に，乳幼児が母親（または母親に代わる養育者）に近づき結びつきをもとうとする（アタッチしようとする）愛着行動とその発達過程について詳しく説明している。

▶ **アタッチメントとアタッチメント行動**　**アタッチメント**（attachment）とは，子どもから母親への親密な結びつきであり，子どもが母親または母親に代わる特定の養育者（以下，母親という）に対して情緒的関心や愛情を抱き，近づいて接触を求める強い傾向のことをさす。アタッチメント行動（attachment behavior）とは，子どもがアタッチメントの対象である母親を求め，近づき，それを維持しようとするときに取る様々な行動をさす[2]。

これらには，①母親の所在を知るための定位行動（orientation behavior）：母親の動きを目で追ったり，耳で確かめたりする。②母親を子どもの方へ引き寄せるための信号行動（signal behavior）：泣き叫ぶ，微笑む，喃語（なんご）を言う，呼び求める，母親の関心を得ようとする行動などがある。③子どもが母親に近づく接近行動（approach behavior）：探し求める，後を追う，しがみつく，非栄養的吸啜（きゅうてつ）*，乳首いじりなどがある。

子どもの示すアタッチメント行動に応える親の行動を，養育行動（care taking behavior）という。子どもはアタッチメント行動によって，親からの養育行動（世話をすること）を引き出し，自らの身の安全を確保する。アタッチメント行動は，親からの養育（世話をすること）を受けることにより補完される[3]。

▶ **アタッチメント行動の発達**　乳児初期の愛着行動は，養育者から乳児の欲求を満たす言動を引き出すためのもので，乳幼児が成長するにつれて養育者の感情や意図を予測し，自分の行動を修正して養育者と協調的な関係性をつくることができるようになる（表3-3）。

▶ **母子分離への反応**　乳幼児のアタッチメント行動が養育者にうまく受け入れられている場合には，乳幼児は喜びと安心感を得るが，もしそれが受け止められずに脅かされている場合には，乳幼児は悲嘆と抑うつを経験する[4]。母親と安定した関係性のある子ども（15〜30か月児）が初めて母親から引き離される「母子分離」を体験すると，次の3段階の反応を示す（母子分離の段階）。

❶反抗の段階
激しい悲しみ，泣き叫び，ベッドを揺り動かし，転がりまわるなど

---

* **スピッツ**：ホスピタリズムという概念で，乳児院・孤児院や小児科病院等に長期間収容される場合に生じやすい，乳幼児の心身発達障害について明らかにした。
* **ローレンツ**：動物学者ローレンツの研究であり，ガチョウやカモの雛のインプリンティング（刻印付け）の研究を行った。
* **ハーロウ**：ハーロウのアカゲザルの布製の母親への近接による実験を行った。
* **非栄養的吸啜**：乳汁移行が伴わない吸啜のこと。

表3-3 アタッチメント行動の発達

第1段階 人物弁別を伴わない定位（orientation）と発信（signals） （誕生から8または12週頃まで）	乳児は周囲の人に対して，その人を見たり視線による追跡運動（追視）をしたり（定位運動），つかむ，手を伸ばす，微笑する，喃語を言う，泣き叫ぶ（信号運動）などする。このような行動が養育者に影響を与え，養育者は乳児のそばに長くいることになる。
第2段階 一人（またはそれ以上）の弁別された人物への接近の維持 （生後12週頃から6か月頃まで）	乳児の定位行動や信号行動は，特定の養育者（母親）に対して多く見られるようになる。ボウルビィは，聴覚刺激や視覚刺激に対する分化した反応が明確になる生後12週以降は，乳児が愛着行動を発達させるのに適した「感覚鋭敏期」であり，弁別された対象に愛着を形成しやすいとしている。
第3段階 発信ならびに動作の手段による弁別された人物の接近の維持 （生後6か月頃から2歳頃まで）	乳幼児はますます特定の養育者へのアタッチメント行動を強め，外出する母親を追う，帰宅した母親を迎える，母親を探索活動のよりどころとするなど，行動も多様になる。一方，誰に対しても同じように示していた親密な反応は少なくなる。特定の養育者（母親）が二次的愛着対象人物として選択され，ほかの人は選ばれなくなる。乳児は成長するにつれて，見知らぬ人たち（strangers）への警戒心が増し恐れて避けようとする（人見知り）行動が増えてくる。
第4段階 目標修正的な協調性の形成 （2歳頃から3歳頃まで）	愛着対象人物への接近をさらに維持した幼児は，養育者の行動や行動に影響を与える事柄を観察し，養育者の行動を予測したり，感情や動機を推察できるようになる。幼児はその予測に基づき，自分の行動も修正できるようになり，母子が相互に複雑な関係になる。これが，ボウルビィが「協調性（partnership）」とよぶ関係を発達させるための基礎になる。

出典／ボウルビィ, J. 著，作田勉監訳：ボウルビィ 母子関係入門，星和書店，1981，p.313-317. を参考に作成．

❷絶望（静寂）の段階
　単調な声で断続的に泣く，引っ込み思案，非活動的，要求を示さないなど
❸脱愛着の段階
　周囲に関心を示し交流し始めるが，一時的に，母親を見知らぬ人のように関心を示さず愛着をなくしたような反応となる

▶ **マターナル・デプリベーション**　さらに，母親と死別や，長期にわたって母親（または養育者）から愛情のない不適切な養育を受けると，その後の子どものパーソナリティ発達に悪影響や障害が生じやすく，このような子どもの状態を**マターナル・デプリベーション**（maternal deprivation，母性的養育の剝奪）という。

▶ **安全基地**　ボウルビィは，「乳幼児と母親または母親に代わる養育者との人間関係が，親密で継続的でお互いに満足と喜びに満たされているような状態が，精神衛生の根本である」と述べている[5]。このような養育者との信頼関係が，成長する子どもにとっての**安全基地**（secure base）（注：Ainsworth.1982）となる。子どもは成長するにつれて，活動の範囲と世界を広げていくが，子どもが身体的にも情緒的にも糧を得ることができ，疲労困憊しているときには慰めが得られ，怖がっているときには安心が得られ，戻ってきたときには喜んで迎えられると確信できる安全基地があれば，子どもはアタッチメント対象から離れて基地の外の世界に出て探索を行う（探索行動）ことができる。安全な基地は，子どもの成長と発達を支える土台となる。

▶ **アタッチメントのパターン**　乳幼児期，児童期，思春期のうちに，個人が発達させるアタッチメントのパターンは，両親（または両親に代わる養育者）が子どもをいかに扱うかに深く影響されている。主要なアタッチメントパターンは3つあるとされる（表3-4）。

▶ **対人関係におけるワーキングモデルの更新**　アタッチメントのパターンはしだいに子ども

第1編

母性とは

母性看護とは

3
概念

主要な理論と

母子と家族の
発達

母子保健

表3-4 3つのアタッチメントパターン

安定したアタッチメント	子どもが不幸な状況や脅かされる状況に遭遇したときに，自分の親（または親に代わる人物）が手の届くところにいて，応答的で，援助的であるだろうと確信している。この確信があると，子どもは外界の探索に対して勇敢になれる。
不安性抵抗アタッチメント	子どもが援助を求めたとき，親がかかわれるか，応答的であるか，援助的であるかどうか不確かである。この不確実さゆえに，子どもはいつも分離不安の傾向があり，親にすがりついたり，外界の探索に不安を感じる。
不安回避性アタッチメント	子どもが世話を求めたとき，親に援助的に応じてもらえるという確信をまったくもてず，逆に拒絶されることが予測される場合にみられる。

出典／ボウルビィ，J. 著，二木武監訳：母と子のアタッチメント，心の安全基地，医歯薬出版，1993, p.157-159. を参考に作成.

自身の属性になり，子ども自身の認知構造として確立されると考えられている。乳幼児期に形成される自分や，自分と母親，自分と父親に対するコミュニケーションや行動のしかたについてのモデル（ワーキングモデル）は，自分の行動を決めるときに無意識に機能し，新たな対人関係のなかでワーキングモデルが更新されると考えられている。

どのような対人関係においても，その関係が調和して進行するためには，お互いが相手の見地や，目標や，感情や，意図に気づき，相手と合意を得るために自分の行動を調整する必要がある。これには，お互いの自由なコミュニケーションをとおして，自分自身と相手について更新されたかなり的確なワーキングモデルをもつことが必要となる。

▶ 生涯を通じた人間性の特徴　アタッチメント行動は，乳幼児期に最もはっきりみられるが，児童期，青年期，成人期，老年期にわたり生涯をとおしてみられる。ある人が不安や困難に遭遇したとき，ほかの人に接近と接触を求め愛情と保護を緊急に求めることは，極めて自然なことである。また，特定の個人に対して親密な情緒的絆を結ぶ傾向は，成人から老年に至るまで続く人間性の本質と対人関係において欠くことのできない基本的な構成要素である。

2 | 看護への応用

看護者は，子どものアタッチメント行動と，アタッチメント行動に対する母親の養育行動に着目して，母子関係や親子関係をよく観察するとともに，養育者に子どものアタッチメント行動の意味を知らせ，読み解き，一緒に考え，適切な養育行動を促すことが望ましい。母親または母親に代わる特定の養育者による，温かく優しいケアが子どもに提供されるよう養育者を支援する。出生直後の母子早期接触の場面，入院中の母子同室の場面や，子どもがNICUに入院しているなど母親と子どもが離れている状態（母子分離）にある場合，さらには月齢が進んだ健診場面や，家庭における子どもと母親，子どもと父親，姉妹や兄弟などほかの子どもと親の関係性を見る際に，アタッチメント行動やパターン，親の養育行動，母子分離についての着眼点がアセスメントの助けとなる。

特に，月齢が進んだ乳児や幼児・学童・思春期にある子どもと養育者とのかかわりにおいては，養育者が安全基地になり得ているか，良好なアタッチメントパターンか，両者の双方向の調和的コミュニケーションは良好か確認する。

妊娠・出産・育児は人生における発達危機ともいわれ，それを乗り越えるには周囲の支援が必要となる。看護者は，母親が落ち着いて子どもに向き合い，人生の土台をつくるアタッチメント行動‐養育行動を良好にできるための支援環境を提供することが望まれる。

■ 2. ボンディング理論

1 | 概要

❶背景

　アメリカの新生児科・小児科医師であるクラウス（Klaus, M. H.），ケネル（Kennell, J. H.），心理療法士のクラウス（Klaus, P. H.）は，長年にわたる臨床経験と行動学的・生理学的事実や研究結果に基づき，親からわが子への強い結びつき（ボンディング，bonding）の絆形成過程を明らかにした。

　クラウスらは，妊娠・出産・授乳そして親子の関係が医療的管理下に置かれることにより失われた人間的ケア環境を病院内につくり出すことに取り組んだ。両親や新生児が本来もっている能力と主体性を回復させ，親子の絆を強めて家族が形成されることを目指した。

　クラウスらは，親がわが子と強い絆を結び，望ましい親業（parenting）を行うことができるよう，妊娠期や出産期からの十分な身体的・情緒的支援（emotional support），新生児の能力への理解，生後早期の母子接触や家族誕生時の豊かな時間のもち方，授乳方法，父親や家族の絆形成への支援，そして，産後うつの支援や早産児や先天的な障害をもつ子どもと親子の絆形成支援などを提案した。

❷主要概念と特徴

　両親から子どもに対して絆（ボンディング，bonding）を形成する過程は，両親自身の生い立ちから始まり，妊娠・出産・産褥期および生後数か月間にまで及ぶ。

▶ **ボンディング（絆）**　絆は親から子への結びつきを意味する。親子の間に生まれる特殊関係で，それは特異的で長い間続く関係である。妊娠期の胎児から出生後の新生児に対して形成されていく（bondingはクラウスら著書の本文にならい「絆」とする）。

▶ **マザーリングザマザー**　マザーリングザマザー（mothering the mother）とは，分娩中の女性のために**抱き込む**ような（温かく受容的な）環境をつくり出し，何ら介入することなく受容的に接して，身体的にも情緒的にも母親を支援することである[6]。

　支援者（助産師・看護師）は，母親に自分の意見を押し付けることなく，平静で養育的であり，常に受容的で「抱き込む」モデルであることが大切である。すべて受容されているという感情は，母親がわが子との関係を深めるにつれて，母親のなかに残っていく。

▶ **親が再育児される体験**　親が再育児（re-parenting/remother）的効果を得るためには，出産と産後の全経過を通じて，穏やかで十分な身体的・情緒的支援（emotional support）のある感性豊かな養育的ケアや環境を両親に提供することが必要である。これにより，親の心のなかに自分が優しく愛情深く養育され受け入れられているという感情と確かな安定感

が高まり，これが子どもの養育に波及する。分娩という特別な時期に母親に養育的ケアを提供することは，母親を“remother”「再育児」するのを助け，「母親を母親らしくする」これらのケアのあり方は，父親に対しても同様である[7]。

▶ 新生児の能力　健康な正期産新生児は，両親との見つめ合い（eye-to-eye contact）をはじめ，親と相互交流をするのに十分な視覚，聴覚，触覚（タッチ），味覚，嗅覚能力と親を識別する能力をもって生まれてくる。正常な新生児であれば，出生直後，最初の1時間以内に，静覚醒の状態が平均40分にわたって続き，この間に母親や父親の顔や目を見つめたり，声に反応する（新生児の出生直後からの詳細な行動については，第5編–第4章「新生児の特徴と生理的変化と看護」参照）。

▶ 母親の原初的没頭（primary maternal preoccupation）　妊娠の終わり頃から子どもの出生後数週間，母親は特別な精神状態になり，赤ん坊のニーズに対して感受性が高まり，意識が集中する。この状態を生み出し，持続させるためには，母親には支援と養護そして安心できる環境が必要である[8]。

▶ 父親ののめり込み（engrossment）　のめり込み，没頭とは，心を奪われることや関心を意味する。父親が，新しく生まれたわが子に対して感じる強烈な情動的反応である。のめり込む感情（没入感情）とは，父親が新生児のわが子に絆を形成する場合の特別な様々な感情を意味し，子どもに惹きつけられ，わが子を「まったく素晴らしい」と感じること，極度の高揚感，自尊心の高ぶりなどがある。

▶ 母子が共に過ごす最初の数時間（感受期[*]〔sensitive period〕）　産後，母子が一緒に休息している間に，感覚的，内分泌的，生理的，免疫的および行動的な変化が一挙に起こり始める。たとえば，授乳することや，目と目を合わせたり赤ちゃんの泣き声を聞くことにより，母親の体内でオキシトシンが分泌され，母親の乳房への血流が増して乳房温度が上昇したり，乳汁が分泌される。皮膚と皮膚の触れ合いにより母親の正常細菌叢が子どもに移行し，母子はお互いのにおいを嗅ぎ分けお互いを識別するようになる。

　これらは，子どもに対する絆を形成し，母子を結合させ，母子関係を発展させる。新生児が静かな覚せい状態であると，新生児は親を見たり動いたり声を出したり，乳房を探して吸着したりするが，これらにより母親と父親から反応が引き出され，両者のあいだにコミュニケーションのチャンネルが次々と開かれてくる。

　このように，親と子どもは，互いに行動を引き出し合いながら相互作用を続ける（表3-5）。さらに，新生児は両親の顔の変化をいくつか模倣することができる。また，子どもがあくびをすると親もあくびをするなど，生後数か月間，親はわが子を模倣しながら時間を過ごすことも多い（相互模倣）。

＊ **感受期**：クラウスらが，『母と子のきずな』（1979）において提唱した出生直後の特別な時期としての母性的感受期（maternal sensitive period）については，賛否両論の議論が沸き起こった。クラウスら自身「絆は瞬間的に起こり，それが普遍的事実であると解釈されてしまった」と後述しているように，現在では，感受期は存在するがそれのみが親子関係を決定づけるものではないとされている。

表3-5 出生後からの母子相互作用

母親 ➡ 乳児	母親 ⬅ 乳児
タッチ	目と目
目と目	啼泣
調子の高い声	オキシトシン
エントレインメント※1	プロラクチン
体内時計の調整（time giver）※2	匂い
T+B リンパ球	エントレインメント
マクロファージ	
細菌叢	
匂い	
熱	

生後数日間に同時的に起こってくる母子相互作用（子どもの吸啜によって母親のオキシトシンとプロラクチンの分泌が刺激される。そのためオキシトシンとプロラクチンは子どもの側に示してある）

※1 エントレインメント（entrainment）とは，聞き手が，話し手の動きと言葉のリズムに同調して手や足などのからだを動かすことをいう。この同調性（synchrony）が，その後の母子の愛情交流にとって重要な雰囲気となる。
※2 ドイツ語で Zeitgeber（ツァイトゲーバー）。体内時計の同期に影響を与える外的因子。ここではそのリズムを母親が調整していることを意味する。

出典／クラウス，M.H.，他著，竹内徹訳：親と子のきずなはどうつくられるか，医学書院，2001．p.94．を参考に作成．

2 | 看護への応用

　親子の絆（きずな）が形成され，親が子どもを適切に養育するためには，両親に対する適切な環境と，十分な身体的・情緒的支援が必要とされる。

　支援者（助産師・看護師）は，妊娠期・出産期・産後の育児期をとおして，両親に身体的・情緒的支援を提供する。特に，ドゥーラ（doula）*的かかわりとして，母親に自分の意見を押し付けたり評価的態度で接するのではなく，平静で養育的であり受容的で**抱き込む**モデルであることが大切である。

　両親と子どもが，不安を感じたり，脅かされる体験をすることなく，産後／生後から途切れることなく一緒にいて，肌と肌を触れ合わせる相互交流のなかで，新生児の自発的動きにより授乳できるよう支援する。できるかぎり親子を離さずに，継続的な母子同室を行う。母親が子どもに**原初的没頭**することができ，父親が子どもに**のめり込む**ことができ，そして親子が絆で強く結ばれ家族となるために，安心できる環境と身体的・情緒的支援を提供することが望まれる。

▌3. 親子相互作用モデル

1 | 概要

❶背景

　アメリカの看護師であるバーナード（Barnard, K. E.,1938〜2015）は，子どもの発達や知的障害をもつ子どもへのケアやハイリスク母子に関する研究を進めた。そのなかで，親子

＊ **ドゥーラ（doula）**：ギリシャ語で，ほかの女性を援助する経験豊かな女性の意味。

第1編

母性とは

母性看護とは

3

概念

主要な理論と

母子と家族の

発達

母子保健

の相互作用とその質に着目し，親（養育者）と乳児の相互作用が適切に行われるためには，親（養育者）と乳児のやり取りがうまくかみ合う（適合している）ことが重要と考えた[9]。

　そして，親子相互作用モデルとしてバーナードモデルを提唱し，親子の相互作用がスムーズに進行しているのか，または課題や問題があるかを知るための看護アセスメント尺度として NCAST（Nursing Child Assessment Satellite Training）を開発した。NCAST は世界各国の多様な文化において，多くの医療者により様々な課題のある親子のアセスメントと支援に用いられている。

❷主要概念と特徴

▶ **バーナードモデル**　バーナードモデルでは，親（養育者）・子ども・環境という3つの要素が相互に影響し合うことを前提としている（図3-2）。親子の相互作用プロセスにおいて特徴的にみられる社会・環境要因は，子どもの健康状態を判定するうえで重要である（図3-3）。そのうえで親子の相互作用が適切に行われるには，親の感受性や反応性が豊かであるだけでは十分ではなく，子どもが自分の快・不快を親（養育者）に明瞭に伝えられることが必要である。親の責任分担のほうが格段に大きいことは言うまでもないが，親子それ

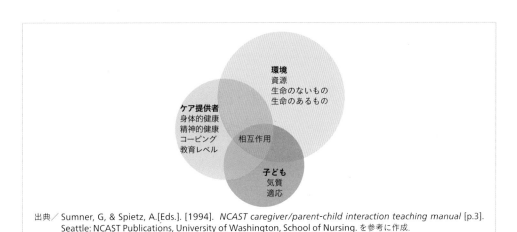

出典／Sumner, G., & Spietz, A.[Eds.]. [1994]. *NCAST caregiver/parent-child interaction teaching manual* [p.3]. Seattle: NCAST Publications, University of Washington, School of Nursing. を参考に作成.

図3-2　小児健康評価相互作用モデル

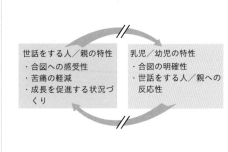

乳児は養育者に明瞭なcueを送り，養育者に反応しなければならない。養育者は乳児のcueに反応し，乳児の不快感を軽減し，発達と学習の機会を提供しなければならない。双方の反応を通じてお互いの行動を調整する。こうした行動の適合過程は養育者から乳児へ，乳児から養育者への矢印によって示されている。養育者と乳児の相互作用の適合が成立した時には，スムーズで望ましい相互作用が進行する。→の中断（//）は妨害を意味する。すなわち相互的システムの破綻をあらわしている。

出典／Sumner, G., & Spietz, A.[Eds.]. [1994]. *NCAST caregiver/parent-child interaction teaching manual* [p.8]. Seattle: NCAST Publications, University of Washington, School of Nursing. を参考に作成.

図3-3　バーナードモデル

表3-6 乳幼児が示す親和のcueと嫌悪のcue

親和のcue	
強いcue	顔を見る，微笑み合い，養育者に手を伸ばす，養育者の方を向く
弱いcue	眉を上げる，大きく開いた輝く目，正面を向いている 空腹の姿勢（注：上腕部が体感に引き付けられ，肘を曲げ，前腕は内側を向いて持ち上げられている。手首がまっすぐで，手掌は顎の下でこぶしを握っているか，開いている）
嫌悪のcue	
強いcue	背中をそらせる，息を詰まらせる，泣き顔，泣く，急に眠り込んでしまう
弱いcue	手足を激しくバタバタさせる，うつろな表情や目つき，呼吸が早くなる，よそを見る，舌を出す

出典／廣瀬たい子：子どもの発達と親子相互作用のアセスメント，小児看護，27（3）：352，2004.

表3-7 NCASTにおける親子の観察ポイント（下位尺度）

親（養育者）側	評価内容
1.子どものcueに対する感受性	養育者が子どものcueを認知し，反応する能力
2.子どもの不快な状態の緩和	不快を表出している子どもをなだめるための養育者の能力
3.社会-情緒的発達の促進	感情が豊かであるだけでなく，感情の肯定的なトーンが大切
4.認知的発達の促進	養育者が子どもに提供する学習経験のタイプ
子ども側	評価内容
1.cueの明瞭性	養育者に子どもがcueを送る能力
2.養育者への反応性	養育者とのコミュニケーションや相互作用の試みに反応する子どもの能力

注：実際のNCAST尺度においては，養育者の下位尺度観察項目として50項目，子どもの下位尺度観察項目としてNCAFS23項目，NCATS26項目がある。
出典／Sumner, G., Spietz, A.：NCAST Caregiver/Parent-Child Interaction Feeding Manual, NCAST Publications, 1994, p.16. を参考に作成.

ぞれが責任を分担して役割を果たすことが必要とされる[10]。

▶ キュー（cue） キュー（cue）とは，出生直後から3歳（36か月）までの乳幼児が養育者に対して送るコミュニケーションサインをさし，親和（engagement）のcueと，嫌悪（disengagement）のcueがある。親和のcueとは，子どもが親（養育者）の関心を引き，遊びたい，相互作用を楽しみたいというメッセージを伝えるもので，嫌悪のcueとは，もう疲れたから休みたい，もうたくさんというメッセージを伝えるものとされている[11]（表3-6）。

▶ NCAST NCASTは，親子の相互作用を親と子どもの双方から観察するために開発された。NCASTには，親子にとって慣れ親しんだ場面，つまり親子の食事（授乳）場面を観察するNCAFS（Nursing Child Assessment Feeding Scale）と，親子にとってややストレスを与える新奇な課題を提示した遊び場面を観察するNCATS（Nursing Child Assessment Teaching Scale）がある[12]。いずれの場面を観察する際にも，母親側には4つ，子どもの側には2つの観察ポイント（下位尺度）がある（表3-7）。NCASTを用いた研究から，母親の教育歴，子どもの発達遅滞・障害，気質，早産児等の要因が親子の関係性に影響することが報告されている。

2 ｜ 看護への応用

　良好な親子関係を促すためには，子どもの健康や親子間の問題が大きくなる前に，課題や問題を明確にすることが大切である。看護者は，バーナードの親子相互作用モデルの視

第1編

母性とは

母性看護とは

3
概念

主要な理論と

母子と家族の
発達

母子保健

点から，産後早期の授乳場面の観察や離乳食等の食事場面をとおして，親（養育者）と子ども自身がもつ特性を把握し，NCASTに示されている親（養育者）と子ども双方の観察ポイントから親子関係をアセスメントする。

　看護者は，親（養育者）が子どもをはぐくみ育てやすいよう，親子の関係性を促す学習環境を提供する。親子の良好な関係を促すには，親（養育者）や乳児がもっている基本的な特性を変容させるよりも，親（養育者）が乳児に適応するプロセス（あるいは乳児が親に適応するプロセス）のほうが変容させやすいことに着目する。看護者は親（養育者）の基本的特性を変えようとするのではなく，親（養育者）が子どもの示す親和のcueや嫌悪のcueに気づき，cueを読み取り，cueが発せられた元にある子どものニーズを判別できるよう支援する。同時に，親（養育者）が，子どもにどのように反応したらよいのか気づき，子どものcueに適切に応答できるよう支援することが大切である。

II　母性看護における主要な概念

A　家族を中心としたケア

1　概要

❶定義

　家族を中心としたケア（Family-centered care：FCC）とは，医療者と家族のパートナーシップに基づくケアを行うためのアプローチである。医療者と，直接的なケアの受け手とその家族が，相互的なパートナーシップを築いて，共にケア計画を立て，実践し，評価することを意味する。FCCでは，医療者と家族が，共に意思決定に参画し協働する。

　一方，FCCと似ているが対照的な考え方としてFamily-focused care（FFC）がある。これは，家族を「介入単位」としてとらえ，医療者が医療やケアを計画立案しケアが提供され，患者や家族がそれに従うことを意味している[13]。

　従来から医療現場で行われてきた，医療者主導で家族に対してケアをしたり，家族のためにケアをすることと，医療者が家族と共にパートナーシップに基づいて活動するFCCとは異なるアプローチである[14]。

❷背景・変遷

　FCCは，親と離れて入院する子どものからだとこころの健康を保つために必要な心理的・社会的ニーズや，日々成長・発達する新生児，乳幼児の発達的ニーズを満たすこと，子どもの健康と幸せには家族が必要であることへの認識を高め，20世紀半ばからFCCは重要なことと考えられるようになった[15]。

表3-8 クライアントーファミリーセンタードケアの中心概念

尊厳と尊重 Dignity and Respect	ヘルスケア専門家は，患者や家族の考え方や選択についてよく聴き尊重する。 患者や家族がもつ知識，価値，信念，文化的背景をケア計画の立案や実行に具体的に反映させる。
情報の共有 Information Sharing	ヘルスケア専門家は，偏りなくすべての情報を支持的で効果的な方法で患者と家族に伝え，共有する。 患者や家族は，ケアの意思決定に効果的に参加するために，タイムリーにすべての情報を正しく得る。
参加 Participation	患者や家族が選択できる範囲であれば，ケアの実施や意思決定に参加するよう勧める。
協働 Collaboration	患者，家族，ヘルスケア専門家とリーダーは，ケア提供と同様に，方針やプログラムの開発・実行・評価，施設のデザイン，専門家の教育を協働して行う。

出典／Institute for Patient- and Family-Centered Care®．http://www.ipfcc.org/about/pfcc.html．を参考に作成．

　社会的背景として，1960〜1970年代のアメリカでは，様々なサービスの受け手である消費者の権利意識の高まりから「消費者の権利宣言」（1962）が出され，その後の人権運動の高まりとともに，医療サービスやケアを受ける患者の権利運動へと発展して「患者の権利憲章（アメリカ病院協会）」が制定されるに至っていた。

　母性看護においては，FCCも早くから提唱され，1956年にウィーデンバック（Wiedenbach, E.）は『Family-centered maternity care』を著し，母親，父親，新生児，家族それぞれのニーズを理解し，個別的な supportive nursing care（傾聴や共感，肯定，受容など）の実践をとおして，母親が「自分には家族を発展させる能力がある」と自覚できるよう支えることを，家族中心の母性看護の目標と位置付けていた。

　その後，夫の分娩室入室／夫立ち会い出産，alternative birth（できるだけ医療介入しない出産）の導入が進められ，特別なニーズのある赤ちゃん（多様な疾患により NICU において管理が必要な児）のケアにも Family-centered developmental care として浸透していった。

❸特徴

　FCCの中心概念として，尊厳と尊重，情報の共有，参加，協働の4項目が挙げられている（表3-8）。

　Institute for Family-Centered Care（のちに Institute for Patient- and Family-Centered Care に改称）*は，1992年に設立された。

2 ┃ 看護への応用

　FCCでは，医療者と家族が上下の関係性でなく，対等な関係性をもってパートナーシップを保ち，共に目標を設定し協働していく。それは個別ケアの実践にとどまらず，ケア提供体制の変革も伴うものである。従来型医療者主導のケアと FCC の違いをよりよく理解するために，母性看護において具体的なケアとして展開するための具体例を示す（表3-9）。

* 母性看護学では，女性，母親・子ども・父親，家族は patient とは限らないため，client または当事者と読み替えるとよい。patient の訳語として client を用いた。

第1編

母性とは

母性看護とは

3 概念

主要な理論と

母子と家族の

発達

母子保健

表3-9 母性看護における伝統的なケアと家族中心のケアの例

項目	伝統的な母性看護	FCCに基づいた母性看護
基本理念	出産はリスクの高い出来事。母児を見守るために，頻繁またはルーチンで侵襲的な処置・与薬・制限が必要。	出産は，身体的・情緒的・社会的変化やストレスを含む正常な生理的出来事。ほとんどの場合，医師や看護者の密な観察とサポート以外は不要。
スタッフの態度	施設の規則を守ることが自分たちの役割という態度。	出産が女性と家族の人生において重要な出来事と理解した態度。
方針や手順	病院やスタッフのニーズに合ったもので，変更の余地がない。	個別的で柔軟。あらゆる人に適応できる。
処置の決定	スタッフが決定。	家族の選択，家族とスタッフの協働を助けるために専門性を使う。
出産教育	第一義的目的は，病院の方針や実践をカップルに教える。	焦点は，ヘルスプロモーション，意思決定，自己効力感を高めること。プログラムは，あらゆる人に合うように作られている。
施設	陣痛室，分娩室，回復室，新生児室はすべて独立している。	LDRPやLDR，母子は同じ部屋。
環境	画一的で騒々しい。	快適で自宅のような雰囲気，静か。
ケア効果	断片的なケア，業務達成指向，コミュニケーションが途絶える。	ケースマネジメント指向（ケアの統合，費用対効果）
母子ケア	同じ看護師が受け持っていても，母親と子どもは別々に扱われる。	同じ看護師が，一組の母子として一緒にケアを行う。
プライバシー	入院や出産では諦める。	個室（トイレ・浴室付き）で，すべてのスタッフは家族のプライバシーを尊重する。
分娩第Ⅰ期のサポート	1人に限定。ただし帝王切開や麻酔がいる場合は許可しない。	母親が人数や誰か（子どもを含む）を決める。帝王切開でも1人は付き添う。
新生児ケア	基本的なケアを看護スタッフが行うので，最初は新生児室でケアする。	最初から母親の部屋で行い，ケアについて考え，見せる。母親や家族は，実際的に学ぶことができる。
面会	夫や母親を支える人たちの面会時間は制限されている。	（母親の健康状態が良ければ）家族や友人の面会は，母親の希望に合わせ，進める。
消費者満足	原則的に評価されない。	組織的かつ総合的な評価が頻繁に行われ，消費者にフィードバックされる。

筆者注）消費者満足の「消費者」は，一般市民を指す。
出典／Phillips, C.R：Family-centered maternity care, Jones and Bartlett Publishers, 2003, p.3. を参考に作成.

B 女性を中心としたケア

1 概要

❶定義

女性を中心としたケア（Women-Centered Care；WCC）とは，それぞれの女性が自ら定義する健康を志向する権利の保障のもと，女性の安全が守られている環境で看護者が，女性とのパートナーシップを基盤とし，女性のこれまでの体験と意思を最大限尊重することで，女性がもつ力を十分に発揮できるよう支援することをいう。女性の健康に対する社会的・文化的・政治的な影響を重視し，全人的なウェルビーイングを目標としている。

表3-10 女性を中心にしたケアの特徴

尊重	• 女性の文化的多様性や女性の体験や価値，希望やニーズを尊重する • 女性がケアを自ら選択できるような情報提供，女性の意思決定の促しとその決定の尊重を含む • 女性の本来もっている力や能力に目を向けることが根底にある
安全	• 女性の安全を守る • 安全を守る手段としてプライバシーの保持と不必要な医療介入は行わない
ホリスティック	• 女性の身体面の一部やある部分のみをみるのではなく，全体論的な存在としてとらえる • 女性の多様性を認識し尊重したうえで，女性一人ひとりをユニークな存在としてとらえ，個別性を重視したケアが求められる
パートナーシップ	• 女性と医療者のパートナーシップである • パートナーシップには，対等，信頼，配慮の特徴がある • 両者は平等な関係性にあり，協働により女性の多様なニーズに応えることができる

出典／Horiuchi, S., et al.：The applicability of women-centered care. Two casestudies of capacity-building for maternal health through international collaboration. Japan Journal of Nursing Science, 3：143-150, 2006., 山本あい子編，片岡弥恵子著：助産概論〈助産師基礎教育テキスト，第1巻，2018年版〉，日本看護協会出版会，p.71-77. を参考に作成.

❷ 特徴

WCC の特徴は，尊重，安全，ホリスティック，パートナーシップの4つの要素から構成されている（表3-10）。

WCC により，女性の身体的・精神的・社会的な健康状態が高まり，加えて，女性のエンパワーメント，ケアに対する満足感，自己コントロール感や自信の獲得にもつながる。また，WCC はケア提供者である医療者の自律にも寄与し，ケアの質向上も視野に入れている。

2 | 看護への応用

WCC では，ケアの受け手である女性自身が，適切な情報提供のもとでヘルスケアを選択し自らの健康をコントロールできることを重点としている。ケアの提供者である医療者は，先に挙げた WCC の特徴である4つの要素をもとに女性の意思決定を促し，その決定を尊重した支援を行っていく。その際の女性と医療者は，それぞれが自律し対等な関係性をもち，協働していくことが重要である。

▶ 母性看護における応用　母性看護では，妊娠・出産・子育てにかかわる女性，各ライフサイクルにおける女性，そのパートナー，家族が支援の対象である。したがって，母性看護の特性からも対象者への支援を考えるうえで，WCC はその基盤になるものである。

産婦人科領域では，女性のプライバシーを侵害することにつながる可能性のある検査や処置，治療が多い。そのため，診察を受ける空間や個人的な情報に対するプライバシーへの十分な配慮が必要である。また，妊娠・出産・産褥は疾病ではなく生理的な現象であることからも，医療的視点ではなく主役は常に女性である。しかし，正常から逸脱し医療的な管理が必要となった場合は，医療管理により女性が主役ではなくなることがある。そのような状況下でも，女性自身が尊重された環境で，医療に関する選択肢で自身が受けるケアに関して意思決定できるよう，適切な情報提供を行っていくことも必要である。

このような WCC は，妊娠・出産・子育ての時期において継続したケアとして提供され

ることが重要である。

▶ **女性の意思決定への支援**　女性には，自ら受けるケアについての決定に積極的にかかわる権利がある。一方で，医療者は，一人ひとりの女性とのパートナーシップを築き，女性が情報を得たうえでの意思決定や，発展する医療ケアに関する計画への同意，自己の選択による結果への責任を引き受けられるように，関連する情報を共有していくことが必要となる。

　女性の意思決定を支援するには，まず女性がもつ価値観と信念を知り，女性の望む意思決定のスタイルを形成すること，そして女性とも話し合いを重ねながら熟考し決定していく。さらに反省するというプロセスを踏む。このように医療者が女性の意思決定を支援することにより，女性自身の肯定的な出産経験と精神的な効果を高めることにつながる。

　女性の意思決定を支援するために必要な能力には，選択肢などの情報を提供できるための専門的な「知識」や，女性の内面にある思いを引き出す応対や偏りのない情報提示などに関する「技術」に加え，先入観をもたず，異なった価値観や信念，決定に対して尊重する「姿勢」などが必要とされる。

▶ **医療者のかかわり方**　医療者のかかわり方として，個人としての女性を尊重すること，相手を脅かさないケアを行うこと，対等な立場で協働すること，女性の希望を最優先することが重要である。

C　リプロダクティブ・ヘルス／ライツ

1. リプロダクティブ・ヘルス／ライツの概要

▶ **リプロダクティブ・ヘルスの概要**　**リプロダクティブ・ヘルス**（性と生殖に関する健康）は，1960〜70年代に国家による強制的な人口政策により，女性やカップルがいつ，何人子どもをもつかを主体的に決定できない状況に対抗し，「生殖の自己決定」は人々の権利であるという考えが改めて見直されたことにより世界的に広がった。

　1994年のカイロ国際人口開発会議で，リプロダクティブ・ヘルスが提唱された。翌年の1995年に第4回世界女性会議（北京会議, 1995）にてリプロダクティブ・ヘルスとは，「人間の生殖システム，その機能と過程のすべての側面において，単に疾病あるいは障害がないというだけでなく，身体的，精神的，社会的に完全に良好な状態にあることを指す。したがって，リプロダクティブ・ヘルスは，人びとが安全で満ち足りた性生活を営むことができ，生殖能力をもち，子どもを産むか産まないか，いつ産むか，何人産むかを決める自由をもつことを意味する」[16]と定義された。

　これにより世界的に人口政策は各国が子どもの数を管理するものから，個人の決定と健康にかかわることであるとみなされるようになった。

▶ **リプロダクティブ・ライツの概要**　第4回世界女性会議（北京会議, 1995）では**リプロダクティブ・ライツ**について明確にされた。「リプロダクティブ・ライツは，国内法，人権に関する

表3-11 日本における関連する法律

1999（平成11）年	男女共同参画社会基本法
2001（平成13）年	配偶者からの暴力の防止及び被害者の保護に関する法律の制定（2007年改正，2014年再改正） 育児・介護休業法の改正（2017年再改正）
2006（平成18）年	男女雇用機会均等法の改正

国際文書，ならびに国連で合意したその他関連文書ですでに認められた人権の一部をなす。これらの権利は，すべてのカップルと個人が自分たちの子どもの数，出産間隔，ならびに出産する時を責任をもって自由に決定でき，そのための情報と手段を得ることができるという基本的権利，ならびに最高水準の性に関する健康およびリプロダクティブ・ヘルスを得る権利を認めることにより成立している。その権利には，人権に関する文書にうたわれているように，差別，強制，暴力を受けることなく，生殖に関する決定を行える権利も含まれる」[17]と定義されている。

　つまり，すべての女性やカップルが，いつ，何人子どもをもつか，産むか，産まないかなど，性と生殖に関連する事柄を，自由に責任をもって自己決定することは人権の一部であり，だれからも強制されてはならないことを示している。

▶ **リプロダクティブ・ヘルス／ライツの実現に向けた行動**　リプロダクティブ・ヘルス／ライツの行動綱領および戦略目標および行動については，1995年の第4回世界女性会議以降，5年ごとに見直されている。2015年には，第59回国連婦人の地位委員会において世界的な見直しが実施された（北京+20*）。

　20年経過しても，まだ女性および女児の平等およびエンパワーメントを達成しているとはいえず，大きな格差が残っている。なかでも，女性と貧困，女性の教育と訓練，女性と健康，女性に対する暴力，女性と武力紛争，女性と経済，権力と意思決定における女性，女性の地位向上のための制度的なしくみ，女性の人権，女性とメディア，女性と環境などの重要領域で課題があることが指摘されている。

▶ **日本における関連する法律**　リプロダクティブ・ヘルス／ライツの考え方が紹介されて以降，日本でも様々な法律や制度が作られている。1999（平成11）年に男女共同参画社会基本法が制定されたのをはじめ，男女双方に対する差別の禁止や妊娠・出産等を理由とする解雇その他不利益取扱いを禁止等するよう，男女雇用機会均等法の改正など，法整備が進められている（表3-11）。

▌2. リプロダクティブ・ヘルス／ライツの看護への適用

　1995年の第4回世界女性会議（北京会議）では，具体的な行動綱領および戦略目標および行動が示された。そのなかで，女性とすべてのカップルが，性と生殖に関連する事柄において，安全なヘルスケアサービスを受ける権利をもつことが明記されている。これは，

＊ **北京+20**：「北京宣言」および「行動綱領」が採択され20年が経過し，さらなる広報，啓発のため，見直しされた。

私たち医療者はそれに応えて適切なケアを提供する責務があることを示している。

　具体的には「リプロダクティブ・ヘルスケアは，リプロダクティブ・ヘルスにかかわる諸問題の予防，解決をとおして，リプロダクティブ・ヘルスとその良好な状態に寄与する一連の方法，技術，サービスの総体と定義される。リプロダクティブ・ヘルスは，個人の性と個人的人間関係の高揚を目的とする性に関する健康も含み，単に生殖と性感染症に関連するカウンセリングとケアにとどまるものではない」とされている。看護者には，女性やカップルに寄り添い，リプロダクティブ・ライツを尊重したうえで，十分な知識と技術に基づいた適切なヘルスケアサービスを提供することが求められる。

Ｄ　セクシュアリティ

1. セクシュアリティの概要

1 ｜ 定義

▶ **セクシュアリティの様々な定義**　セクシュアリティは単に身体的性別や社会的な性（ジェンダー）を指すものではない。セクシュアリティとは，性という側面から見て自分がどのような存在であるかを表すものであり，WHOでは人間であることの中核的な特質の一つとしている。国連家族計画連盟では，セクシュアリティを「個人の性に関する知識，信条，態度，価値観および行動のこと」（2010）としている。セクシュアリティは，「個人の中にある性の在り方」[18]であり，「自己像や感情に影響を及ぼすように人間の内部まで浸透」[19]している。

　また，セクシュアリティはすべての人がもつ重要な権利であり，健康にも深くかかわっている。「セクシュアリティは，生物学的，心理的，社会的，経済的，政治的，文化的，法的，歴史的，宗教的，およびスピリチュアルな要因の相互作用に影響される。セクシュアリティは，喜びとウェルビーイング（良好な状態・幸福・安寧・福祉）の源であり，全体的な充足感と満足感に寄与するものである」（性の健康世界学会，性の権利宣言，2014）とされている。つまり，セクシュアリティは，人が自分らしくあるために表現するものであり，人が生活するうえで様々な事柄と関連しあい，他者との良好な人間関係の形成にも影響するものであるといえる。

▶ **セクシュアリティの特徴**　セクシュアリティには少なくとも4つの代表的な特徴がある。

❶**性的指向**（Sexual Orientation）：恋愛や性愛の対象はどんな性別か，どんな存在か
❷**性自認**（Gender Identity）：自分の性別を何であると考えるか
❸**性的表現**（Gender Expression）：自分の性を何であると表現するか
❹**生物学的な性・性的特徴**（Sexual Characteristics）：生物学的・解剖学的特徴のこと

　近年，❶❷の頭文字をとってSOGI（性的指向・性自認）という略語が国内外で用いられ

るようになった。この4つの特徴は自分の性のあり方を示す際に使われるものであり，すべての人にとって，性について考えるときの手掛かりとなる。

それぞれの特徴は，すべて多様で幅広い範囲を含んでいる。たとえば，❶性的指向では，異性愛（ヘテロセクシュアル），同性愛（ホモセクシュアル），両性愛（バイセクシュアル），無性愛（ア・セクシュアル），いずれにも属さない，などが含まれ，❷性自認には，男性，女性，どちらでもない，どちらでもあるなどが含まれる。

また，LGBTQという略語も目にする。これは，レズビアン（Lesbian，女性同性愛者），ゲイ（Gay，男性同性愛者），バイセクシュアル（Bisexual，両性愛者），トランスジェンダー（Transgender，出生時の性別と性自認が異なる人），クエスチョニング（Questioning）またはクイア（Queer，自身の性自認や性的指向が定まっていない人）の頭文字をとってできた言葉である。LGBTQは，その当事者が異性愛（ヘテロセクシュアル）や出生時の性別と性自認が同じ場合（シスジェンダー）と違いを示すために使用し始めたもので，現在では一般的に用いられるようになっている。

2 ┃ 歴史的背景と現状

セクシュアリティに関する認識は，時代とともに変化している。たとえば，1975年当時は，同性愛や身体的性と性自認が一致しない状況である性同一性障害（gender identity disorder）は，性的倒錯という疾患として扱われていた。しかし1990年に入り，セクシュアリティのとらえ方が変わり，人間の性の多様性が認められるようになったことから，疾患ではないと考えられるようになった。実際に，2018年6月に発表された国際疾病分類ICD-11では，性同一性障害は「精神疾患」から外れ，「性の健康に関連する状態（Conditions related to sexual health）」という分類のなかのGender Incongruence（性別不和）という項目へ変更となっている。つまり，SOGIのような特徴が示しているとおり，セクシュアリティに関連する事柄は，すべての人にかかわる多様なものであり，疾患ではない。ただし，性同一性障害のように，身体的性と性自認が一致しない状況がその人にとって日常生活を送るうえで苦痛が生じている場合は，医療介入が必要とされる。

また，2007年国連人権理事会では「性的指向および性自認に関連する国際人権法の適用に関するジョグジャカルタ原則」が，2011年には「人権と性的指向・性自認」と題する決議が採択され，異性以外に性的指向をもつ者や，性同一性が外性器に由来する身体的性別と対応しない人も含め，すべての人の人権を保障し，一切の差別や弾圧を禁止している。このようにセクシュアリティに関する事柄は世界的にも重要な課題として取り上げられ，人々の権利と健康に深くかかわっていることがわかる。

▌ 2. 看護者としてセクシュアリティを理解すること

セクシュアリティは人の性のあり方を示すものであり，すべての人々にかかわる事柄である。人々の健康に深くかかわる看護者は，セクシュアリティについて常に新しく正しい

知識を得ることが不可欠である。加えてナンシー・F・ウッズ（Wood, N, F.）は，自らのセクシュアリティに関する感情や価値観を知って自己受容することで，患者への適切なアプローチにつながると述べている。看護者はケアの根拠となる知識と自分自身のセクシュアリティの価値観やとらえ方を理解することにより，対象者のセクシュアリティに関する深い理解と適切なケアの実践が可能となると考えている[20]。看護者は，臨床場面において常に，人々の多様な性の在り方を尊重したかかわりをすることが求められる。具体的には，健康保険証の性別と表現される性が不一致である場合の本人確認の方法や，入院病室・更衣やトイレの場所への配慮など，診察場面・入院生活の様々な場面でセクシュアリティに関連した事柄があることを考慮した行動が求められる。

E ヘルスプロモーション

1. ヘルスプロモーションの概要

▶ 概念　**ヘルスプロモーション**は，1986年第1回ヘルスプロモーション国際会議にて採択されたWHOのオタワ憲章のなかで，「人々が自らの健康を決定づける要因を，自らがコントロールし改善できるようにしていくプロセス」と定義されている。これは，すべての人々が日常生活を送るなかで健康づくりに取り組むプロセスであり，健康的な生活を実現するために人々を支えるプロセスといえる。

　それは，単に健康を目指すゴールとするのではなく，「人々が幸せな生活（人生）を送るための大切な資源」と考える。たとえ人々が心身に障害や疾患を抱えていたとしても，その人がその人なりに満たされた人生を送るために健康はなくてはならないものとされる。つまり，人々の生活の質を向上させることが目標であり，そのためには心身が健康であることが大切な要件となるというものである。

▶ ヘルスプロモーション活動　オタワ憲章では活動を推進するために，①健康的な公共政策づくり，②健康を支援する環境づくり，③地域活動の強化，④個人の技術の開発，⑤ヘルス・サービスの方向転換という，5つのヘルスプロモーション戦略を提示している。ヘルスプロモーション戦略は，より良い健康状態を実現するために，ただ本人に対する知識や情報提供を中心とした健康教育をするだけでなく，健康改善する人々を支える環境が重要であることを示している。人々が健康改善するためには，自ら行動を変えていくことが必要であるが，実際に行動を変えることは簡単ではない。そのため，個人の責任に任せるだけでなく，人々が行動を変え，望ましい生活習慣を継続するための環境づくりが必要となる。

　具体的には，健康づくりが行いやすいよう，安全に通行できる道路や清潔を保てる上下水道の整備，安心して運動できる公園などの整備，働く人の健康に配慮した法律や子育て中・介護中でも働きやすい制度などの整備，一次予防を中心とした健康づくりの場の提供などが含まれる。

第1編

母性とは

母性看護とは

3

概念

主要な理論と

母子と家族の

発達

母子保健

表3-12 ヘルスプロモーターの役割

❶ advocating （擁護する・代弁する）	健康を目指すための政策提言を行う，健康改善に取り組む人々にヘルスプロモーションの意義や必要性を伝えることを指す。
❷ enabling （能力をひきだす，可能性を与える）	健康になるために必要な能力を身につけるような支援をする，その人がもつ潜在的な能力を発揮できるような支援を行うことを指す。
❸ mediating （調整する，折り合いをつける）	活動を推進するために他分野との調整を図る，必要な人的・経済的・時間的資源などを取りまとめ活用できるように管理することなどを指す。

▶ ヘルスプロモーター　オタワ憲章では，ヘルスプロモーションを促すヘルスプロモーターの新しい役割として，① advocating（擁護する・代弁する），② enabling（能力をひきだす，可能性を与える），③ mediating（調整する，折り合いをつける）を示した（表3-12）。

2. 看護者としてヘルスプロモーションを理解すること

　ヘルスプロモーションは，人々がその人らしい健康になるためのプロセスであり，人々の生活の質向上を目指すものである。看護者は専門職として，対象者に寄り添い，その人らしい健康的な生活を送れるよう行動を改善するプロセスを支えることが求められる。

　人々の生活の質向上のためには，単に健康に関する情報提供や助言する役割にとどまるのではなく，対象者と相談し，より健康的な生活が送れるように環境を調整し，対象者がもつ潜在的な能力を発揮できるようにすることが必要である。人々が健康的な生活を送ることは簡単なことではない。看護者は対象者の思いや立場を理解し，対象者が望んでいる生活の質向上を目指して支え続けることが重要である。加えて，対象者がより健康的な生活を送れるような政策提言や社会への働きかけを行うことも専門職としての役割であると考える。

F　ウエルネス

1. ウエルネスの概要

　現在，**ウエルネス**（wellness）は様々な分野で使用されている。1960年代にアメリカでダン（Dunn, H. L.）が，病気（illness）の反対語として初めて使用したといわれている。ダンは単に疾病や健康問題のない状態を目指すのではなく，人の生きがいや尊厳といった視点から健康を考えることを提言した（杉本，2013）。1970年代以降，世界的に健康への関心が高まり，全人的な健康の重要性が認識されるなかで，ウエルネスという考え方は，広く使われるようになっていった。

　シュトルテ（Stolte, K. M.）は，「ウエルネスとは，より高いレベルの生活機能に向けた絶え間ない変革のプロセス」と定義し，「変革とは，変化，成長，およびシステムの健全性を保つエネルギーのバランスの3つを指す」としている。加えて，人々が「より高いレベルの生活機能に到達できる可能性をもち，その可能性を伸ばすことができるような行動

パターンをもっている」と述べている[21]。これは，人々が健康になることが，疾患が治り症状が改善されることだけを指すのではない。本来その人自身がもっている能力を生かし，身体的にも心理社会的にもより良い状況になることで，望ましい生活を送るということを目指すものである。

また，「ウエルネスは，年齢，環境，健康や疾患，障害の状態がどのようなものであっても，自己選択されうるプロセスと目標の両者を指す」（看護研究百科, 2009）とされており，前述したシュトルテも，「ウエルネスを維持し高めるために自分で決めた行動，および自己実現あるいは自己達成からなるライフスタイル」であるとしている。つまり，人々はだれもが健康な状態となる自分自身の目標を設定したうえで，望ましい生活様式や行動を自己決定していくことが可能であり，自分の健康を医療者任せにするのではなく，健康状態を改善することに当事者として積極的にかかわっていくことが大切である。

2. 看護者としてウエルネスを理解すること

日本看護協会（2007）は，看護の目的を「あらゆる年代の個人，家族，集団，地域社会を対象とし，対象が本来もつ自然治癒力（ち ゆりょく）を発揮しやすい環境を整え，健康の保持増進，疾病の予防，健康の回復，苦痛の緩和を行い，生涯を通じてその人らしく生を全うすることができるよう身体的・精神的・社会的に支援すること」としている。人々が自らの健康に関する目標をもち，積極的にかかわっていくウエルネスという考え方は，看護が大切にしている，対象者を尊重し，一人ひとりの個別性に合わせた健康的な生活を支えることと関連が深い。看護者は，対象者の状況をアセスメントし，対象者がもつ強みを見いだし，その強みを生かした看護ケアを提供することで，対象者とその家族を支えていく。そのため，看護者がウエルネスの考え方を理解することは，看護の基本である対象者の尊重にかかわる重要なことだといえる。

ウエルネスという考え方は，看護診断にも用いられている。シュトルテは，「ウエルネスのパターン，健康的な反応，あるいはクライエントの強みに着目したアセスメントのデータからの結論である」としている。これは，専門家である看護者が，健康問題を見つけ出して解決の方法を決めるのではなく，対象者の強みに着目し，対象者自身が目標を設定し，そこに向かって改善のための行動がとれるように促すモデルである。看護者は目標設定から対象者に寄り添い，望ましい生活となるよう，共に歩みを進めながら支える役割を担うといえる。

G プレコンセプションケア

1. プレコンセプションケアの概要

性・生殖に関連した女性や子どもたちの健康という視点から，近年プレコンセプション

第1編

母性とは

母性看護とは

3 主要な理論と概念

母子と家族の発達

母子保健

ケアが推奨されている。

1 | プレコンセプションケアとは

コンセプション（conception）は，日本語では受胎，妊娠，子どもをさずかることを意味する。したがって，**プレコンセプションケア**（preconception care：PCC）は，直訳すると"妊娠（conception）の前（pre）の管理（care）"となり，女性やカップルが将来の妊娠を考えながら自分たちの生活や健康と向き合い，より健康的な生活を送るための健康管理を指す。

2 | プレコンセプションケアが推奨される背景

プレコンセプションケアは，2006 年にアメリカ疾病管理予防センター（Centers for Disease Control and Prevention：CDC）により提唱された[22), 23)]。その背景として，アメリカはほかの先進諸国に比べ低出生体重児や早産，乳幼児死亡率が高い状況にあった。そのため，妊娠前の女性の健康状態や日常生活におけるリスク因子が妊娠や出産，子どもの健康に影響することから，妊娠前の女性とカップルの健康を改善することの重要性とその取り組みが示されたのである。2012 年には世界保健機関（WHO）からも，出産に伴う母体死亡や新生児死亡，低出生体重児を減少させ，母子が健康に生活するうえで妊娠前の女性の健康状態を向上させることの重要性が示された[24)]。

日本の母子保健における状況は，周産期死亡率や妊産婦死亡率は低い一方で，低出生体重児や早産児の割合は 2010（平成 22）年以降も依然高い傾向が続いている[25)]。加えて，晩婚化・晩産化や未婚率の上昇に伴い，不妊治療件数の増加，ハイリスクな妊娠・出産の増加が進行している。このような社会状況からも，母子保健における課題を解決するうえでプレコンセプションケアが重要である。

3 | プレコンセプションケアの目的

プレコンセプションケアは，妊娠前から女性やカップルの健康状態を改善・増進することを目的としており，そのことによって将来，女性やカップルが子どもを授かるチャンスを増やし，安全な妊娠・出産，そして生まれてくる子どもの健康問題を予防または最小限にすることである。また，健康的な生活習慣を獲得することにより個人および家族の健康が増進され，結果として生活の質を高め，人生を豊かにすることが期待できる。

4 | プレコンセプションケアの対象

プレコンセプションケアは，子どもをもつことを計画している人も，もつことを考えていない人も，子どもを授かる可能性のある男女全員にとって重要なケアである。WHO では生殖可能年齢の前，つまり思春期からプレコンセプションケアに取り組むべき対象として示されている（図3-4）。将来を見据え，早期に介入，取り組むことが重要である。

第1編

母性とは

母性看護とは

3 主要な理論と概念

母子と家族の発達

母子保健

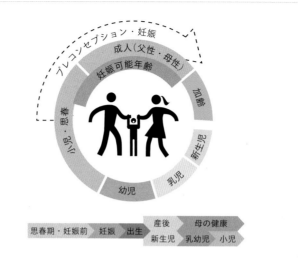

出典／WHO：Preconception care：Maximizing the gains for maternal and child health - Policy brief. https://www.who.int/publications/i/item/WHO-FWC-MCA-13.02. を参考に作成.

図3-4 ライフステージにおけるプレコンセプションの位置づけ

2. プレコンセプションケアの看護への応用

母性看護では，妊娠・出産・子育てにかかわる女性のみならず，すべてのライフサイクルにおける女性，そのパートナー，家族に対しても支援を行う。したがって，プレコンセプションケアは，母性看護の対象者の将来の健康に対する予防的な支援の一つである。

1 プレコンセプションケアの内容

WHOでは，プレコンセプションケアの項目とそれぞれエビデンスに基づいた具体的支援内容を表3-13のように示している。しかし，その国の置かれている状況に応じてプレコンセプションケアの重点項目は異なる。

日本においては，女性のやせの割合がどの年齢においても高く,特に20歳代のやせの割合は約20％である[26]。やせは妊孕性（妊娠する能力）に影響し，低出生体重児の出生に関係するため，「栄養状態」の改善に向けた支援が必要である。その他，女性が受動喫煙を受ける機会が高いことによる[27]，喫煙による有害を受けないような支援や，晩婚化・晩産化に伴う「不妊／低妊孕率」への支援も，日本におけるプレコンセプションケアの重点項目の一つである。

2 看護における要点

女性やカップルが将来の妊娠を考えながら自分たちの生活や健康と向き合い，より健康的な生活を送るための健康管理を行えるよう支援するうえでは，女性やカップルが自身のこととしてとらえ，自己決定のもと行動できるよう支援していくことが重要である。

表3-13 プレコンセプションケアの介入項目（WHO, 2012）

項目	エビデンスに基づいた支援の例
栄養状態	貧血や糖尿病のスクリーニング，鉄や葉酸の補給，情報提供や教育，カウンセリング，栄養状態の確認，栄養補給，運動の促進
喫煙	禁煙に向けたアドバイスや治療，カウンセリング，受動喫煙の母子への害について忠告
遺伝子状況	遺伝子上リスク因子を特定するため家族歴の確認，家族計画，遺伝カウンセリング，キャリアスクリーニングおよび検査，遺伝的状況の治療
環境保健	環境上の危険と防止に対する指導と情報の提供，不必要な放射線被曝からの防御，鉛の曝露からの防御，魚に含まれるメチル水銀量の育児期女性への情報提供
不妊／低妊孕率	妊孕性と不妊，予防の可否を理解・認識させる介入，カップルのスクリーニングと診断，過去の性感染症を含む根本原因に対する管理
暴力	男女平等や人権に関する教育，犠牲者への医療や心理社会的支援
若年妊娠 望まない妊娠 連続した妊娠	少女たちへの勉学の継続，年齢相応の包括的性教育 若年妊娠予防を支援するコミュニティの設立，若者への避妊具の供給 短い出産間隔が母子に及ぼす危険に関する女性やカップルへの教育
性感染症	年齢相応の包括的性教育，コンドーム使用の促進と入手先増加，STI 検査
HIV	家族計画，安全な性行為およびコンドーム使用による二重予防法の促進，カウンセリングと検査，抗レトロウイルス予防法の提供
メンタルヘルス	心理社会的問題の評価，妊娠前と妊娠中の心理社会的カウンセリング，妊娠予定・育児年齢の女性のうつに対するカウンセリング・治療・管理，教育を受ける機会の改善，経済的不安定状況の低減
薬物	スクリーニング，薬物使用障害への処置，家族計画支援，思春期世代への予防プログラムの創設
ワクチンで予防可能な病気	風疹，破傷風とジフテリア，B 型肝炎の予防接種
女性性器切除（FGM）*	FGM をやめるための話し合い，合併症の確認のためのスクリーニング，情報提供，治療

出典／WHO：Preconception care：Maximizing the gains for maternal and child health. https://www.who.int/maternal_child_adolescent/documents/preconception_care_policy_brief.pdf（著者訳）.

　具体的に支援を考えるうえでは，女性やカップルが次のような項目を達成できるように対象者に合わせた方法を検討していく。

- 将来の妊娠への希望の有無を含めた自身のライフプランを考える
- プレコンセプションケアに関する正確な知識を得る
- 自身のからだの状態や生活状況に着目し状況を把握できる
- より健康的な生活に向けて自身で考え行動できる

文献
1) 筒井真優美編：看護理論家の業績と理論評価，第2版，医学書院，2020，p.343.
2) ボウルビィ, J. 著，ジョン黒田実郎，他訳：母子関係の理論I，愛着行動，岩崎学術出版，1976，p.235.
3) ボウルビィ, J. 著，二木武監訳：母と子のアタッチメント，心の安全基地，医歯薬出版，1993，p.154.
4) 前掲3), p.5.
5) 前掲3), p.14.
6) 前掲2).
7) クラウス, M. H., 他著，竹内徹訳：マザリング・ザ・マザー，メディカ出版，1996.
8) ウィニコット, D. W. 著，成田善弘，根本真弓訳：赤ん坊と母親，岩崎学術出版，1993.
9) トメイ, A. M., アリグッド, M. R. 著，都留伸子監訳：看護理論家とその業績，第3版，医学書院，2010，p.494-502.
10) 廣瀬たい子：子どもの発達と親子相互作用のアセスメント，小児看護，27（3）：349-354，2004.
11) 廣瀬たい子：Barnard モデルと母子相互作用，そしてジョイント・アテンション，乳幼児医学・心理学研究，7（1）：27-39，

* **女性性器切除（FGM）**：female genital mutilation の略。女性外性器の一部もしくは全部の切除，あるいは医学的治療以外の理由で女性性器を傷つける行為を指す。

第1編

母性とは

母性看護とは

3 主要な理論と概念

母子と家族の発達

母子保健

1998.

12）廣瀬たい子：子どもの成長発達をはぐくむ親子関係，小児看護，26（6）：778，2003.

13）横尾京子：周産期におけるファミリーセンタードケアとは，周産期医学，47（1）：13，2017.

14）Institute for patient-and-family centered care : What is patient-and family-centered care? http://www.ipfcc.org/about/pfcc.html （最終アクセス日：2022/6/1）

15）American Academy of Pediatrics Committee of Hospital Care：Institute for family-centered care, policy statement, Pediatrics. 112（3）：691, 2003.

16）内閣府：第4回世界女性会議 行動綱領（総理府仮訳）；第4章戦略目標及び行動 -C 女性と健康. http://www.gender.go.jp/international/int_norm/int_4th_kodo/chapter4-C.html （最終アクセス日：2019/11/12）

17）前掲16）.

18）狛潤一，他：ヒューマン・セクソロジー，子どもの未来社，2016，p.28.

19）ウッズ，N. F. 著，稲岡文昭，他：ヒューマン・セクシュアリティ，ヘルスケア編，日本看護協会出版会，1993，p.15.

20）前掲19），p.175.

21）KarenM. Stolte 著，小西恵美子，他訳：健康増進のためのウエルネス看護診断，南江堂，1997.

22）米国疾病管理予防センター（Centers for Disease Control and Prevention：CDC）. https://www.cdc.gov/preconception/index.html（最終アクセス日：2022/6/1）

23）Centers for Disease Control and Prevention:Recommendations to improve preconception health and health care —United States, MMWR Recommendations and Reports, 55（RR-06）: 1-23, 2006.

24）World Health Organization：Preconception care：Maximizing the gains for maternal and child health. https://www.who.int/maternal_child_adolescent/documents/preconception_care_policy_brief.pdf（最終アクセス日：2022/6/1）

25）母子衛生研究会編：母子保健の主なる統計 令和2年度刊行，母子保健事業団，2020.

26）厚生労働省：令和元年国民健康栄養調査，2019.

27）前掲26）.

参考文献

・浅井宏美：基本に戻ってもう一度確認しよう！ファミリーセンタードケアの4つの中心概念，ネオネイタルケア，26（10）：8-13，2013.

・北村俊則編著：周産期ボンディングとボンディング障害，ミネルヴァ書房，2019.

・杉本英夫：生涯学習とウエルネス，UEJ ジャーナル，13：1-5，2013.

・筒井真優美編：看護理論家の業績と理論評価集，医学書院，2015，p.329-342.

・日本看護協会：看護にかかわる主要な用語の解説，日本看護協会，2007.

・日本助産学会：エビデンスに基づく助産ガイドライン；妊娠期・分娩期，日本助産学会誌，30：5-6，2016.

・フィッツパトリック・ウォーレス：看護研究百科，照林社，2009.

・山勢博彰監：臨床現場の困ったを解決する看護理論 part2，月刊ナーシング，38（12）：102-106，2018.

・山本あい子編，片岡弥恵子著：助産概論〈助産師基礎教育テキスト 第1巻，2018年版〉，日本看護協会出版会，p.71-77.

・横尾京子：周産期におけるファミリーセンタードケアとは，周産期医学，47（1）：13，2017.

・横尾京子：周産期におけるファミリーセンタードケアの実践，日本新生児看護学会雑誌，17（2）：5-8，2011.

・American Academy of Pediatrics. Committee of Hospital Care：Institute for family-centered care, policy statement, Pediatrics.

・レイノー，M. D.，他著，堀内成子監：助産師の意思決定，エルゼビア・ジャパン，2006，p.211-235.

・ボウルビィ，J. 著，ジョン黒田実郎，他訳：母子関係の理論 I 愛着行動，岩崎学術出版，1976.

・ボウルビィ，J. 著，作田勉監訳：ボウルビィ母子関係入門，星和書店，1981.

・ボウルビィ，J. 著，二木武監訳：母と子のアタッチメント；心の安全基地. 医歯薬出版，1993.

・Centers for Disease Control and Prevention：Before Pregnancy. https://www.cdc.gov/preconception/index.html （最終アクセス日：2022/6/1）

・グリーンバーグ，M. 著，竹内徹訳：父親の誕生，メディカ出版，1994，p.13-56.

・Horiuchi, S., et al.：The applicability of women -centered care;Two casestudies of capacity-building for maternal health through international collaboration, Japan Journal of Nursing Science, 3：143-150, 2006.

・Horiuchi, S., et al.：Development of an evidence-based domestic violence guideline ; supporting perinatal women-centred care in Japan, Midwifery, 25：72-78，2009.

・Institute for patient-and-family centered care : What is patient-and family-centered care? http://www.ipfcc.org/about/pfcc.html （最終アクセス日：2022/6/1）

・クラウス，M. H.，ケネル，J. H. 著，竹内徹，他訳：親と子のきずな，医学書院，1985.

・クラウス，M. H.，クラウス，P. H. 著，竹内徹訳：新生児の世界；そのすばらしい広がり，メディサイエンス社，1986.

・クラウス，M. H.，他著，竹内徹訳：親と子のきずなはどうつくられるか，医学書院，2001.

・Mercer, R. T.：Becoming a mother versus maternal role attainment, Journal of nursing scholarship, 3rd quarter：226-232, 2004.

・Mercer, R. T.：Nursing support of the process of becoming a mother, Journal of obstetric, gynecologic, and neonatal nursing, 35（5）：649-651, 2006.

・Mercer, R. T., Walker, L. O.：A review of nursing interventions to foster becoming a mother, Journal of obstetric, gynecologic, and neonatal nursing, 35（5）：649-651, 2006.

・Phillips, C. R.：Family-centered maternity care, Jones and Bartlett Publishers, 2003.

・ルービン，R. 著，新道幸恵，他訳：ルヴァ・ルービン母性論；母性の主観的体験，医学書院，1997.

・Rubin, Reva：Puerperal change, Nurs Outlook, 9：753-755, 1961.

・Rubin, Reva：Attainment of the maternal role, part 1 processes, Nurs Res, 16（4）：237-245, 1967.

・ウィニコット，D. W. 著，北山修監訳：抱えることの解釈，岩崎学術出版，1989.

第 **4** 章

母子と家族の発達

I 家族の機能とは

1. 家族とは

　人は，社会／**家族**のなかに生まれ，育ち，また新しい家族を形成していく。この家族とは，「夫婦・親子・きょうだいなど少数の近親者を主要な構成員とし，成員相互の深い感情的包絡で結ばれた，第一次的な福祉追求の集団である[1]」との定義がよく用いられてきた。この定義のなかにある近親者とは，血族や血縁関係の近い親族を意味する。家族は，親族関係にある人々によって構成される親族集団である。親族とは，民法では6親等内の（親子の血のつながりによって結ばれた）血族，配偶者，3親等内の（婚姻関係によって結ばれた）姻族としている。しかし，家族は，血縁関係に限られたものではない。家族は，事実として親族であるかどうかということよりも，当事者が家族であると認識していることにより形成されるものである。

2. 育児・介護休業法における家族

　育児・介護休業法や同制度における家族の範囲は，明確に規定されている。

　育児・介護休業法（第2条の4と5）が対象とする家族は，配偶者は婚姻の届出をしていないが，事実上婚姻関係と同様の事情にある者を含み，父母および子，これらの者に準ずる者として厚生労働省令で定めるもの（労働者が同居し，かつ扶養している祖父母，兄弟姉妹，孫）ならびに配偶者の父母，同居の親族である。本法による育児休業は，**特別養子縁組**のための試験的な養育期間にある子は，戸籍に記載されている「法律上の子」ではないため，従来は育児休業を取得できなかった。しかし，現在では，労働者と法律上の親子関係がある「子」であれば，実子，養子を問わず，特別養子縁組のための試験的な養育期間にある子を養育している場合や，養子縁組里親に委託されている子を養育している場合なども，実質的な家族として，休業することができる。

　このような社会保障制度においては，社会や時代のニーズに応じた適切な制度となるよう，時代の変化に対応して支援家族の範囲を定めていく必要がある。

3. 家族の機能

　2016（平成28）年，日本における出生数はついに100万人を割り，少子高齢社会のなかで家族のもつ機能はますます重要性を増してきている。そのようななか，虐待やいじめ，不登校や引きこもり，子どもの貧困という問題・課題が深刻化している。自制心や規範意識の希薄化，生活習慣の不確立や不十分なコミュニケーション能力などは，子ども時代だけでなく成人後においても，人間関係の悪化や反社会的行動などのリスクを高め，社会不適応の要因ともなっている。そして，その原因として取り上げられるのが，家族であり，

核家族化や少子化による家族の縮小化や，教育や衣食住などの外注化，IT 社会のなかでのコミュニケーションの変化などを受けて，家族の養育機能や教育機能が低下し，家族機能の弱体化が進んでいるといわれている。

　家族機能に関しては，様々な分類があるが，ここでは，フリードマン家族看護学アセスメントモデルを提唱したフリードマン（Friedman, M. M.）の 5 つの家族機能をもとに説明する[2]。

❶情緒機能（affective function）　家族は，家族員の情緒的ニードを認知し，そのニードに応じ，愛情や交流，親密な関係のなかで心の安らぎを与える。

❷社会化と社会的布置機能（socialization and social placement function）　社会に参加できる能力として，子どもが生まれてからの一連の人生の時期に必要な規範や文化，役割と責任を習得させる。

❸ヘルスケア機能（health care function）　食物，衣類，住居，健康上のケアなど人間が生きていくうえで必要なものを供給し，保健習慣・行動の習得により健康を維持増進できるようにさせる。

❹生殖機能（reproductive function）　子どもを産み育てることで家族の連続性を世代から世代へと保障し，社会を存続させる。

❺経済機能（economic function）　お金や物の経済的資源を十分に確保し，有効に配分する。

　これらの機能が著しく働いていない状況にある家族は，**機能不全家族**とよばれる。そのような家庭で育った子どもは，**アダルトチルドレン**＊（adult children：AC）ともよばれ，子ども時代の癒やされていない問題を抱え続け，大人としての生きづらさを感じ，その回復に苦労している。また，近年，**ヤングケアラー**（大人が担うべき家事や家族のケアを日常的に行っている 18 歳未満の子どもたち）の実態が明らかとなり，子どもとしての生活や教育などへの影響が大きいため，早期把握と適切な支援が求められている。

Ⅱ　母子関係における家族の変化

　家族のなか（家庭）では，夫婦関係，母子関係，父子関係，親子関係，きょうだい関係などの関係が生じる。これらの関係性は，時に離婚やドメスティック・バイオレンス（家庭内暴力，DV），児童虐待や犯罪などの家族間の問題や課題の要因としてクローズアップされることがある。特に，母子関係においては，イギリスの児童精神分析学者ボウルビィ

＊**アダルトチルドレン**：アメリカのアルコール依存症治療現場のソーシャルワーカーが生み出した言葉であり，「現在の自分の生きづらさが親との関係に起因すると認めた人」のことをいう。AC は，周囲の期待に沿った素直な振る舞いや，親の期待に添う生き方を選び，自己の欲求や感情を抑えてしまい，対人関係に悩み生きづらさを感じて苦しんでいる。現在では，親のアルコール依存症に限定されず，身体的・精神的ダメージやストレスが日常的に繰り返されている家庭（機能不全家族）のなかで育ったことにより，成人後も生きづらさを抱える人々も AC としている。

（Bowlby, J.）の母子関係論（愛着行動，分離不安，愛情喪失）をはじめとした，母親の子どもへの影響や，母子相互作用という母と子の相互関係の重要性が示唆されてきた。現代では，父子関係の重要性も指摘され，父親の育児が推進されている。きょうだい関係では，きょうだいに対する羨望や劣等感，敵意という感情の体験は，親の養育態度により影響を受けることも示されている。家族関係は，成員の相互作用の連鎖によって形成されていくものであり，成員相互の関係がスムーズに維持されるよう互いに援助し，葛藤や対立，緊張を解いていくことで調和が保たれる。

Ⓐ 新生児が加わることによる家族の変化

　新生児は，生活すべてにおいて世話を必要とする。親からの情緒的・身体的関心や世話が十分に与えられなかった子どもは，自他への基本的信頼感が十分はぐくまれず，その後においても獲得することが難しくなる。

　一方，この時期の女性は，妊娠をとおして変化した身体の退行性変化や乳汁分泌などの進行性変化，特にホルモンバランスの急激な変化と新生児を中心とした日常生活の大きな変化により，身体的・精神的に不安定となり，子どものいる生活に適応することが難しい状況にある。

　そのため，労働基準法（第65条の2）において，産後の休業期間を定め，「使用者は，産後8週間を経過しない女性を就業させてはならない。ただし，産後6週間を経過した女性が請求した場合において，その者について医師が支障がないと認めた業務に就かせることは，差し支えない」と規定している。出産の翌日から8週間は，女性が心身ともに休養をとり，安心して新生児の世話に専念できる環境が必要とされる。そのためには，家族皆が母子に関心を示し，協力して子育てをする環境づくりが重要となる。また，時には家族以外の他者に支援を求めることも必要となる。

1. 父親の育児

　子どもの誕生により，男性は父親となり，実質的な育児が始まる。父親の育児・家事に関する調査では，諸外国に比べて，日本の男性の育児・家事時間が短いことが報告されている。一方，日本の男性の労働時間は長く，家庭で過ごす時間は短い。男性は，この短い家庭での時間を，育児・家事に費やしているともいえる。

1 ｜ 父親育児の推進

　父親育児は，父親としての自覚を高め，母親である妻の育児困難感や育児不安を低下させ，子どもにとっては社会化を助長するなどプラスの影響がみられる。21世紀の母子保健の取り組みの方向性と目標や指標を示した，2001（平成13）〜2014（平成26）年の「健やか親子21」では，「育児に参加する父親の割合を増加傾向へ」という目標を掲げて取り

第1編

母性とは

母性看護とは

主要な理論と概念

4 母子と家族の発達

母子保健

組んできた。また，2010（平成22）年には「イクメンプロジェクト」，2015（平成27）年には「さんきゅうパパプロジェクト」なども発足され，父親が積極的に育児を行うケースが増加してきている。

その一方で，「健やか親子21」の最終報告書では，今後育児疲れや育児不安に陥る父親が増えてくる可能性があることを示唆している。実際，妻が妊娠から産後にある男性を対象とした調査では，約6〜9％にメンタルヘルスの問題が発生していた。男性が仕事と育児・家事の調和を図るためには，親準備教育として具体的な教育が必要であり，現在，父親向けの育児・家事講座が開催されている。

2 父親の育児休業

男性も育児休業を取得することができるが，取得率は依然として低い。育児休業を取得しない理由には，職場や周囲の理解が低く休業を取得する雰囲気がないこと，今後のキャリア形成（昇進）への影響や，経済的不安，仕事が繁忙で自分の仕事を代わる人がいないとの状況がある。その一方で，男性のなかには，妻が専業主婦であったり，自分たちの両親からの支援が得られたりすることから，育児休業の必要性がないと思っていて，自分が休業して何をどうすればよいのだろうか，料理はできない，育児も不安だとの声もある。

そのようななか，育児・介護休業法は，子育て家庭のニーズに応えるよう改正を重ねてきた。男性が精神的・経済的に安心して育児休業が取得できる社会となるよう，2021（令和3）年の改正では，「出生時育児休業（産後パパ育休）」が創設され，柔軟な育児休業取得の枠組みがつくられた。

2. 里帰り

女性が，妊娠や出産の際に実家に戻り，一定期間実家の援助を受ける「里帰り」は，その利点として，産後の身体的・精神的休養，経済的サポート，育児不安の軽減，育児技術の習得があげられる。里帰り先での支援者は，主に実母である。里帰りは育児負担を軽減する一方で，実母の過干渉や育児観の時代的相違，実母への依存による里帰り後の家事と育児の両立への不安，夫婦・父子関係が確立しにくいという欠点もみられる。また，近年，出産年齢が高齢化し，全出産に占める高年初産婦の割合が上昇している。高年初産婦では，高齢となった実父母の介護や，里帰り先の実父母が親（高年初産婦にとっては祖父母）の介護をする時期と重なることもある。そのため，里帰りする高年初産婦が，里帰り先で産後の身体的・精神的休養をとることができない現状もみられている。さらに産後の里帰りでは，里帰り先の祖父母にとっては，孫の育児を手助けすることの喜びや生きがいを感じる反面，育児観のずれからくるストレス，身体的疲労や負担を感じることがあり，実母のサポートが有効に機能していない状況もみられる。

このような状況のなか，市町村はじめ関連団体では，祖父母が孫の育児の手助けをする際に必要な知識や手助けの方法，コミュニケーションの取り方などを学ぶ"孫育て講座"

や，孫育てにかかわらずシニア・シルバー世代が，地域での子育て支援に参画するための講座を開催し活用することで，子育てをする家族の仕事と育児の両立に向けた環境の整備にも取り組んでいる。

3. 母親の育児不安・育児ストレス

　母親の育児不安や育児ストレスに関する報告はたくさんあり，不安とストレスは明確に区別されないまま使用されていることが多いが，不安とストレスは連続したものであり，明確にしがたいものでもある。**育児不安**は，育児をするなかで生じる心配や困難感という情緒の状態をいい，**育児ストレス**は，育児不安という状態によって引き起こされるストレス反応である。ストレス反応は，その出来事が自分の対処能力を超えた脅威であると感じる時にみられる。そして，このストレス反応が強い場合には，睡眠障害，無力感，疲労感，抑うつ症状などをきたし，日常生活にも影響を与え，子どもへの**マルトリートメント***（不適切な養育）を生じさせることがある。

4. 育児不安や育児ストレスをきたす要因

　新生児を迎えた母親の育児不安や育児ストレスをきたす要因は，よく泣く・ぐずることや甲高い泣き声，うまくお乳を吸えない，あまり眠らないなどの育てにくい子ども（difficult baby）と認知される子どもの気質，育児知識・技術不足による育児への自信のなさ，夫や周囲からの道具的・情緒的サポートの不足やサポートへの満足感の不足，育児による拘束感，経済的負担感や収入への不満，自身あるいは家族の健康に対する心配など，日々起こる様々な出来事に自分では対処できず「思いどおりにならない」と感じることである。人は「思いどおりになるだろう」という見通しや自信があるときにはストレスは生じない[3]ことから，育児は，「思いどおりになるだろう」という見通しがもてず，長期間にわたって続くと感じ，産後の体調の不安定さと相まって孤独感や閉塞感を抱き，自分だけが苦労しているように思い，悲壮感を高めてしまう。また，育児生活の困難さは，性格面での柔軟性が低く，生真面目で完全主義的な傾向をもつことや，自己効力感が低いことなど，母親のパーソナリティが影響する。

　不安やストレスは，産後の自殺原因の一つと考えられている産後うつ病の発症につながることが懸念されることから，妊婦健診や産後2週間健診の公費助成，産前・産後サポート事業，産後ケア事業など，妊娠・出産・育児の切れ目ない支援のさらなる充実が望まれる。

---

* **マルトリートメント**：child maltreatment。不適切な養育と訳されている。18歳未満の子どもに対するabuse（身体的・精神的・性的な虐待）とneglect（必要とする適切なケアを与えない）を指し，「児童虐待」と同義の言葉である。

第1編

母性とは

母性看護とは

主要な理論と概念

4 母子と家族の発達

母子保健

B 夫婦関係の変化

1. 夫婦の役割の変化

　夫婦は，子どもの誕生により，これまでの夫・妻という夫婦関係と，子どもの父親・母親という2つの関係をもつこととなる。この2つの関係は，日本においては一般的に，夫婦関係は後退し，親子関係が中心になるといわれている。子どもが生まれるまでは，夫婦は，互いの名前や「あなた」などの2人称でよび合っていたのが，「お父さん，パパ，お母さん，ママ」など，子どもに対する役割名でよび合うようになり，子どもが巣立った後にもそれが継続されている夫婦がいる。

　夫婦は子どもをもったことで，幸福を感じ，生きがいや自己抑制，柔軟性，視野の広がり，自己の強さという成長がみられるが，育児を中心とした身体的・心理的・社会的ストレスや危機がもたらされることがある。

2. 結婚生活満足感の変化

　子どもをもったことで，生活の充足感や満足感が増す夫婦と，結婚に対する満足感が低下する夫婦がいる。女性がパートナーに対して抱く愛情は出産後早期に上昇するが，男性では変化がみられないことや，親になると2年の間に夫婦間の相手に抱く親密性が低下し，

表4-1　様々なコーピング方略

結婚生活満足感が増すコーピング（肯定的コーピング）	
建設的話し合いコーピング	ふたりの関係を解決するために，積極的に話し合いをする
共感的コーピング	パートナーを尊重し，共感的に理解しようとする
愛情伝達コーピング	積極的に愛情表現をする
自己主張コーピング	自分の考えや意見を伝える
ユーモアコーピング	関係を親密にしたり，場を和ませたりするようなユーモアや冗談を言う（パートナーを笑い者にするユーモアは逆効果）
許しコーピング	パートナーの言動を許す

結婚生活満足感が低下するコーピング（否定的コーピング）	
撤退コーピング	話し合いを避けようとする
逃避・回避コーピング	問題を忘れようとしたり，問題解決をあきらめたりする
要求―撤退コーピング	一方が話し合いを求め，もう一方がそれを避けようとする
拒絶コーピング	パートナーを侮辱したり，批判したり，文句を言ったりする
負の感情表出コーピング	怒りや悲しみなど，否定的な感情を表す
自己弁解コーピング	言い訳をしたり，責任を認めようとしない
関係解消コーピング	別れることを容認するような態度をとる
気分転換コーピング	自分の気持ちが晴れるような言動をする
自責コーピング	自分の責任だと思い，自分を責める
暴力的コーピング	パートナーに暴力をふるう

出典／加藤司：結婚の心理〈小田切紀子，他編著：家族の心理；変わる家族の新しいかたち〉，金剛出版，2017, p.36. 一部改変.

低下の割合は妻のほうが顕著であるとの報告もあり，愛情や親密性の変化は男女で異なっている。

夫婦間の相手に抱く親密性が低下する背景には，夫の子育てや家事・家庭への関心・関与の少なさがあげられている。出産前後の母親の QOL には，夫のサポートが影響しており，夫との関係に満足感が低い母親では，育児不安が高いことも示されている。母親となった女性は，これまでの家事に育児が加わり，疲労が蓄積し，子育ての心配は尽きず，さらに夫の子育てや家事への取り組み方に満足できず，ストレスを抱えている。子どもが生まれた後に夫婦のもめ事が増え，**産後クライシス**とよばれる，夫婦の愛情が急速に冷え込む現象がみられる夫婦もいる[4]。

一方，もめ事を夫婦で話し合うという肯定的コーピング方略をとっている夫婦では，結婚生活満足感を高める。夫婦間コミュニケーションはその質が重要であり，加藤は，表4-1 のような様々なコーピング方略があることを示している。

C きょうだい関係の変化

子どもがいる家族が新しい家族員（子ども）を迎えると，子どもたちには"きょうだい"とよばれる同胞関係が生まれる。きょうだいは，親の愛情ある擁護のもとで，協力したり，時には互いに競い合いけんかとなったりするが，けんかをとおして，物事が自分の思いどおりにならないことを学んでいく。

きょうだいは，友人関係の基礎であるともいわれ，これから社会生活で経験するであろう人間関係を家族のなかで経験していく。このようなきょうだい関係は，カイン・コンプレックス*あるいは同胞葛藤（きょうだい葛藤）とよばれるきょうだいへの羨望（せんぼう）や憎しみ，嫉妬などの負の感情が大きく表面化されることがあり，それには親の養育態度の影響が示唆されている。同胞葛藤は，時に同胞葛藤障害というきょうだいへの強い否定感情，退行，睡眠障害，親に対する反抗的行動などがみられることもある。

1. 赤ちゃん返り

一般的に，きょうだい関係は，親からの世話を必要とし，親からの分離によって不安を感じやすい幼児期頃に生まれることから，上の子には，母親を取られたと感じ，さらに自立を要求されるストレスや大人への注意獲得行動として，赤ちゃん返りとよばれる状態がみられることがある。第2子誕生後の第1子の反応には，泣く，抱っこを求める，おっぱいを欲しがる，今まで自分でできていたことをしなくなる，赤ちゃんを真似た行動や下の子への攻撃的な行動がみられる。母親は，上の子がわがままを言う・ぐずる，言うこと

---

* **カイン・コンプレックス**：旧約聖書に出てくるアダムとイブの息子であるカインとアベルは，神に貢物をするが，神は，弟アベルの貢ぎ物に喜び，兄カインの貢ぎ物には関心を示さなかった。兄カインは嫉妬のあまり弟アベルを殺してしまったという逸話から，きょうだい間の憎しみや嫉妬などの葛藤を表す言葉として用いられている。

第1編

母性とは

母性看護とは

主要な理論と概念

4 母子と家族の発達

母子保健

を聞かないと感じており，その状況にイライラし，自分一人では同時に対処できないことで育児困難感を高めてしまい，上の子を叱る，さらには体罰に進んでしまうこともある。時には，上の子に育てにくさを感じることもある。

この場合，母親は，葛藤している上の子の気持ちに気づくことが必要であり，上の子の行動を忍耐強く受け止め，兄・姉としての自覚の芽生えを助長する意識的なかかわりが求められる。意識的なかかわりには，上の子に下の子を抱っこさせたりあやしたりと世話をさせ，上の子の行動により下の子が幸せな反応をしていると伝えたり，お兄ちゃん・お姉ちゃんとよんでいるとか，遊んで欲しいと言っているなど，上の子と下の子の関係をつくることが有効であったとの報告もある。母親が下の子の世話をしているときは，父親は上の子にかかわるなど，夫婦で対応を決めておくことも1つの方法である。

▌2. 親の養育態度の記憶とマルトリートメント

きょうだいへの親のかかわりが，その後の成長にどのような影響を及ぼすのだろうか。第1子が記憶している自分に対する母親のかかわりには，「お姉ちゃんだから，お兄ちゃんだから我慢しなさいと言われた」ことや「下の子に甘い。平等でない」「下の子と比べられた」「イライラをぶつけられた」「行動を制限された」などが聞かれる。親の第1子へのかかわりは，初めての子育てであることから不安が強く神経質なかかわりとなりがちで，期待が高く，自己抑制を求めがちになる。一方，第2子以降は，子どもの欲求や意向を理解し，適切な対応がとれるようになる。一般的に，長子は面倒見が良く，慎重で責任感が強い，次子は甘えん坊で気楽で開放的であり，親のきょうだいへの異なるかかわりが影響していることが推察される。

また，母親自身は，子どもたちに平等にかかわりたいと思っているが，時間的・精神的余裕のなさが感情のコントロールを妨げ，上の子を叱ってしまうと自覚している。近年，マルトリートメントを受けた子どもの脳の状態は，暴言により聴覚野が肥大し，DVを目撃することにより視覚野が萎縮，体罰は前頭前野を萎縮させているとの報告がある。マルトリートメントの経験は，心の傷となるだけでなく，脳をも傷つけ，その経験が長く続くほど影響は大きい。

きょうだいが生まれることで，上の子へのしつけがマルトリートメントにならないために，また，きょうだいに対する劣等感や敵意という感情から同胞葛藤障害に至り，家族間の問題に発展しないためにも，きょうだいが生まれる家族に対しても準備教育と実際的な支援が必要とされる。

III 家族の発達と課題

A 家族のアセスメント

　家族アセスメントの理論には，家族の発達段階における課題をとらえてアセスメントする**家族発達論**，家族員が相互に影響を及ぼし合うシステムとしてとらえる**家族システム論**，家族がストレスに対して適応や順応・対処していくかとの視点でとらえた家族ストレス対処理論，セルフケアの視点でとらえた家族のセルフケア機能などが紹介されている。

　家族のアセスメントでは，家族構成・形態，家族の発達段階，家族の役割や人間関係，家族の適応力と問題解決能力や対処方法，家族の価値観や希望と期待，家族の日常生活やセルフケア（能力）などを視点として情報収集し，家族全体をアセスメントすることが求められる。

1. 家族員が加わることによる家族のアセスメントの視点

　母性看護が対象とする家族は，妊娠期，分娩期，産褥・新生児期，育児期と，短い期間に家族構成や家族の役割が変化・移行するという特徴をもつ。家族員が加わることにより家族は，次々と起こる新しい課題に適応し変化していくことが求められる。新しい課題には，父親・母親役割を受容し，子どもの出生に伴い増大する役割を分担し，育児の義務と責任を負い，夫婦間のコミュニケーションを高め円満な夫婦関係を維持することがある。役割の増大と経済的負担が増加するなかで，夫婦共に，育児と家事・仕事との調和が求められる。この適応・変化の過程において，情緒的絆が強化される家族もあるが，反対に，家族間で葛藤，対立，緊張を生じることもあるため，適応・変化のアセスメントと共に，家族が直面している危機についてもアセスメントする必要がある。

2. アセスメントのポイント

　育児環境となる家族の身体的・精神的・社会的側面をアセスメントするために必要な情報には，次のようなものがある。

1 ｜ 子育て環境

　子育て環境のアセスメントに必要な情報は，家族形態，住居環境／住宅事情，地域環境である。

　家族形態は，核家族か複合家族か，住居環境は，一戸建てか集合住宅か，サポート体制の面からは，二世帯住宅か，両親など支援者が近くに住んでいるのか，地域環境としては，育児情報を得るための保健センターや育児サポートが得られる施設が身近にあるのか，

第1編

母性とは

母性看護とは

主要な理論と概念

4 母子と家族の発達

母子保健

子どものかかりつけ病院との距離や夜間救急対応の可否などである。子育てをするのに，安全・安心な生活環境であるか，適切な情報やサポートが得やすい環境にあるのかアセスメントする。

2 人的環境

人的環境のアセスメントに必要な情報は，母親（妻），父親（夫／パートナー），子ども，育児や家事の支援者となる祖父母に関するものである。特に人間関係は，ストレスの要因となるため，ストレスから危機的状況に至らないよう家族の適応力のアセスメントが求められる。また，子育てにかかわる者が感じる育児上の困難感である「育てにくさ」を感じる背景には，子どもの要因，親の要因，親子関係に関する要因，支援状況を含めた環境に関する要因など様々な要素が含まれていることから，子育て環境全体をアセスメントする。

❶家族の身体的・精神的・社会的健康度

これまでの日常生活は，子どもを中心とした生活へと変更を余儀なくされ，そのことによる身体的・精神的・社会的健康度への影響をアセスメントする。

家族の身体的・精神的・社会的健康度のアセスメントに必要な情報は，既往疾患，妊娠・出産・産後の健康状態，子どもの健康状態，夫をはじめサポートパーソンの健康状態である。

精神的健康度では，産後2週間健診において，産後のメンタルヘルスを図るエジンバラ産後うつ病自己評価票（EPDS）（第6編-第3章-I-F-2「産後うつ病」参照）が用いられている。EPDSは，男性にも用いることが可能である。また，赤ちゃんへの気持ち質問票や育児支援チェックリストにより，対象の育児環境リスクを把握する。

特に産褥早期には，夜間の授乳や夜泣きなどによる睡眠時間の減少がみられるため，熟睡感，疲労感，倦怠感，食欲や食事摂取状況と，それによる育児・家事・仕事への影響，精神的健康度への影響を把握する。

さらに家族の経済基盤は，出費の増大に対応できているか，子育て支援の各種施策を有効に利用できているのかを把握する。

❷子どもとの生活への適応

子どもとの生活は，子どもが眠っている間に家事を行い，休む間もなく育児に追われて1日が過ぎていく。買い物に行ったり，ゆっくり食事をしたり，外出や趣味の時間もなくなることで，ストレスを感じることもある。親のなかには，子どもが自分の生活を妨害していると感じ，子育て放棄や虐待につながる危険性をもっている人もいるため，子どもとの生活をどのように感じているのか，ストレスを感じている場合には，どのように対処しているのかを把握する。

❸夫婦（パートナー）との関係性と役割遂行力

夫婦は，新たな育児役割の分担を納得して遂行できているのか，育児や家事に対する意識や態度のズレを感じていないか，夫婦間のコミュニケーションは円滑に行えているのかを把握する。

❹ 娘母関係／嫁姑関係とサポートの質

情緒的・情報的・道具的・評価的サポートの質と量が，サポートを受ける者にとって満足できるものであるか，ストレス源となっていないか，満足できていない場合は，その要因は，人間関係にあるのか世代間の認識のズレなどにあるのかを把握する。

3 │ 育児行動（知識・技術）

子どもの成長を促進するために必要な知識と実践は，適切なものであるか，育児の理解度と判断力，栄養方法の適切な選択，成長を促進するための身体の清潔保持と衣服の選択，安全で衛生的な育児用品の適切な使用を把握する。

人的環境において最も重要なアセスメント項目は，"家族は子どもの誕生をどのような気持ちで迎えたのか"ということである。家族の子どもへの働きかけ（見つめる，声かけ，応答）や喜びの表出は，親や祖父母としての役割受容行動であり，育児不安やストレスへの家族の適応力を示すものでもある。

Ｂ 家族の発達課題

人の発達段階は，エリクソン（Erikson, E. H.）の提唱した心理社会的発達理論がよく知られている。この個人の発達段階は，乳児期，幼児期初期，遊戯期，学童期，青年期，前成人期，成人期，老年期の8つの時期があり，各時期に固有の発達課題と危機が示されている。この発達課題の概念は，ハヴィガースト（Havighurst, R. J.）により初めて提唱され，発達の段階において習得・成就・達成されなければならない課題としてとらえ，発達を一連の発達課題の連続とみなした。このように，個人に発達課題があるように，家族にも発達課題がある。よって家族は，家族員の発達課題と家族の発達課題を同時に調和させていく役割をもつ。

家族の発達課題は，ヘイリー（Haley, J.）の発達段階論や，ローデス（Rhodes, S. L.）の危機理論による家族発達課題論，カーター（Cater, E. A.）とマクゴルドリック（McGoldrick, M.）の変化理論による家族発達段階論などが紹介されている。

ここでは，家族周期を岡堂の家族関係発達段階モデルである，新婚期から加齢と配偶者の死の時期までの6段階の枠組みを基盤に，家族の発達課題をいくつかの論を参照して説明する（表4-2）。

女性のライフコースは，生涯独身，結婚しても子どもをもたない，晩婚・晩産，離婚，**ステップファミリー（子連れ再婚）**など，社会や時代の変化により変化がみられる。上記のような家族の発達課題を示した種々の段階論は，多くの家族に共通する普遍的な発達段階を示しており，家族の発達課題も，社会や時代の変化に対応して検討していかなくてはならない。

第1編

母性とは

母性看護とは

概念 主要な理論と

4 母子と家族の

発達

母子保健

表4-2 家族の発達段階と課題

家族周期	課題
第1段階 新婚期	新婚期は，夫婦が生まれ育った出生家族から，物理的にも心理的にも分離し，夫婦としての新しい生活様式をつくっていく時期である。 ● 日常生活に必須の家事・収入・支出などの責任の分担や，意見や考えの違いの調整，互いが満足できる基本的なルールとパターンを築きあげる。 ● 夫婦が生まれ育った出生家族から距離を保ち，それぞれの両親やきょうだいなど親族と新しい関係を結び，夫婦の親密性とプライバシーを守る適切な境界をつくり，調和を図る。 ● 夫婦の親密性を高め，子どもを産むかどうか，いつ産むかなど家族計画の合意を図り，生殖機能・行動を調整していく。
第2段階 出産・育児期	出産・育児期は，夫婦の2者関係から，子どもを含めた3者関係へ家族システムを再編していく時期である。 ● 父親・母親役割を受容し，子どもの出生に伴い増大する役割を分担し，育児の義務と責任を負う。夫婦間のコミュニケーションを高め，円満な夫婦関係を維持する。 ● 第2子誕生の時には，年長の子どものニードを満たしながら，新しい家族員を統合していく方法を見いだし，学童前期の子どもの社会化を促し，子どもの分離と自立に向けた準備をする。
第3段階 子どもが学童期の時期	子どもが学童期の時期は，親子間の境界や親子のまわりの境界が変化する時期である。 ● 子どもの自立性を促し，社会化を円滑に進め，親子間のバランスを維持する。 ● 親は，子どもが直面するいろいろな課題や問題解決に適切な手助けをし，子どもの自立と依存の欲求をバランスよく満たす。 ● 夫婦間の開放的なコミュニケーションにより，親役割と夫婦関係を調整する。
第4段階 子どもが10代の時期	子どもは，親からの自立欲求が高まり，親は，幼児の時のような制御が不可能であることを経験する時期である。 ● 両親と子どもの間に開放的なコミュニケーションを築き，子どもの自立性を育て，自由を認め，責任を学ばせる。 ● 子どものアイデンティティの確立を助ける。 ● 家族の倫理的道徳的規範を維持し，親子関係を再規定する。 ● 夫婦がそれぞれのアイデンティティを見直し，老年期へ向けて心理的な準備を始める。
第5段階 子どもが巣立つ時期（第1子の自立から末子の自立まで）	子どもが巣立ち，夫婦2人の生活のなかで空の巣を経験する時期である。 ● 親子の絆を断つことなく，親と子が分離する。 ● 夫婦2人だけの生活を再構築し，夫婦関係を再調整し強固なものにする。 ● 年老いた両親や孫と，満足のいく有意義な関係を維持する。
第6段階 加齢と配偶者の死の時期	家族は，家族成員の加齢に伴う身体的社会的心理的機能の変化や，身近な人の死に直面するなど様々な喪失を体験する時期である。 ● 減少した収入での生活に適応し，満足できる生活状態を維持する。 ● これまでの人生を振り返り，自分の存在の意味を見いだす。 ● いったん分離した子どもと家族との再統合を図る。 ● 配偶者の喪失に適応する。

出典／岡堂哲雄，他：家族心理学入門，培風館，2015，p.91. を参考に作成.

文献
1) 森岡清美，他：新しい家族社会学，培風館，1989，p.3.
2) マリリン・M・フリードマン著，野島佐由美監訳：家族看護学 理論とアセスメント，へるす出版，1993，p.74-77.
3) 宗像恒次：行動科学からみた健康と病気，メヂカルフレンド社，2014，p.19.
4) 内田明香，坪井健人：産後クライシス，ポプラ社，2013，p.4.

参考文献
・ 岩田美香：「育児不安」研究の限界；現代の育児構造と母親の位置，教育福祉研究，3：27-34，1997.
・ 岡堂哲雄，他：家族心理学入門，培風館，2015.
・ 柏木恵子，他：日本の親子，金子書房，2016，p.214-215.
・ 柏木恵子，他：発達心理学への招待，ミネルヴァ書房，2001，p.113-116.
・ 川端啓之，他：ライフサイクルからみた発達臨床心理学，ナカニシヤ出版，1997，p.67-70.
・ 杉本令子：育児ストレス・育児ストレスコーピングに関する動向研究，日本女子大学人間社会研究科紀要，14：133-147，2008.
・ 前田薫，他：乳幼児をもつ母親の育児ストレスの要因に関する文献検討，三重県立看護大学紀要，21：97-108，2017.
・ 友田明美：いやされない傷，診断と治療社，2007.
・ 友田明美：被虐待者の脳科学研究；児童青年精神医学とその近接領域，57(5)：719-729，2016.

・友田明美：不適切な養育と子供の発育・発達，母子保健，9：4-5，2018.
・吉田弘道：育児不安研究の現状と課題，専修人間科学論集，2（1）：1-8，2012.

第 **5** 章

母子保健

母子保健とは，母子保健法の目的から，妊産婦，乳児，幼児，新生児を対象に，その健康や保健に関する統計・法律・施策により母子および国民の健康を向上させるものである。母子保健の充実には，対象・地域・時代の条件に適切に応じた内容である必要があるために，対象や内容は変化する。現代でも，晩婚・晩産化や少子高齢化，不妊治療者の増加があり，母子保健法や母体保護法だけでなく生殖補助医療法をもとに母子保健事業が行われている。よって，母子保健は，次世代を担う子どもが心身ともに健やかに育つことを目的としており，単に妊産婦・育児中の女性でなく，女性一般と，思春期から妊娠・出産・育児期，リプロダクティブ・ヘルス / ライツを含み，間接的には，その家族も対象にした一連の保健支援を指す。

I　母子保健統計

　母子保健統計は，母子の健康だけでなく，母子を取り巻く社会環境やその歴史を反映する。そのため，母子保健統計を理解することは，母子の健康の保持・増進のための根拠のある母子保健対策を検討することを可能にする。さらには，母子保健統計の指標を母子保健事業や施策の目標値に設定し，評価に活用することもできる。また，日本と海外との比較，日本国内の都道府県での比較により，地域や住民ニーズに合った具体的な母子保健事業や，日本の母子保健対策の立ち上げ，継続につながる。ほかに，地域の病院においても，医療の対象となる住民の人口動態や母子保健統計を知ることで，対象に合わせた医療を展開することもできる。

　このように，母子保健統計を読み解く力は，母子にかかわる保健医療者にとって必須の能力である。

A　母子保健統計の歴史

　戦後の日本の母子保健対策は，乳児死亡率の減少を目標に展開してきた。戦後まもなくの乳児死亡率は出生数 1000 に対して 76.7（1947［昭和 22］年）であり，高率であった。また，妊産婦死亡率も，出産数（出生数＋妊娠満 12 週以降の死産数）10 万に対して 160.1（同年）であり，乳児死亡率と同様に高率であった。このような現状において，1947（昭和 22）年には厚生省に児童局が設置され，そのなかに母子保健を所管する母子衛生課が設置され，同時期に**児童福祉法**が制定された。1965（昭和 40）年には，**母子保健法**が制定され，これらの 2 つの法律に基づき，母子保健対策が進められた。母子保健対策には，妊婦健康診査，母親学級や保健指導，未熟児養育医療，育成医療などの医療援護などがあり，母子保健統計の改善，つまり母子の健康の保持・増進，改善・支援が実施されてきた。

　これらの政策により，国民の生活水準や保健衛生の水準の向上などと合わさり，現在の

乳児死亡率は 1.7（2021［令和 3］年），妊産婦死亡率は 2.5（同年）まで減少し，日本の母子保健の水準は世界のトップレベルにある。

一方で，結婚年齢や出産年齢の上昇，低出生体重児の割合の増加，合計特殊出生率の低下などの母子保健統計の結果より，2000（平成 12）年に，21 世紀の母子保健の取り組みの方向性を示した「**健やか親子 21**」が始まった。さらにその統計的な結果から導き出された課題や提言から，2015（平成 27）年に「健やか親子 21（第 2 次）」が開始された。また，母子保健法に基づき，妊娠前から育児期，3 歳までの一貫したサービスが整備された。

このように，母子保健統計を活用することにより，母子の健康やその社会状況を理解でき，状況に合わせた母子保健対策を行い評価することができる。他方で，日本の母子保健対策と母子保健統計の歴史を，母子保健統計の指標を改善するための国際医療保健事業，国際協力に役立たせることも可能である。

B 母子保健統計の主な指標

母子保健統計は，市町村へ届け出される出生，死亡，死産，婚姻，離婚の 5 つの人口動態事象に基づいて毎月厚生労働省が把握する統計指標をもとに，把握することができる。

1. 出生に関する指標

1 出生率

出生とは，胎児が生きて母体から娩出されることであり，出生率とは，人口 1000 人あたりにおける 1 年間の出生の数である。出生率は次の式で算出される。

$$\frac{1 年間の出生数}{人口} \times 1000$$

2 合計特殊出生率

合計特殊出生率とは，1 人の女性がその年齢別出生率で一生の間に生むとしたときの子どもの数のことであり，一生に出産する平均の子どもの数である。指標には 2 つあり，一般的に使用されているのが期間合計特殊出生率であり，もう 1 つはコーホート合計特殊出生率である。

図 5-1 に 1947（昭和 22）〜2022（令和 4）年の出生数と合計特殊出生率の推移を示した。出生数・合計特殊出生率ともに減少していることが読み取れ，今後の日本の人口減少が推測できる。

第 1 編

母性とは

母性看護とは

主要な理論と概念

母子と家族の発達

5 母子保健

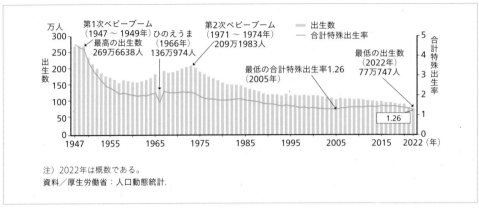

図5-1 出生数と合計特殊出生率の推移

❶ **期間合計特殊出生率**

　ある期間（1年間）の出生状況に着目した出生率で，その年における各年齢（15〜49歳）の女性の出生率を合計したものである。次の式で算出される。

$$
合計特殊出生率 = \left[\frac{母の年齢別出生数}{年齢別女子人口} \right] 15〜49歳までの合計
$$

　期間合計特殊出生率は，女性人口の年齢構成の違いを除いた「その年の出生率」であり，年次比較，国際比較，地域比較に用いられている。また，この値が人口置換水準（約2.1）を下回った状態が継続すると，長期的には，人口が減少する。期間合計特殊出生率が2.1以上，もしくは，純再生産率（母の年齢別出生率を女児だけについて合計した総生産率があり，さらに，この女児が妊娠可能な年齢を過ぎるまでの死亡を見込んだ割合）が1以上であれば，将来の人口増加を見込むことができる。

❷ **コーホート合計特殊出生率**

　ある世代の出生状況に着目した出生率で，同一世代生まれ（コーホート）の女性の各年齢（15〜49歳）の出生率を過去から積み上げたもので，「その世代の出生率」を示す。

　コーホート合計特殊出生率は同一世代の女性の出生率を過去から積み上げるため，その世代が50歳になるまで得られないが，現段階で得られる到達年齢までのコーホート合計特殊出生率を，5歳階級ごとに1つの世代とみて，5年ごとの出生率を合計し，算出する。

3 ｜ 都道府県別の出生率

　都道府県別の合計特殊出生率の推移を 表5-1 に示す。都道府県別の出生率をみることで，都市部での出生率の低さ，地方での出生率の高さが理解できる。このように地域間で出生率を比較することで，少子高齢化の進んでいる地域がどこであるか，そのような地域の数十年後の状況の予測と少子化対策の必要性を見いだすことができる。

表5-1　合計特殊出生率の高率県と低率県の推移

		1990		1995		2000		2005		2010		2015		2020		2022(概数)	
		都道府県名	合計特殊出生率	都道府県名	合計特殊出生率	都道府県名	合計特殊出生率	都道府県名	合計特殊出生率	都道府県名	合計特殊出生率	都道府県名	合計特殊出生率	都道府県名	合計特殊出生率	都道府県名	合計特殊出生率
高率県	(1位)	沖縄	1.95	沖縄	1.87	沖縄	1.82	沖縄	1.72	沖縄	1.87	沖縄	1.96	沖縄	1.83	沖縄	1.70
		島根	1.85	島根	1.73	佐賀	1.67	福井	1.50	島根	1.68	島根	1.78	宮崎	1.65	宮崎	1.63
		鳥取	1.82	福島	1.72	島根	1.65	島根	1.50	熊本	1.62	宮崎	1.71	長崎	1.61	鳥取	1.60
		福島	1.79	宮崎	1.70	福島	1.65	福島	1.49	鹿児島	1.62	鹿児島	1.70	鹿児島	1.61	長崎[5]	1.57
		滋賀	1.75	山形	1.69	山形	1.62	鹿児島	1.49	福井[2]	1.61	熊本	1.68	島根[3]	1.60	鹿児島	1.54
	(参考)	(全国)	1.54	(全国)	1.42	(全国)	1.36	(全国)	1.26	(全国)	1.39	(全国)	1.45	(全国)	1.33	(全国)	1.26
低率県		千葉	1.47	神奈川	1.34	埼玉	1.30	神奈川	1.19	宮城	1.30	宮城	1.36	神奈川[4]	1.26	秋田[6]	1.18
		大阪	1.46	大阪	1.33	神奈川	1.28	奈良	1.19	奈良	1.29	秋田	1.35	秋田	1.24	埼玉[7]	1.17
		神奈川	1.45	京都	1.33	京都	1.28	京都	1.18	京都	1.28	京都	1.35	北海道	1.21	北海道	1.12
		北海道	1.43	北海道	1.31	北海道	1.23	北海道	1.15	北海道	1.26	北海道	1.31	宮城	1.20	宮城	1.09
	(47位)	東京	1.23	東京	1.11	東京	1.07	東京	1.00	東京	1.12	東京	1.24	東京	1.12	東京	1.04

注1) 合計特殊出生率が同率の都道府県は，小数点以下第3位以降の数値により順位づけをしているが，2005（平成17）年からは同順位としている。　注2) 佐賀，長崎が同値。　注3) 熊本が同値。　注4) 京都が同値。　注5) 島根が同値。　注6) 千葉，京都が同値。　注7) 神奈川が同値。
資料／厚生労働省：人口動態統計.

4　出産年齢

　母親の年齢別の出生率は，晩産化によるハイリスク妊娠や少子化を推定するためにも重要な指標である。一方で，若年妊娠などの増減をみることで，社会的支援の必要性を検討する根拠となる。母親の年齢別で最も出生率が高いのは30〜34歳であり（図5-2），年齢別にみた出生率の年次比較（図5-3）からも，出産の高齢化が1〜2世代の間に急激に進行したことが読み取れる。

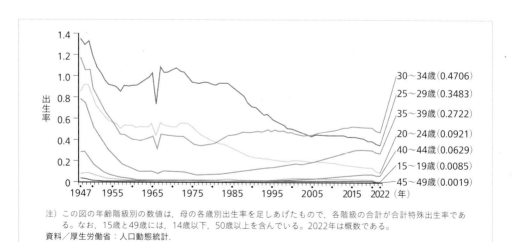

注) この図の年齢階級別の数値は，母の各歳別出生率を足しあげたもので，各階級の合計が合計特殊出生率である。なお，15歳と49歳には，14歳以下，50歳以上を含んでいる。2022年は概数である。
資料／厚生労働省：人口動態統計.

図5-2　母親の年齢階級別出生率の推移

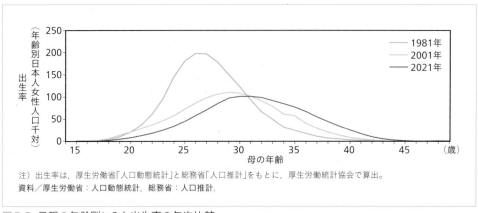

注）出生率は，厚生労働省「人口動態統計」と総務省「人口推計」をもとに，厚生労働統計協会で算出。
資料／厚生労働省：人口動態統計，総務省：人口推計.

図5-3　母親の年齢別にみた出生率の年次比較

5 ｜ 妊娠期間

　妊娠期間別の出生率を知ることは，母子の健康や医療の質の理解を深めることにつなが
る。たとえば，正期産といわれる妊娠37週〜41週の期間の出生率の増加は，母子が健康
であり，早産の治療が適切に施されている可能性から，医療の質を理解するのに役立つ。
日本では正期産期で出生率の増加が近年みられ（表5-2），医療水準の高さや母子の健康状
態が良いことがわかる。

6 ｜ 出生体重

　出生体重が2500g未満の低出生体重児は1975（昭和50）年頃より増加し，2005（平成

表5-2　妊娠期間別にみた出生数と構成割合（%）の推移

	総数	早期				正期	過期	不詳
		総数	満28週未満	満28週〜満31週	満32週〜満36週	満37週〜満41週	満42週以上	
					出生数			
1990	1 221 585	55 231	2 312	4 710	48 209	1 145 520	20 475	359
2000	1 190 547	64 006	2 540	5 837	55 629	1 116 195	9 838	508
2005	1 062 530	60 377	2 667	5 139	52 571	995 674	6 042	437
2010	1 071 304	61 315	2 782	5 025	53 508	1 006 033	3 582	374
2015	1 005 677	56 144	2 544	4 558	49 042	947 146	2 171	216
2020	840 835	46 102	2 174	3 728	40 200	793 472	1 067	194
2021	811 622	46 347	2 065	3 655	40 627	764 212	906	157
					構成割合(%)			
1990	100.0	4.5	0.2	0.4	3.9	93.8	1.7	－
2000	100.0	5.4	0.2	0.5	4.7	93.8	0.8	－
2005	100.0	5.7	0.3	0.5	4.9	93.7	0.6	－
2010	100.0	5.7	0.3	0.5	5.0	93.9	0.3	－
2015	100.0	5.6	0.3	0.5	4.9	94.2	0.2	－
2020	100.0	5.5	0.3	0.4	4.8	94.4	0.1	－
2021	100.0	5.7	0.3	0.5	5.0	94.2	0.1	－

注）妊娠期間不詳を除いた構成割合である。
資料／厚生労働省：人口動態統計.

第1編

母性とは

母性看護とは

概念
主要な理論と

発達
母子と家族の

5
母子保健

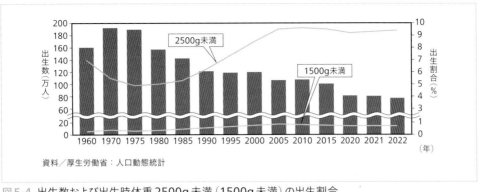

資料／厚生労働省：人口動態統計

図5-4 出生数および出生時体重2500g未満（1500g未満）の出生割合

表5-3 性別にみた出生数・出生時体重別構成割合（%）と平均体重の推移

		1980	1990	2000	2010	2020	2021
男	出生数	811 418	626 971	612 148	550 742	430 713	415 903
	構成割合	100.0	100.0	100.0	100.0	100.0	100.0
	1.0kg未満	0.1	0.2	0.2	0.3	0.3	0.3
	1.0以上1.5未満	0.3	0.4	0.4	0.5	0.4	0.5
	1.5～2.0	0.8	0.9	1.1	1.2	1.1	1.2
	2.0～2.5	3.6	4.3	6.0	6.6	6.3	6.4
	2.5～3.0	22.7	27.5	33.0	35.3	34.5	34.9
	3.0～3.5	46.9	46.8	44.5	43.4	44.2	44.0
	3.5～4.0	22.0	17.7	13.3	11.7	12.0	11.9
	4.0～4.5	3.4	2.1	1.3	1.0	1.0	1.0
	4.5kg以上	0.3	0.2	0.1	0.1	0.0	0.0
	再掲2.5未満 （低体重児）	4.8	5.7	7.8	8.5	8.2	8.3
	平均体重（kg）	3.23	3.16	3.07	3.04	3.05	3.05
女	出生数	765 471	594 614	578 399	520 562	410 122	395 719
	構成割合	100.0	100.0	100.0	100.0	100.0	100.0
	1.0kg未満	0.1	0.2	0.2	0.3	0.3	0.3
	1.0以上1.5未満	0.3	0.3	0.4	0.4	0.5	0.4
	1.5～2.0	0.8	0.9	1.1	1.3	1.2	1.3
	2.0～2.5	4.4	5.5	7.7	8.8	8.3	8.5
	2.5～3.0	29.0	34.4	40.2	42.5	42.2	42.4
	3.0～3.5	46.5	44.6	40.4	38.5	39.0	38.8
	3.5～4.0	16.6	12.7	9.0	7.7	7.8	7.7
	4.0～4.5	2.1	1.3	0.7	0.5	0.6	0.5
	4.5kg以上	0.2	0.1	0.0	0.0	0.0	0.0
	再掲2.5未満 （低体重児）	5.6	7.0	9.5	10.8	10.3	10.5
	平均体重（kg）	3.14	3.08	2.99	2.96	2.96	2.96

注）出生時の体重不詳を除いた出生数に対する構成割合である。
資料／厚生労働省：人口動態統計．

17）年から全体の9％まで上昇し，横ばいである（図5-4）。また，女児において3000～3500gの割合の減少，男女において2000～3000gの割合の増加が示されている（表5-3）。

7. 出生場所

出生場所は，戦後に自宅から施設へと急速に移行した（図5-5）。これは，第2次世界大

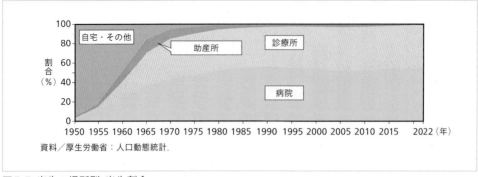

資料／厚生労働省：人口動態統計.

図5-5 出生の場所別, 出生割合

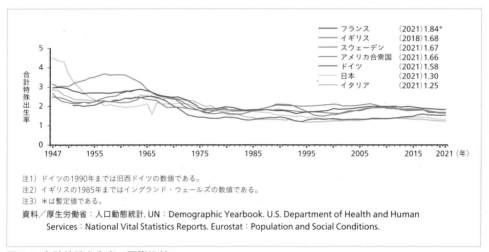

注1）ドイツの1990年までは旧西ドイツの数値である.
注2）イギリスの1985年まではイングランド・ウェールズの数値である.
注3）＊は暫定値である.
資料／厚生労働省：人口動態統計. UN：Demographic Yearbook. U.S. Department of Health and Human Services：National Vital Statistics Reports. Eurostat：Population and Social Conditions.

図5-6 合計特殊出生率の国際比較

戦後に日本の政策を実施した連合国機関である GHQ（General Headquarters）によるものであり，現在では，出生場所は99％以上が病院や診療所である.

8 | 出生に関する国際比較

　ほかの先進国に比較し，日本の合計特殊出生率は減少傾向を示している（図5-6）. 一方で，イギリス，フランス，アメリカのように減少から増加を示した国もあることが理解できる. 増加している国の政策などを理解することで日本でも応用できる可能性があり，少子化の進む日本において，また少子化対策の評価のためにも，この統計に注視する必要がある.

2. 死亡・死産に関する指標

　母子保健統計における死亡には，母親の死亡と胎児および出生児の死亡に関する指標が含まれ，これらの指標は母子の健康や衛生状態，医療の質を推測することに役立つ.

1 妊産婦死亡

妊産婦死亡とは，妊娠中または分娩後 42 日未満における女性の死亡で，妊娠の期間および部位には関係しないが，妊娠もしくはその管理に関連した，またはそれによって悪化したすべての原因によるものをいい，次の式で算出される。ただし，不慮または予期せぬ偶然の原因による死亡は含まない。

$$\frac{\text{妊産婦死亡数（妊娠中または分娩後 42 日未満における女性の死亡）}}{\text{出産数（出生数＋妊娠満 12 週以降の死産数）}} \times 100,000 \text{（出産 10 万対）}$$

母子保健統計のほかの指標は 1000 対で示されるが，妊産婦死亡は死亡数が少ないため 10 万対（10 万の出産における割合）で示される。また，分母は出産数であるが，国際比較をする場合には出生数を用いることもあるため，国際比較の際には分母を確認する必要がある。

死亡の範囲は，直接産科的死亡（妊娠時における産科的合併症が原因で死亡），間接産科的死亡（妊娠前から存在した疾患または妊娠中に発症した疾患により死亡［直接産科的原因によるものではないが，妊娠の生理的作用によって悪化したもの］），原因不明の産科的死亡，産科的破傷風，ヒト免疫不全ウイルス（HIV）による感染症を含む。

日本の妊産婦死亡率は 1947（昭和 22）年の 160.1 から急激に改善し（表 5-4），国際比較では，世界的にも低率国に属することがわかる。

2 死産

死産とは，「死産の届出に関する規定」により，妊娠満 12 週（妊娠第 4 か月）以降の死児（出産後において心臓拍動，随意筋の運動および呼吸のいずれも認めない児）の出産をいう。死産は，人工死産と自然死産に分けられる。

表5-4 年次別妊産婦死亡率（出生10万対）の国際比較

	1975	1985	1995	2005		2015		2021	
日本	28.7	15.8	7.2		5.8		3.9		2.6
カナダ	7.5	4.0	4.5	'04)	5.9	'13)	6.0	'19)	7.5
アメリカ合衆国	12.8	7.8	7.1		18.4		28.7	'20)	35.6
フランス	19.9	12.0	9.6		5.3	'14)	4.7	'16)	4.4
ドイツ[1]	39.6	10.7	5.4		4.1		3.3	'20)	3.6
イタリア	25.9	8.2	3.2	'03)	5.1		3.3	'17)	3.5
オランダ	10.7	4.5	7.3		8.5		3.5	'20)	1.2
スウェーデン	1.9	5.1	3.9		5.9		0.9	'18)	4.3
スイス	12.7	5.4	8.5		5.5		6.9	'18)	6.8
イギリス[2]	12.8	7.0	7.0		7.1		4.5	'19)	3.9
オーストラリア	5.6	3.2	8.2	'04)	4.7		2.6	'20)	2.0
ニュージーランド	23.0	13.5	3.5		10.4	'13)	17.0	'16)	1.7

注 1) 1985 年までは旧西ドイツの数値である。
注 2) 1985 年まではイングランド・ウエールズの数値である。
注 3) 各国データは，30 人以下の死亡数に基づき死亡率が算出されているものを含む。
資料／厚生労働省：人口動態統計. UN：Demographic Yearbook.

❶死産率

死産率とは，出産（出生＋死産）1000 に対する死産（妊娠満 12 週以降の死児の出産）の割合であり，次の式で算出される。

$$\frac{1 \text{年間の死産数}}{1 \text{年間の出産数（出生数＋妊娠満 12 週以降の死産数）}} \times 1000$$

（1）人工死産率

人工死産は，胎児の母体内生存が確実な時に人工的処置を加えたことにより，死産に至った場合をいう。なお，人工的処置を加えた場合でも，胎児を出生させることを目的とした場合，母体内の胎児が生死不明か，または死亡している場合は自然死産となる。人工死産率は，出産（出生＋死産）1000 に対する人工死産（妊娠満 12 週以降の死児の出産）の割合で，次の式で算出される。人工死産のほとんどが人工妊娠中絶である。

$$\frac{1 \text{年間の人工死産数}}{1 \text{年間の出産数（出生数＋妊娠満 12 週以降の死産数）}} \times 1000$$

（2）自然死産率

自然死産は人工死産以外のすべての死産である。自然死産率とは，出産（出生＋死産）1000 に対する自然死産（妊娠満 12 週以降の死児の出産）の割合であり，次の式で算出される。

$$\frac{1 \text{年間の自然死産数}}{1 \text{年間の出産数（出生数＋妊娠満 12 週以降の死産数）}} \times 1000$$

自然死産の原因には，「現在の妊娠とは無関係の可能性もある母体の病態の影響」が最も多く，この母体の病態には，母体の高血圧，腎障害，感染症，循環器，呼吸器疾患が含まれる。これらの原因は妊娠期からの医学的管理が必要な疾患が含まれるため，死産率は，妊産婦死亡率と同様に，妊娠期から分娩期における医療の水準や安全性，母体の健康状態を反映する指標である。

死産率は自然死産，人工死産共に減少傾向にある（図 5-7）。これを表 5-5 でみると，妊娠満 11 週以前の人工妊娠中絶が多数を占める。人工妊娠中絶は，母体の負担を最小限にするために妊娠満 11 週以前に行うことが多く，これを反映している。一方で，死産率にはこの妊娠満 11 週以前の死産数が含まれていないため，人工妊娠中絶全体を理解しようとする場合には，妊娠週数別の統計結果も理解し解釈する必要がある。

❷妊娠期間別，母親の年齢別死産

妊娠期間別の死産数から，自然死産は妊娠満 24 週未満が多く，満 12〜15 週が最も多

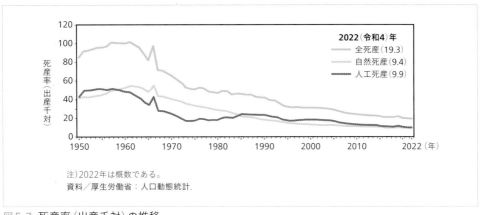

図5-7　死産率（出産千対）の推移

表5-5　妊娠週数別人工妊娠中絶数の割合の推移

| | 人工妊娠中絶数 | 妊娠週数別割合（%） | | | |
		満11週以前	満12週～19週	満20週～21週[1]	週不詳
1955（昭和30）	1 170 143	91.7	5.6	2.6	0.0
1965（40）	843 248	94.4	3.8	1.7	0.1
1975（50）	671 597	96.7	2.5	0.7	0.1
1985（60）	550 127	93.4	5.2	1.3	0.1
1995（平成7）	343 024	94.4	4.8	0.8	0.0
2000（12）	341 146	94.3	4.9	0.8	0.1
2005（17）	289 127	94.7	4.6	0.7	0.1
2010（22）	212 694	94.3	4.7	1.0	0.0
2015（27）	176 388	94.4	4.4	1.2	0.0
2020（令和2）	141 433	94.5	4.2	1.3	0.0
2021（3）	126 174	94.4	4.2	1.4	0.0

注1）昭和30年，40年，50年は第7月を含む。昭和60年は満20～23週。平成7年以降は，満20週・21週。
注2）平成13年までは暦年の数値であり，14年以降は，年度の数値である。
注3）平成22年度は，東日本大震災の影響により，福島県の相双保健福祉事務所管轄内の市町村が含まれていない。
資料／厚生労働省：衛生行政報告例.

いことがわかる（表5-6）。また，母親の年齢階級別死産数と死産率から，母親の年齢では高年層または若年層になるほど死産率が高いことがわかり（表5-7），社会的な条件や理由などが影響していることが予想される。

表5-6　妊娠期間別にみた死産数と死産割合　　　　　　　　　　　　　　　　　　　2021年

| | 自然死産 | | 人工死産 | | |
	死産数	構成割合（%）	死産数	構成割合（%）	死産総数に対する割合（%）
総数	8 082	100.0	8 195	100.0	50.3
満12～15週	2 536	31.4	3 113	38.0	55.1
16～19	2 432	30.1	2 969	36.2	55.0
20～23	1 259	15.6	2 111	25.8	62.6
24～27	546	6.8	—	—	—
28～31	335	4.1	—	—	—
32～35	383	4.7	—	—	—
36～39	482	6.0	1	0.0	0.2
40週以上	107	1.3	1	0.0	0.9
不詳	2	0.0	—	—	—

資料／厚生労働省：人口動態統計.

表5-7 母の年齢階級別にみた死産数と死産率（出産千対）　2021年

	自然死産		人工死産	
	死産数	死産率	死産数	死産率
総数[1]	8 082	9.8	8 195	9.9
15〜19歳	77	12.1	784	123.1
20〜24	476	7.7	1 826	29.4
25〜29	1 617	7.6	1 564	7.3
30〜34	2 654	8.9	1 566	5.3
35〜39	2 346	11.9	1 513	7.7
40〜44	880	17.5	843	16.8
45〜49	28	16.5	74	43.6

注 1）母の年齢が 15 歳未満，50 歳以上と年齢不詳を含む。
資料／厚生労働省：人口動態統計.

3 │ 周産期死亡率

　周産期死亡は，妊娠満 22 週以降の死産と生後 1 週未満の早期新生児死亡を合わせたものであり，妊娠・分娩時における母体の健康を示す指標である。

　周産期死亡率とは，出産（出生数＋妊娠 22 週以降の死産数）1000 に対する，周産期死亡数，つまり妊娠満 22 週以降の死産と生後 1 週未満の早期新生児死亡を合わせた数の割合であり，次の式で算出される。

$$\frac{\text{妊娠満 22 週以降の死産と生後 1 週未満の早期新生児死亡数}}{\text{1 年間の出産数（出生数＋妊娠満 22 週以降の死産数）}} \times 1000$$

　妊娠満 22 週以降の死産と早期新生児死亡は，ともに母体の健康状態に強く影響され，母体の健康の指標でもある。児側と母体側の原因の関連は表5-8 のとおりで，児側病態では周産期に発生した病態がほとんどであり，母側病態からでは「母体に原因なし」が一番多い。また，周産期死亡数は戦後一貫して減少している（図5-8）。各国の周産期死亡率では日本は低率であるが，国ごとの死産の定義は異なるため，比較には注意が必要である（表5-9）。

4 │ 乳児死亡

　生後 1 週未満の死亡を**早期新生児死亡**，生後 28 日未満の死亡を**新生児死亡**，生後 1 年未満の死亡を**乳児死亡**といい，母体の健康状態だけでなく，経済や母親の教育に関係する養育下における衛生状態を含めた社会状況を反映する指標である。これらの死亡率は 1 年間の出生 1000 対で示され，次の式で算出される。

❶早期新生児死亡率

$$\frac{\text{1 年間の生後 1 週未満の死亡数}}{\text{1 年間の出生数}} \times 1000$$

表5-8　児側病態別にみた母側病態別周産期死亡数

2021年

母側病態	児側病態				
	総数	XVI 周産期に発生した病態	XVII 先天奇形, 変形及び染色体異常	XX 傷病及び死亡の外因	I～XIV, XVIII その他
総数	2 741	2 384	332	2	23
P00　現在の妊娠とは無関係の場合もありうる母体の病態	750	715	31	－	4
P01　母体の妊娠合併症	193	142	49	－	2
P02　胎盤, 臍帯及び卵膜の合併症	577	557	18	－	2
P03　その他の分娩合併症	25	21	4	－	－
P04　胎盤又は母乳を介して有害な影響	－	－	－	－	－
P99　母体に原因なし	1 196	949	230	2	15
妊娠満22週以後の死産	2 235	2 090	137	・	8
P00　現在の妊娠とは無関係の場合もありうる母体の病態	665	655	9	・	1
P01　母体の妊娠合併症	68	65	3	・	－
P02　胎盤, 臍帯及び卵膜の合併症	509	500	9	・	－
P03　その他の分娩合併症	11	11	－	・	－
P04　胎盤又は母乳を介して有害な影響	－	－	－	・	－
P99　母体に原因なし	982	859	116	・	7
早期新生児死亡	506	294	195	2	15
P00　現在の妊娠とは無関係の場合もありうる母体の病態	85	60	22	－	3
P01　母体の妊娠合併症	125	77	46	－	2
P02　胎盤, 臍帯及び卵膜の合併症	68	57	9	－	2
P03　その他の分娩合併症	14	10	4	－	－
P04　胎盤又は母乳を介して有害な影響	－	－	－	－	－
P99　母体に原因なし	214	90	114	2	8

注 1）児側病態の XVI, XVII, XX, I～XIV, XVIII は, ICD-10 の章である.
注 2）母側病態は, XVI 章の P00-P04 を使用し, P99 は日本の人口動態統計で設けた分類である.
資料／厚生労働省：人口動態統計.

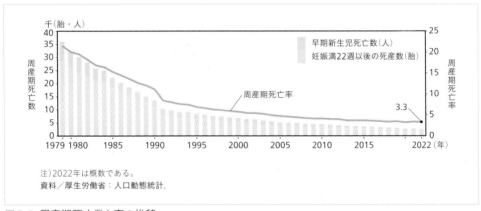

注）2022年は概数である.
資料／厚生労働省：人口動態統計.

図5-8　周産期死亡数と率の推移

❷新生児死亡率

$$\frac{1\,年間の生後\,4\,週未満の死亡数}{1\,年間の出生数} \times 1000$$

表 5-9　周産期死亡率（変更前の定義：出生千対）の国際比較

	1970年	1980	1990	2000	2010	2015	2020 周産期死亡率	2020 妊娠満28週以後死産比[4]	2020 早期新生児死亡率
日本[1]	21.7	11.7	5.7	3.8	2.9	2.5	2.1	1.5	0.7
カナダ	22.0	10.9	7.7	6.2	'06) 6.1	5.8	'18) 5.8	2.8	3.0
アメリカ合衆国	27.8	14.2	9.3	7.1	'09) 6.3	6.0	'15) 6.0	2.9	3.2
デンマーク	18.0	9.0	8.3	'01) 6.8	6.4	'14) 6.8	'18) 5.8	3.3	2.5
フランス	20.7	13.0	8.3	'99) 6.6	11.8	'10)11.8	'10) 11.8	10.2	1.6
ドイツ[2]	26.7	11.6	6.0	'99) 6.2	'07) 5.5	5.6	'18) 5.6	3.8	1.8
ハンガリー	34.5	23.1	14.3	10.1	6.9	6.1	'18) 5.7	4.1	1.6
イタリア	31.7	17.4	10.4	'97) 6.8	4.3	'13) 3.8	'13) 3.8	2.5	1.4
オランダ	18.8	11.1	9.7	'98) 7.9	'09) 5.7	4.7	'18) 4.9	3.0	1.9
スペイン	'75)21.1	14.6	7.6	'99) 5.2	3.5	4.3	'15) 4.3	3.1	1.2
スウェーデン	16.5	8.7	6.5	'02) 5.3	4.8	5.0	'18) 4.7	3.8	0.9
イギリス[3]	23.8	13.4	8.2	8.2	'09) 7.6	6.5	'18) 6.2	4.0	2.2
オーストラリア	21.5	13.5	8.5	6.0	'08) 6.7	5.7	'18) 3.0	1.1	1.8
ニュージーランド	19.8	11.8	7.2	5.8	'09) 4.9	4.1	4.5	2.2	2.4

注 1) 国際比較のため周産期死亡は変更前の定義（妊娠満 28 週以後の死産数に早期新生児死亡数を加えたもの出生千対）を用いている。
注 2) 1990 年までは，旧西ドイツの数値である。
注 3) 1980 年までは，イングランド・ウェールズの数値である。
注 4) 妊娠満 28 週以後の死産比＝年間妊娠満 28 週以後の死産数÷年間出生数× 1000
資料／厚生労働省：人口動態統計．WHO：World Health Statistics Annual．UN：Demographic Yearbook.

❸乳児死亡率

$$\frac{1\text{年間の生後}1\text{年未満の死亡数}}{1\text{年間の出生数}} \times 1000$$

　日本は第 2 次世界大戦後の衛生状態や栄養状態などの改善もあり，乳児死亡率・新生児死亡率は劇的に減少し（図 5-9，10，表 5-10），諸外国との比較においても有数の低率国である。

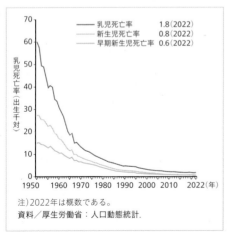

注）2022年は概数である。
資料／厚生労働省：人口動態統計．

図 5-9　生存期間別乳児死亡率の推移

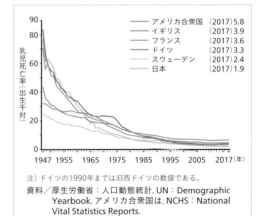

注）ドイツの1990年までは旧西ドイツの数値である。
資料／厚生労働省：人口動態統計．UN：Demographic Yearbook. アメリカ合衆国は，NCHS：National Vital Statistics Reports.

図 5-10　乳児死亡率の国際比較

第1編

母性とは

母性看護とは

主要な理論と概念

母子と家族の発達

5 母子保健

表 5-10　乳児死亡率・新生児死亡率の国際比較

	乳児死亡率					新生児死亡率				
	1980	1990	2000	2010	2021	1980	1990	2000	2010	2021
日本	7.5	4.6	3.2	2.3	1.7	4.9	2.6	1.8	1.1	0.8
カナダ	10.4	6.8	5.3	'08) 5.1	'20) 4.5	6.7	4.6	3.6	'06) 3.7	'20) 3.5
アメリカ合衆国	12.6	9.1	6.9	6.1	'19) 5.6	8.4	5.8	4.6	'09) 4.2	'18) 3.8
オーストリア	14.3	7.9	4.8	3.9	2.7	9.3	4.4	3.3	2.7	'19) 2.3
デンマーク	8.4	7.5	5.3	3.4	3.1	5.6	4.5	'01) 3.5	2.6	'20) 2.7
フランス	10.0	'91) 7.3	4.4	3.5	'20) 3.4	5.6	3.6	'03) 2.9	'09) 2.4	'20) 2.5
ドイツ	12.6	7.0	4.4	3.4	3.0	7.8	3.5	2.3	'07) 2.7	'20) 2.2
ハンガリー	23.2	14.8	9.2	5.3	3.3	17.8	10.8	6.2	3.5	'20) 2.1
イタリア	24.5	8.5	4.5	3.2	'20) 2.4	11.2	6.2	'03) 3.4	'08) 2.4	'18) 2.0
オランダ	8.6	7.1	5.1	3.8	3.3	5.7	5.7	3.9	'09) 2.9	'20) 2.9
ポーランド	21.3	16.0	8.1	5.0	'19) 3.8	13.3	11.6	5.6	3.5	'19) 2.7
スウェーデン	6.9	5.6	3.4	2.5	1.8	4.9	4.9	'01) 2.5	1.6	'20) 1.7
スイス	9.1	7.1	4.9	3.8	'20) 3.6	5.9	3.8	3.6	3.1	'20) 3.0
イギリス	12.1	'91) 7.4	5.6	4.3	'20) 3.8	7.7	4.5	3.9	'09) 3.2	'20) 2.8
オーストラリア	10.7	8.2	5.2	4.1	'20) 3.2	7.1	4.9	3.5	2.8	'20) 2.4
ニュージーランド	13.0	'91) 8.3	6.1	5.1	4.7	5.8	4.1	3.6	'09) 2.8	'20) 2.7

注）ドイツの 1990 年までは旧西ドイツの数値である。
資料／厚生労働省：人口動態統計. UN：Demographic Yearbook.

3. 婚姻・離婚に関する指標

婚姻・離婚の数は，母子の社会的環境を知るための指標となる。

1　婚姻率と離婚率

婚姻率と離婚率は次の式で算出される。

❶ 婚姻率

$$\frac{1\,年間の婚姻届出件数}{人口} \times 1000$$

❷ 離婚率

$$\frac{1\,年間の離婚届出件数}{人口} \times 1000$$

婚姻件数（図 5-11）は近年横ばいから減少傾向にあり，離婚率（図 5-12）は 1965（昭和40）年頃より増加・減少を繰り返しながら，戦前よりも高い数値を示している。近年では2002（平成 14）年から減少傾向にある。

2　平均初婚年齢

平均初婚年齢は年々上昇傾向にあり（図 5-13），2014（平成 26）年より夫・妻とも年齢

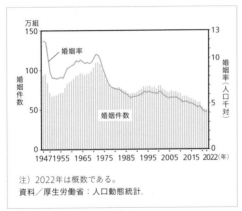

図5-11 婚姻件数・率の推移

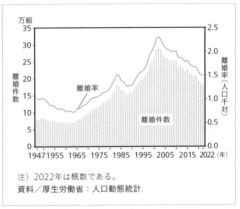

図5-12 離婚件数・率の推移

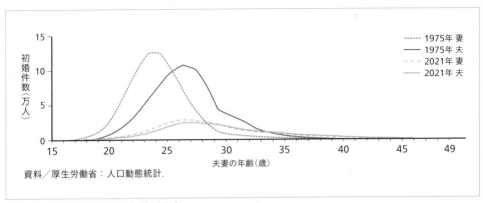

図5-13 夫初婚・妻初婚の年齢別分布

は横ばいである。女性の社会進出や高学歴化により上昇することが多く，初婚年齢が上昇することは，第1子出産が遅れ，出産の高年齢化が生じることが推測できる。また，不妊症やハイリスク妊婦の増加も予想される。

II 母子保健にかかわる法律

A 母子保健に関する法律

1. 生殖医療民法特例法

　2020（令和2）年12月に**生殖補助医療の提供等及びこれにより出生した子の親子関係に関する民法の特例に関する法律**（令和2年法律第76号）が成立した。この法律では，「生殖補助医療とは，人工授精または体外受精もしくは体外受精胚移植を用いた医療をいう」と定義され

ている。生殖補助医療は，医療技術の発展により，第三者から提供された精子，卵子，胚を使用して，出産することが可能となった。このような現状を考慮し，本法では生殖補助医療の提供についての基本理念として，①生殖補助医療が不妊治療として適切に行われるようにするとともに，生殖補助医療で懐胎，出産することになる女性の健康が保護されること，②生殖補助医療の実施にあたっては，必要かつ適切な説明が行われ，当事者の十分な理解を得たうえで，その意思に基づいて行われるようにすること，③生殖補助医療に用いられる精子や卵子の採取，管理については，安全性が確保されるようにすること，④生殖補助医療により生まれる子については，心身共に健やかに生まれ，育つことができるように必要な配慮がなされること，の4事項が規定されている。そのほか，生殖補助医療により出生した子の親子関係に関する民法の特例として，女性が第三者の卵子（胚を含む）を用いた生殖補助医療により妊娠し，出産したときは，その出産をした女性をその子の母とすることや，妻が夫の同意を得て，夫以外の男性の精子（胚を含む）を用いた生殖補助医療により妊娠した子については，夫は，その子が嫡出であることを否認することができないことが定められている。

　日本では，1949（昭和24）年から第三者の精子を用いた非配偶者間人工授精（AID）が実施されている。AIDで生まれた事実を知った子どもたちは，出自を知る権利を法的に認めて欲しいと訴え，これに対し厚生労働省厚生科学審議会生殖補助医療部会で検討が行われた。2003（平成15）年に15歳以上の子どもには個人を特定する情報にアクセスすることが認められたが，「出自を知る権利」の法制化には至っていない。また，第三者の精子や卵子を用いた代理懐胎により生まれた子の親子関係をめぐる裁判や，パートナーシップ宣誓制度を導入する自治体の増加に伴い，同性間のカップルへの生殖補助医療の提供のあり方などについても検討が求められている。

　これらのことから，この法律の附則（第3条）では，次の事項について，おおむね2年を目途に法制上の措置を講じられるようにするよう明記されている。
- 生殖補助医療およびその提供に関する規制のあり方
- 生殖補助医療に用いられる精子，卵子または胚の提供またはあっせんに関する規制のあり方（代理懐胎）
- 生殖補助医療を受けた者，精子または卵子の提供者および生殖補助医療により生まれた子に関する情報の保存・管理，開示等に関する制度のあり方（出自を知る権利）

　日本は，世界で最も多く体外受精や顕微授精が実施されており，全出生時の約14人に1人が体外受精や顕微授精で出生している。2022（令和4）年4月からは体外受精などの生殖補助医療も保険適用となり，治療を始めるカップルが増加している。生殖補助医療は，子どもを望むカップルに対する治療のみならず，その治療によって生まれてくる子どもの権利や福祉を保障することも含めた医療である。今後，さらなる法整備に向けた検討が期待されている。

第1編

母性とは

母性看護とは

主要な理論と概念

母子と家族の発達

5 母子保健

2. 母体保護法

優生保護法（昭和23年法律第156号）は，優生上の見地から不良な子孫の出生を防止するとともに，母性の生命健康を保護することを目的として施行されてきた。不良な子孫の出生を防止するという規定が障害者に対する差別となっていることから，1996（平成8）年の改正により，優生思想に基づく規定が削除され，法律の名称が**母体保護法**に改められた。改正後の法の目的は，不妊手術および人工妊娠中絶に関する事項などを定め，母性の生命健康を保護することである。

1 人工妊娠中絶

人工妊娠中絶とは，胎児が母体外において生命を保続することのできない時期に，人工的に胎児およびその附属物を母体外に排出する手術である[1]。人工妊娠中絶を実施できる時期は妊娠22週未満とされており，その適応は「妊娠の継続又は分娩が身体的又は経済的理由により母体の健康を著しく害するおそれのあるもの」「暴行若しくは脅迫によって又は抵抗若しくは拒絶することができない間に姦淫されて妊娠したもの」と定められている（母体保護法第14条）。

母体保護法指定医師は，本人と配偶者の同意を得た後に手術を行い，その結果を都道府県知事に届け出なければならない。なお，配偶者がわからないとき，もしくはその意思を表示できないなどの場合には，本人の同意だけで手術を行うことができる。

2 不妊手術

不妊手術は，卵管や精管を結紮・切断する手術で，一度実施すると次の妊娠はできない不可逆的な方法である。不妊手術は，「妊娠又は分娩が，母体の生命に危険を及ぼすおそれのあるもの」「現に数人の子を有し，かつ，分娩ごとに，母体の健康度を著しく低下するおそれのあるもの」に限り行うことができる。

3. 母子保健法

戦後，妊産婦や乳幼児を対象とした保健対策は児童福祉法に基づいて実施され，戦前とは比較にならないほど母子保健の水準は改善した。しかし，乳児死亡率は先進諸国に比べると高率であり，妊産婦死亡率は地域格差が大きい状況だった。児童の福祉を保障するための児童福祉法のもとでは，児童の健全な出生と育成を図るための児童福祉対策に重点が置かれており，健全な児童の出生と育成の基盤となる母性に対する保健対策が不備であった。

このような事情に鑑み，母と子の一貫した保健施策を体系的に整備し，保健対策の充実を図るために，1965（昭和40）年，**母子保健法**が制定された（昭和40年法律第141号）。この法律では，母子のみならず妊産婦以外の女性も対象にした事業を体系化し，国および地方公共団体が，母性および乳幼児の健康の保持増進に努めるべきであることを明確にして

いる。母子保健法の概要は，表 5-11 のとおりである。

母子保健法制定後の母子保健の指標は，乳児死亡率が 18.5（1965［昭和 40］年）から 1.8（2022［令和 4］年概数）へ，周産期死亡率が 30.1（1965［昭和 40］年）から 3.3（2022［令和 4］年概数）へ，妊産婦死亡率が 80.4（1965［昭和 40］年）から 2.5（2021［令和 3］年）へと，いずれもめざましく改善し，今では世界トップレベルの水準となっている。

母子保健法は，行政改革や母子保健に関連する法律の成立などに伴い改正されてきた（表 5-12）。産後ケア事業は，2019（令和元）年の改正で母子保健上に位置づけられ，すべての市町村が産後ケア事業の実施に努めることが規定された。産後ケア事業は，産後ケアを必要とする出産後 1 年以内の母子に対して，心身のケアや育児のサポートを行い，産後も安心して子育てができる支援体制を確保することを目的としている。

表 5-11 母子保健法の概要

項目	条	内容
妊娠の届出	第 15 条	妊娠をした者は，市町村長に妊娠の届出をするようにしなければならない
母子健康手帳の交付	第 16 条	妊娠の届出をした者には，母子健康手帳が交付される
健康診査	第 12 条	市町村は，1 歳 6 か月児および 3 歳児に対して健康診査を実施することが義務づけられている
保健指導	第 11 条 第 17 条 第 19 条	市町村は，医師，助産師，保健師等を訪問させ，妊産婦もしくはその配偶者または乳幼児の保護者に対して，必要な保健指導を行う。（妊娠高血圧症候群等対策※を含む）
産後ケア事業	第 17 条 の 2	市町村は，産後ケアを必要とする出産後 1 年を経過しない女子と乳児に対して，心身のケアや育児のサポートなどを行い，産後も安心して子育てができる支援体制を確保する
低体重児の届出	第 18 条	出生時体重 2,500 グラム未満の乳児が出生したときは，その保護者は，乳児の現在地の市町村に届け出ることが義務づけられている
養育医療	第 20 条	養育のため病院等に入院する必要がある未熟児に対して，公費により医学的処置や薬剤の支給が行われる
母子健康包括支援センター	第 22 条	母性および乳幼児の健康の保持・増進に関する包括的な支援を行うために，母子健康包括支援センターを設置する努力義務を市町村に課している

※妊娠高血圧症候群等とは，妊娠・出産に重大な支障をきたし，妊婦や胎児・新生児に与える影響が大きいため，これらの疾病に罹患し入院治療の必要な妊婦に対して，必要な援助を与えることに努めることとされている。

表 5-12 母子保健法制定後の主な法改正の概要

改正年	概要
1977 年（昭和 52）	• 1 歳 6 か月健康診査が開始された（実施主体は市町村）
1991 年（平成 3）	• 母子健康手帳の交付が市町村に委譲された • 母子健康手帳の前半部分（妊娠中の経過などの医学的な記録や保護者などの記録）は全国統一とし，後半部分（育児や行政情報など）は自治体裁量となった
1994 年（平成 6）	• 妊産婦または乳幼児の保護者に対する保健指導，新生児の訪問指導，3 歳児健康診査及び妊産婦の訪問指導の実施主体が，市町村に委譲された • 妊娠，出産または育児に関する保健指導の対象に，妊産婦の配偶者が加えられた
2016 年（平成 28）	• 市町村は「子育て世代包括支援センター※」を設置する努力義務が課せられた
2019 年（令和元）	• 市町村は産後ケア事業を行うよう努力義務が課せられた

※法律上の名称は「母子健康包括支援センター」

母子健康手帳は，妊娠，出産および育児に関する健康記録であり，子どもの就学までの成長記録でもある。また，乳幼児の保護者に対する育児の指導書の役割も担っており，母子保健の向上に大きく貢献している。

母子健康手帳は，1942（昭和17）年に「妊産婦手帳」として日本で誕生した。妊産婦手帳は，妊娠の届出をした者に交付され，妊産婦の健康診査の受診を推奨するために活用された。当時は，妊婦の栄養状態が悪く，流産や死産，妊産婦の死亡が多かったため，妊産婦手帳を提示することで食料や生活物資が配給されたこともあり，戦時中の混乱期にも妊産婦手帳を活用した妊婦管理システムは途絶えることはなかった。戦後は，1948（昭和23）年の児童福祉法制定に伴い，小児まで対象を拡大して記録ができるようになり，名称が「母子手帳」となった。1965（昭和40）年の母子保健法制定後は，「母子健康手帳」と変更され現在に至っている。

❶ 母子健康手帳の交付

母子健康手帳は，妊婦の居住地の市町村長に妊娠の届出をすることによって交付される（母子保健法第16条）。交付時には，母子健康手帳，妊産婦健康診査の受診券，乳幼児健康診査の受診票，予防接種予診票，妊娠・出産・育児に関連したパンフレットなどが配付される。また，安心して妊娠・出産・子育てができるよう，保健師または助産師による面談を実施している市町村が多い。子育て世代包括支援センターを有する市町村では，センターで母子健康手帳の交付および面談を実施し，妊娠初期から妊産婦や乳幼児の状況を把握し，育児期まで継続的に支援を行っている。

母子健康手帳は，10か国の言語（英語，中国語，ハングル，タイ語，タガログ語，ポルトガル語，スペイン語，インドネシア語，ベトナム語，ネパール語）に翻訳され，在留外国人妊婦や海外在留の日本人の妊婦に活用されている（図5-14）。

❷ 母子健康手帳の様式

母子健康手帳は，厚生労働省令で規定されている全国共通の省令様式と，市町村が独自

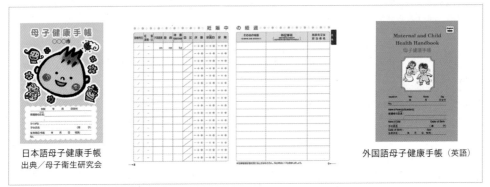

日本語母子健康手帳
出典／母子衛生研究会

外国語母子健康手帳（英語）

図5-14 母子健康手帳（例）

に作成できる任意様式の2つで構成されている。

▶ 省令様式（全国共通）　妊婦の健康状態等・妊婦自身の記録，妊娠・出産・産後の母親の経過記録，乳幼児の経過記録，予防接種の記録など。

▶ 任意様式（各市町村オリジナル）　妊産婦の健康管理や乳幼児の養育に必要な情報，母子保健に関する市町村の制度や各種サービスの情報など。

2 妊娠の届出

妊娠の届出は，母子保健法第15条で「妊娠した者は，速やかに妊娠の届出をするようにしなければならない」と定められている。これは，妊娠の届出が速やかに提出されることによって，市町村が妊娠早期から妊産婦に必要な保健サービスを提供できるようにするためのものである。マイナンバー制度の施行に伴い，届出時に個人番号の記載が求められる。

3 妊婦健康診査

妊婦健康診査は，母子保健法第13条に基づいて，市町村が妊産婦に対して実施している事業である。出産年齢の上昇などにより，妊婦健康診査の重要性はいっそう高まっており，妊婦が妊娠中に受診することが望ましい健診回数は，14回程度（表5-13）と示されている。妊婦健康診査は保険が適用されず自費診療である。そこで，妊婦の経済的負担の軽減を図るために，妊婦健康診査にかかる費用は原則として公費で負担されている。厚生労働省が実施した「妊婦健康診査の公費負担の状況に係る調査」[2] によると，2022（令和4）年，全市区町村で14回以上を公費負担しており，妊婦1人当たりの公費負担額は全国平均10万7792円で，前回調査（2020［令和2］年は10万6211円）より上昇している。

妊婦健康診査の財源は，市町村の一般財源で，公費負担となる妊婦健康診査の実施回数や公費負担額は，市町村が独自に決定している。そのため，公的負担の内容は一律でなく，市町村によっては，妊婦が妊婦健康診査の費用の一部を自己負担しなければならない場合がある。

4 産後ケア事業

産後ケア事業の対象者は，家族などから十分な家事や育児などの援助が受けられない母子で，産後に心身の不調または育児不安などがある母親や支援が必要と認められた母子である。同居家族の有無などにかかわらず，産後ケア事業による支援を必要とする場合は対象になる。産後ケアは，病院，診療所，助産所などで提供され，宿泊型，デイサービス型，

表5-13　妊婦が受診することが望ましい健診回数

妊娠初期〜妊娠23週まで	おおむね4週間に1回
妊娠24週〜妊娠35週まで	おおむね2週間に1回
妊娠36週〜出産まで	おおむね1週間に1回

資料／厚生労働省：妊婦に対する健康診査についての望ましい基準（平成27年3月31日厚生労働省告示等226号）．

アウトリーチ型がある。

5　新生児マススクリーニング

　新生児マススクリーニングは，先天的な代謝異常と内分泌疾患を早期発見・早期治療することにより，障害の発生を未然に防ぐことを目的として実施されている。ガスリー法による検査の対象疾患は，フェニルケトン尿症，ホモシスチン尿症などの6疾患であったが，現在はタンデムマススクリーニング法の導入により，20種類以上の疾患の検査が可能となった。検査料は，公費負担で実施されている。

6　新生児訪問指導

　新生児訪問指導は，母子保健法第11条に基づいて，新生児（生後28日まで）のいる家庭に保健師や助産師，医師などが訪問し，新生児の発育，栄養，生活環境，疾病予防など，育児に関した保健指導を行うことを目的とした事業である。新生児訪問は，出生連絡票を提出することによって実施されるため，出産後はできるだけ早く提出することが望ましい。

　類似した事業として，児童福祉法第6条の3第4項に基づき実施されている「乳児家庭全戸訪問事業（こんにちは赤ちゃん事業）」（本項-4-1参照）がある。

7　乳幼児健康診査

　乳幼児の健康の保持・増進を図るためには，定期的に乳幼児健康診査を行うことにより，疾病や異常の早期発見に努め，養育者への保健指導，発育・発達や子育て全般に関する悩みに対する相談，親どうしの仲間づくりなどの育児支援の場が必要である。

　乳幼児健康診査は，母子保健法第12条に基づいて1歳6か月児健康診査と3歳児健康診査が行われ，母子保健法施行規則（第2条）で健診項目が決められている。また，市町村の実情に応じて，3～4か月児健康診査，5歳児健康診査などの健康診査を実施している（母子保健法第13条）。

❶1歳6か月児健康診査

　満1歳6か月を超え満2歳に達しないすべての幼児を対象とした健康診査である。1歳6か月児は，一人で歩行できるようになったり，言葉を話すことができるようになったりするため，運動機能や視聴覚などの障害，精神発達の遅滞など障害をもった幼児を早期に発見し，適切な指導を行い，心身障害の進行を未然に防止するとともに，生活習慣の自立，う歯予防，栄養指導，育児指導を行い，幼児の健康の保持・増進を図ることを目的としている。

❷3歳児健康診査

　満3歳を超え満4歳に達しない幼児を対象とした健康診査である。3歳児は，食事・排泄などの基本的な生活習慣が自立できるようになり，語彙が急激に増えて，言葉をつなげて話せるようになるなど，運動・発達の個人的差異が比較的明らかになる時期である。視

表 5-14　入院が必要な未熟児

❶出生時の体重が 2,000 グラム以下の児
❷生活力が特に薄弱で，次に掲げるいずれかの症状がある児

- 運動不安，けいれんがある児
- 運動が異常に少ない児
- 体温が 34℃以下の児
- 強度のチアノーゼが持続する児，チアノーゼを繰り返す児
- 呼吸数が 50/ 分を超えて増加の傾向があるか，または 30/ 分以下の児
- 出血傾向の強い児
- 生後 24 時間以上排便のない児
- 生後 48 時間以上嘔吐が持続している児
- 血性吐物，血性便のある児
- 生後数時間以内に黄疸が現れるか，または異常に強い黄疸のある児

出典／母子保健推進研究会監：七訂 母子保健法の解釈と運用，中央法規出版，2019，p.71-72. を参考に作成.

聴覚，運動，発達などの心身障害，その他疾病や異常を早期発見し，適切な指導を行い，心身障害の進行を未然に防止することを目的としている。また，集団健診では，健診会場における他児とのかかわりや親子の様子から，広汎性発達障害などの対人関係の障害が早期発見できる機会として期待されている。

8 ｜ 未熟児養育医療と未熟児訪問指導

未熟児養育医療は，母子保健法第 20 条に基づいて実施されており，入院が必要な未熟児（表 5-14）に対して，指定医療機関における医療の給付，または養育医療に要する費用の支給をするものである。

未熟児訪問指導とは，未熟児に対して訪問指導が必要な場合に医師，保健師，助産師などを訪問させ，未熟児の母親やその他の看護者に対して，未熟児の症状や家庭環境に応じた適切な養育指導を行うものである。母子保健法第 19 条に基づいて実施されている。

▌ 4. 児童福祉法

第 2 次世界大戦後の混乱と生活水準の低下によって，最も影響を受けたのは児童であった。保健衛生状態や社会環境の悪化による児童保護の問題を解決するために，すべての児童がもつ権利と児童福祉を保障するための法律として，1947（昭和 22）年に**児童福祉法**（昭和 22 年法律第 164 号）が制定された。児童福祉法には，児童相談所をはじめとする児童福祉に関連する施設や事業に関することが規定されている。

2009（平成 21）年の改正では，児童虐待の相談件数が年々増加し続けていることから，**乳児家庭全戸訪問事業**（こんにちは赤ちゃん事業），**養育支援訪問事業**などの子育て支援の事業が児童福祉法に位置づけられた。さらに，児童虐待の発生予防から自立支援まで一連の対策を強化するために，2016（平成 28）年の改正において，支援を必要とする妊産婦や児童に接する機会の多い病院，診療所，児童福祉施設，学校などは，要支援児童や特定妊婦に関する情報を，市町村に提供するよう努めなければならないと規定した（第 21 条 10 の 5）。

これによって，当該者の同意がない場合でも，個人情報の保護や守秘義務を規定するほかの法律よりも児童福祉法が優先されることとなり，児童虐待のリスクを早期発見することが可能となった。

1 乳児家庭全戸訪問事業（こんにちは赤ちゃん事業）

乳児家庭全戸訪問事業は，生後4か月までの乳児のいるすべての家庭を訪問し，様々な不安や悩みを聞き，子育て支援に関する情報提供などを行うとともに，親子の心身の状況や養育環境などの把握や助言を行い，支援が必要な家庭に対しては適切なサービス提供につなげる事業である。児童福祉法第6条の3第4項に基づいて実施されており，乳児のいる家庭の孤立化を防ぎ，乳児の健全な育成環境の確保を図ることを目的としている。訪問するスタッフは，保健師，助産師などの専門職のほか，愛育班員，母子保健推進員，児童委員，子育て経験者などが幅広く登用されている。

2 養育支援訪問事業

養育支援訪問事業は，育児ストレス，産後うつ病，育児ノイローゼなどの問題によって，子育てに対して不安や孤立感などを抱える家庭や，様々な原因で養育支援が必要となっている家庭に訪問して，養育上の諸問題の解決，軽減を図る事業である。児童福祉法第6条の3第5項に基づいて実施されている。

▶ 具体的な支援内容
- 特定妊婦*に対し，養育が適切に行われるようにするために必要な相談，指導，助言，その他必要な援助
- 家庭内での育児に関する具体的な援助
- 産褥期の母子に対する育児支援や簡単な家事などの援助
- 未熟児や多胎児などに対する育児支援・栄養指導
- 養育者の身体的・精神的な不調状態に対する相談・指導
- 若年の養育者に対する育児相談・指導
- 児童が児童養護施設などを退所後にアフターケアを必要とする家庭などに対する養育相談・支援

3 入院助産制度

入院助産制度は，妊産婦が，保健上必要があるにもかかわらず，経済的理由により，病院や診療所などにおける出産費用を負担できない場合において，その妊産婦から申請があったときに，出産にかかる費用を公費で負担する制度である。児童福祉法第22条に基づいて実施されている。

＊ 特定妊婦：若年妊娠，経済的に困難な妊娠，予期せぬ妊娠など，出産後の養育について，出産前に支援を行うことが特に必要な妊婦。

5. 児童虐待防止法

　児童虐待は，児童の人権を侵害し，児童の心身の成長および人格形成に重大な影響を与えることから，2000（平成12）年に**児童虐待の防止等に関する法律**（平成12年法律第82号）が制定された。児童虐待の定義は，この法律で初めて定められ，①身体的虐待，②性的虐待，③ネグレクト，④心理的虐待の4つに分類されている。

　児童虐待防止法の施行によって相談対応件数は飛躍的に増加したが，虐待による死亡事例が続き，さらなる対策が求められた。2004（平成16）年の改正では，児童虐待の定義が見直され，保護者の交際相手などの同居人による児童虐待を放置することはネグレクトとして，児童の前で配偶者やそのほかの家族などに対し暴力を行うことや暴言を言うことは心理的虐待として，児童虐待に加えられた。また，通告の対象が「児童虐待を受けた児童」から「児童虐待を受けたと思われる児童」に拡大された。これにより，虐待の事実が明らかでなくても，児童虐待が疑われる場合は，すべての国民に通告義務が課せられた。

　従来は保護者が自宅への立ち入りを拒否した場合に，児童相談所の職員が鍵を壊してまで立ち入ることはできなかったが，2007（平成19）年の改正では，児童の安全確認のため，児童相談所による立入調査などの強化や，虐待をした保護者と子どもの面会・通信などの制限強化が行われた。

　2016（平成28）年の改正では，しつけを名目とした児童虐待を禁止したほか，児童相談所や市町村から児童虐待に係る情報の提供を求められた場合に，民間の医療機関や児童福祉施設，学校などについても児童虐待に関する情報を提供できる旨を規定し，児童相談所の権限が強化された。さらに，子どもへの"しつけ"を理由とした虐待が繰り返されることから，2019（令和元）年の改正では，「児童の親権者が，児童のしつけに際して体罰を加えてはいけない」と規定し，禁止する内容を明確にした（第14条）。

6. 児童虐待防止を強化するための法律の改正

　国は，2015（平成27）年に「すべての子どもの安心と希望の実現プロジェクト」（平成27年12月21日子どもの貧困対策会議決定）を策定した。このなかの「児童虐待防止対策強化プロジェクト」では，①児童虐待の発生予防，②児童虐待発生時の迅速・的確な対応，③被虐待児童への自立支援の策定が示され，翌年（2016［平成28］年），これらを踏まえて児童虐待防止法，児童福祉法などが改正された。

　児童虐待防止法や児童福祉法は，児童虐待の防止と早期対応のために，これまで複数回改正されてきた。2016（平成28）年の改正では，児童虐待防止法や児童福祉法とともに母子保健法も改正が行われ，妊娠期から子育て期までの切れ目ない支援をとおして，妊娠や子育ての不安に対応し，児童虐待のリスクを早期発見するための体制強化が行われた。

1 子育て世代包括支援センターの法定化

市町村は，妊娠期から子育て期までの切れ目ない支援を提供するための「子育て世代包括支援センター（法律上は，母子健康包括支援センター）」を設置するよう努めることが定められた。

2 支援を要する妊婦等に関する情報提供

特定妊婦等や支援を要すると思われる児童を把握した医療機関，児童福祉施設，学校などは，その旨を市町村に情報提供するよう努めることが児童福祉法に定められた。

3 母子保健施策を通じた虐待予防

国や地方公共団体は，母子健康手帳の交付時の専門職による面談などといった，これまで実施されてきた母子保健施策をとおして，虐待予防および早期発見に努めることが明確にされた。

B 女性の就労に関する法律

1. 労働基準法

労働基準法（昭和 22 年法律第 49 号）では，労働条件に関する最低基準が定められている。女性の就労に関する規定には次のものがある。

❶**男女同一賃金の原則**（第 4 条）　労働者が「女性であることのみ」を理由として，賃金を男性と差別的取扱いをしてはならないと規定されている。「女性であること」を理由とする具体的な例としては，女性労働者が一般的に勤続年数が短いことや，主たる生計者でないことなどがあげられる。

❷**産前産後休業**（第 65 条）　産前休業は，出産予定日の 6 週間前（多胎妊娠は 14 週間前）から，女性労働者が請求すれば産前休業を取得できる。出産日は産前休業に含まれる。

産後休業は，出産の翌日から 8 週間は，女性労働者を就業させてはいけないと定められている。ただし，産後 6 週間を過ぎた後，女性労働者が復職を請求し，医師が認めた場合は就業することができるが，産後 6 週間は，必ず休業となる。

❸**妊婦の軽易業務転換**（第 65 条）　妊娠中の女性労働者が請求した場合には，使用者は，ほかの軽易な業務に転換させなければならない。

❹**妊婦等の危険有害業務の就労制限**（第 64 条）　使用者は，妊娠中または産後 1 年を経過しない妊産婦を，重量物を取り扱う業務，有害ガスを発散する場所における業務，そのほか妊産婦の妊娠，出産，哺育などに有害な業務に就かせることはできない。

❺**妊産婦に対する変形労働時間制の適用制限**（第 66 条）　使用者は，妊産婦が請求した場合

第1編

母性とは

母性看護とは

主要な理論と概念

母子と家族の発達

5 母子保健

には，変形労働時間制*により労働させる場合であっても，労働時間が法定時間（1週40時間または1日8時間）を超える労働をさせてはならない。また，妊産婦が請求した場合には，時間外労働，休日労働，深夜業をさせてはならない。

❻育児時間（第67条）　生後満1年に達しない乳児を育てる女性は，1日2回，それぞれ少なくとも30分の育児時間を請求することができる。

❼生理休暇（第68条）　使用者は，生理日の就業が著しく困難な女性が休暇を請求した場合には，その女性労働者を生理日に就業させてはならない。

2. 男女雇用機会均等法

昭和30年代の高度経済成長期以降，女性労働者が増加してきたが，この当時の育児休業や母性健康管理は，勤労婦人福祉法（昭和47年法律第113号）によって行われていた。しかし，女性の労働は，労働基準法で時間外労働が制限されていたことや，「男は仕事，女は家庭」という男女の役割分担意識などが影響し，単純で補助的な業務に限定される傾向があった。国際連合が1975（昭和50）年を国際婦人年と定め，その後，女性差別撤廃条約を採択した動きを受けて，日本でも職場における男女平等の実現を求める動きが強まり，勤労婦人福祉法の一部改正により，1985（昭和60）年に**雇用の分野における男女の均等な機会及び待遇の確保等に関する法律**が成立した。

男女雇用機会均等法は，性別にかかわらず，労働者が雇用の分野において均等な機会が得られ，意欲と能力に応じて均等な待遇を受けられるようにすることを目的とした法律である。また，女性労働者の妊娠中および出産後の健康の確保を図るための措置を推進している。

❶妊娠中および出産後の健康管理に関する措置（第12・13条）　事業主は，妊産婦が働きながら安心して出産できるようにするために，妊娠中および出産後の健康診査を受診するための通院時間を確保しなければならない。また，妊産婦が医師や助産師から何らかの指導を受けた場合は，勤務時間の短縮，勤務の軽減，休業などの適切な措置を講じることが義務づけられている。指導を受けた妊産婦は，医師や助産師からの指導内容を的確に事業主に伝えるために，「母性健康管理指導事項連絡カード」を活用することが推奨されている。

❷婚姻，妊娠，出産等を理由とする不利益取扱いの禁止等（第9条）　事業主は，女性労働者が結婚，妊娠，出産したことを理由に，解雇や昇進・昇格の人事考課などで不利益な扱いをしてはならないと規定している。女性労働者を妊娠中または産後1年以内に解雇することは，事業主が妊娠などを理由とする解雇でないことを証明しない限り無効とされる。

❸職場における妊娠・出産等に関するハラスメント対策（第11条の2）　妊娠・出産などに関するハラスメント（いわゆるマタニティハラスメント）の具体的な例としては，女性労働者が

＊ **変形労働時間制**：1年単位の変形労働時間制とは，時間外・休日労働の減少による総労働時間の短縮を実現するため，1か月を超え1年以内の期間を平均して，1週間当たりの労働時間が40時間を超えないことを条件として，業務の繁閑に応じて労働時間を配分する制度。

妊娠・出産に関する制度の利用を請求したことにより上司から解雇や不当な扱いを受ける，制度の利用を阻害される，継続的に嫌がらせを受けるなどがある。2017（平成29）年に男女雇用機会均等法が改正され，事業主に対して，上司・同僚による職場における妊娠・出産などに関するハラスメントの防止措置を講じることが義務づけられるとともに，職場におけるハラスメントがあってはならない旨の方針を明確にし，労働者に周知を図るとともに，ハラスメントの相談窓口を定めることが示されている。

2020（令和2）年の改正では，事業主のセクシャルハラスメント（セクハラ）防止対策の責任がさらに強化され，セクハラについて相談した労働者の不利益な取り扱いの禁止などが加わった。厚生労働省のセクハラ指針（事業主が職場における性的な言動に起因する問題に関して雇用管理上講ずべき措置についての指針）も一部改正され，「性的な言動」を行う者は，事業主や上司，同僚に限らず，取引先や顧客，患者，生徒などもなり得ることが規定された。

▌3. 育児・介護休業法

1991年（平成3）年に成立した**育児休業，介護休業等育児又は家族介護を行う労働者の福祉に関する法律**（平成3年法律第76号）は，育児および介護を行う労働者が，仕事を継続しながら両立できるように，育児休業および介護休業に関する制度について定めた法律である。制定から30年以上が経過したが，2021（令和3）年度の男性の育児休業取得率（14.0%）は女性（85.1%）に比べて大きな差がある。少子高齢化が進行するなかで，出産・育児による離職を防ぎ，男女共に仕事と育児を両立できる社会を実現するためには，男性の育児休業取得を促進することが求められることから，2021（令和3）年の改正で，出生時育児休業（産後パパ育休）が創設された。このほか，育児休業を取得しやすくするために，妊娠・出産の申出をした労働者に対して，制度の周知と休業取得の意向確認を個別に行うことを事業主に義務付けた。ここでは育児休業についての主な制度について述べる。

❶育児休業（第5・6・9条）　育児休業を取得できる対象者は，原則として1歳に満たない子を養育する男女労働者である。期間は，原則として子が1歳に達するまでの期間であるが，「パパ・ママ育休プラス」で両親が共に育児休業をする場合は，1歳2か月にまで延長することができる。

2017（平成29）年の法改正により，それまでは保育所に入所できないなどの場合に延長可能期間が1歳6か月までであったものが，最長2歳まで延長することが可能となった。

2022（令和4）年から出生時育児休業（産後パパ育休）が施行され，育児休業とは別に出生後8週間以内に4週間まで取得でき，育児休業給付金の対象となった。また，育児休業が夫婦共に2回まで分割して取得することが可能になり，これまでの制度では，同一の子についての2回目以降の育児休業は育児休業給付金の対象にはならなかったが，今回の改正で原則2回の育児休業まで受給できるようになった（図5-15）。2023（令和5）年からは，労働者が1000人を超える事業主は，育児休業取得状況を公表することが義務付けられた。

❷子の看護休暇（第16条）　小学校に就学の始期に達するまでの子を養育する労働者は，1

第1編

母性とは

母性看護とは

主要な理論と概念

母子と家族の発達

5

母子保健

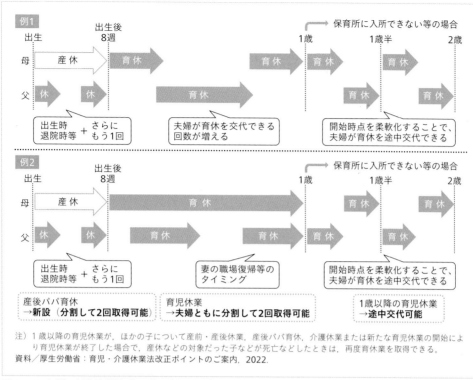

注）1歳以降の育児休業が，ほかの子について産前・産後休業，産後パパ育休，介護休業または新たな育児休業の開始により育児休業が終了した場合で，産休などの対象だった子などが死亡などしたときは，再度育休業を取得できる。
資料／厚生労働省：育児・介護休業法改正ポイントのご案内，2022.

図5-15 育児・介護休業法改正後の働き方・休み方のイメージ（例）

年に5日まで，病気・けがをした子の看護をするためや，子に予防接種・健康診断を受けさせるために，休暇が取得できる。子どもが2人以上の場合は，10日まで1日または時間単位で休暇が取得できる。

❸育児を行う労働者の所定外労働の制限（第16条）　3歳に満たない子を養育する労働者が，その子を養育するために残業の免除を請求した場合は，事業主は所定労働時間を超えて労働させてはならない。

❹所定労働時間の短縮措置（第23条）　3歳に満たない子を養育する労働者が，就業しながら子を養育することを容易にするために，労働者が請求した場合は，1日の所定労働時間を原則として6時間とする所定労働時間を短縮する措置を講じなければならない。

❺育児を行う労働者の時間外労働の制限（第17条）　小学校就学の始期に達するまでの子を養育する労働者が，その子を養育するために請求した場合においては，事業主は制限時間（1か月24時間，1年150時間）を超える時間外労働をさせてはならない。

C 次世代育成支援対策推進法

次世代育成支援対策推進法（平成15年法律第120号）は，日本の急速な少子化の進行を踏まえ，次代の社会を担う子どもが健やかに生まれ，かつ，育成される環境の整備を図るた

めに，国，地方公共団体，企業，国民が担う責務を明らかにし，次世代育成支援対策について基本理念を定めた法律である。2005（平成17）年に制定され，2014（平成26）年までの時限立法であったが，次世代育成支援対策のさらなる推進・強化を図るために，2025（令和7）年まで期限が延長された。

　この法律において，企業は，労働者の仕事と子育てに関する「一般事業主行動計画」を策定することとなっており，従業員が101人以上の企業は，策定した行動計画を都道府県労働局に届け出ることが義務とされている（100人以下の企業は努力義務）。行動計画に定めた目標を達成するなどの一定の基準を満たした企業は，「子育てサポート企業」として厚生労働大臣の認定（くるみん認定）を受けることができる。2022（令和4）年から，くるみん認定基準が改正され，男性の育児休業等取得率が7%から10%以上に引き上げられた。

D　出生時の届出に関する法律

1. 戸籍法

　出生の届出は，14日以内（国外で出生があったときは，3か月以内）に届けなければならない，と戸籍法第49条で定められている。出生届と出生証明書の届出は，父または母の居住地，父または母の本籍地，出産した市町村のいずれかの役所で行うことができる。

2. 死産の届出に関する規定

　妊娠12週以降の胎児を死産した場合は，死産した日から7日以内に届出人の居住地または死産をした市町村の役所へ死産届を提出しなければならない（昭和21年厚生省令第42号の死産の届出に関する規程第3・4条）。

III　主な母子保健対策

　日本では，図5-16に示したとおり，母子保健対策として母子保健法をもとに各事業を国民に提供している。母子保健対策は，現在大きく分けて4つある。①健康診査，②保健指導，③療養援護，④医療対策などである。これらをもとに，母子の健康の保持と改善のために，妊娠期・分娩期，育児期，乳幼児期だけでなく，思春期からの一貫した母子保健対策の事業が行われている。現在では，婚姻や出産の高齢化から不妊や更年期まで女性の生涯にわたる健康支援のための事業も行われている。

1. 健康診査

　健康診査については，母子保健法第12条に幼児について，第13条に妊産婦・乳幼児

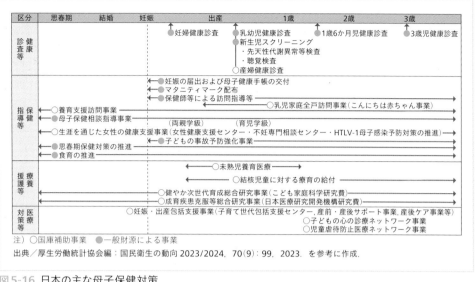

注）○国庫補助事業　●一般財源による事業
出典／厚生労働統計協会編：国民衛生の動向 2023/2024, 70（9）：99, 2023. を参考に作成.

図 5-16　日本の主な母子保健対策

について規定されている（参考資料）。

1　妊産婦健康診査

　妊産婦健康診査は市町村（特別区を含む）により，母児の疾病・障害の予防・早期発見を
目的に行われる。妊婦は，市町村より委託を受けた医療機関で，公費によって必要な検査・
保健指導を受けることができる。公費負担の回数や金額は市町村により異なる。

2　乳幼児健康診査

　乳児の健康診査は，3〜6 か月，9〜11 か月に各 1 回ずつ実施され，診察と身体計測な
どにより，発育・発達の確認と必要時に保健指導が行われる。市町村により委託を受けた
医療機関で公費によって実施される。

　幼児の健康診査は，1 歳 6 か月健康診査に内科・歯科の診察，身体計測などにより身体
の発育，精神・運動発達の確認と障害の早期発見と，必要に応じて養育者に保健指導が行
われる。3 歳児健康診査で内科・歯科の診察のほか，精神・運動発達の確認，視聴覚検査
の確認と障害の早期発見を行い，必要に応じて養育者に保健指導が行われる。

3　乳幼児先天異常の発見

　先天性代謝異常などの検査は，早期発見・早期治療により知的障害などの発生を予防す
ることが可能である先天性代謝異常や先天性甲状腺機能低下症などの疾患を対象に，血液
や尿を用いて早期新生児時期にスクリーニングを実施するものである（表 5-15）。患児には，
小児慢性特定疾病対策事業により，公費による治療が行われる。

　新生児聴覚検査は，聴覚障害を早期に発見し，早い段階で適切な措置を講じるために，

表5-15 新生児マススクリーニング（先天性代謝異常等検査）年次別有所見者発見数

	フェニルケトン尿症	メープルシロップ尿症	ホモシスチン尿症	ガラクトース血症	ヒスチジン血症	先天性副腎過形成症	クレチン症
総数	800	98	224	1 416	2 200	2 231	19 467
昭和52～平成21年度	558	80	194	1 121	2 200	1 513	11 880
25	25	3	4	35	－	69	634
26	12	－	1	29	－	51	730
27	17	1	2	13	－	59	675
28	23	5	2	9	－	62	611
29	20	－	2	27	－	50	594
30	15	－	－	27	－	69	612
令和 元	20	1	5	34	－	55	648
2	31	1	4	24	－	43	631
3	27	－	2	33	－	55	619

注 1）先天性副腎過形成症は昭和63年度から，クレチン症は昭和54年度から，他の疾患は昭和52年度から実施。
　　2）ヒスチジン血症は，平成4年度をもって終了。
資料／厚生労働省子ども家庭局母子保健課調べ．

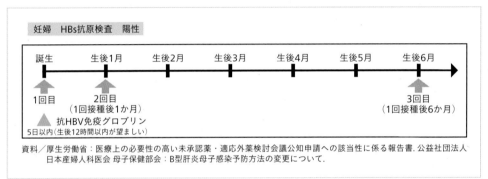

資料／厚生労働省：医療上の必要性の高い未承認薬・適応外薬検討会議公知申請への該当性に係る報告書.公益社団法人
　　　日本産婦人科医会 母子保健部会：B型肝炎母子感染予防方法の変更について．

図5-17 B型肝炎ウイルス母子感染予防方法

実施体制・方法を検討するために試験的に都道府県・指定都市で実施されている。実施方法は，出生後入院中に，自動聴性脳幹反応検査（AABR）または耳音響放射検査（OAE）を実施する。

4 ｜ B型肝炎母子感染防止事業

　B型肝炎ウイルスキャリア妊婦およびその乳児を対象に，ウイルスの母子感染の予防を目的に，市町村により委託を受けた医療機関で，妊婦健康診査時に妊婦のHBs抗原の検査を実施，陽性者の乳児に抗HBV免疫グロブリン，B型肝炎ワクチンの投与を図5-17のスケジュールで実施する。

■ 2. 訪問指導・保健指導

　訪問指導には，①妊産婦（母子保健法第17条）・②新生児（第11条）・③未熟児（第19条）・④乳児を対象にしたものと，⑤養育支援事業の5つの事業がある。

❶妊産婦訪問指導　健康診査の結果，必要な者に医師，助産師，保健師またはそのほかの

第1編

母性とは

母性看護とは

主要な理論と概念

母子と家族の発達

5 母子保健

職員が訪問して指導を行う。妊娠・出産に関する不安を和らげることを目的にしている。

❷新生児訪問指導　医師，保健師，助産師等により新生児の保護者の訪問・指導を行う。ただし，未熟児についてはこの限りではない。育児不安を解消することを目的としている。

❸未熟児訪問指導　未熟児について，医師，保健師，助産師等により訪問・指導を行う。育児不安を解消することを目的としている。

❹乳児家庭全戸訪問事業　乳児のいるすべての家庭を訪問する。情報提供を行い，地域のなかで子どもが健やかに育成できる環境の整備を図ることを目的としている。

❺養育支援訪問事業　養育支援が特に必要と判断された家庭に訪問する。養育に関する助言・指導を行う。

　また，保健指導については，母子保健法第10条で，市町村は，妊産婦もしくはその配偶者または乳児もしくは幼児の保護者に対して，妊娠，出産または育児に関し，必要な保健指導を行うことが規定されており，次の5つの事業がある。①妊産婦，②乳幼児，③不妊症の夫婦を対象にした「母親学級・両親学級」「育児学級・子育て学級」「生涯を通じた女性の健康支援事業」の各事業と，栄養から虐待防止の支援を含めた④育児等健康支援事業，思春期の性感染症などの知識の提供，安全で満足できる出産の理解，食育の支援を含めた⑤食育等推進事業がある。これらの事業により，思春期から妊娠期・育児期まで一貫した支援が提供される。

3. 療養援護

　療養援護での事業には，未熟児養育医療，妊娠高血圧症候群等療養援護，小児慢性特定疾患治療研究事業，小児慢性特定疾患児日常生活用具給付事業，療育指導事業，結核児童療育事業，自立支援事業（育成医療），特定不妊治療費助成事業の8つが主に実施されている。

4. 医療対策

　医療対策の事業では，安心して子どもを生み育てられる環境づくり，母子保健水準の向上を目的に，周産期医療対策整備事業・総合周産期母子医療センター運営事業，母子保健強化推進特別支援事業，病児・病後児保育事業（乳幼児健康支援一時預かり事業）の3つの事業が主に実施されている。

5. 産後ケア

　近年日本では，核家族化や晩婚化，若年妊娠などにより，産前・産後に家族などの身近な人の助けが十分に得られず，不安や孤立感を抱いたり，うつ状態で育児を行う母親が少なからず存在することが明らかとなった。そこで，産後ケア事業の全国展開をすることを目的に，2019（令和元）年に母子保健法の一部改正が行われた。産後ケア事業とは，出産後1年以内の母親とその子を対象に助産師等の看護職が中心となり，母親の身体的回復や心理的な安定を促進するとともに，母子の愛着形成を促し，母子とその家族が健やかに生

活できるよう支援する事業のことである。また，産後ケア事業は，健やか親子21（第2次）国民運動計画の基盤に「切れ目のない妊産婦・乳幼児の保健対策」として含まれている。

改正内容に，「市町村は，出産後1年を経過しない女子及び乳児の心身の状態に応じた保健指導，療養に伴う世話又は育児に関する指導，相談その他の援助（以下「産後ケア」という。）を必要とする出産後1年を経過しない女子及び乳児につき，以下の3つの事業（以下「産後ケア事業」という。）を行うよう努めなければならない」と明記され，市町村は母子健康包括支援センターや関連機関との連絡・調整を行い，事業を実施する。

3つの事業とは，①宿泊型の短期入所事業，②デイサービス型の通所事業，③アウトリーチ型の訪問事業を指す。これらの事業では，病院，診療所，助産所，その他厚生労働省令で定める施設において産後ケアを行うもの（産後ケアセンター）に産後ケアを必要とする出産後1年を経過しない女子及び乳児を短期間入所，または通所させて産後ケアを行う。また，病院，診療所または助産所以外の施設であっても，実施基準を満たし，市町村長が適当と認める施設であれば事業を実施することができる。その他通所では，子育て世代包括支援センター，市町村保健センター，その他市町村長が適当と認める施設で実施することができる。訪問事業では，産後ケアを必要とする出産後1年を経過しない女子及び乳児の居宅を訪問し，産後ケアを行う。

Ⅳ　母子保健対策の展望と課題

日本の母子保健統計で示されているように，日本では少子化や晩婚化があり，出産の高齢化によるハイリスク妊娠・出産の増加が課題である。また社会や構造の変化による核家族化などの育児環境の変化もあり，産後うつの増加と自殺も課題とされている。「**健やか親子21**」は，母子の健康水準を向上させるための国民健康運動である。現代日本の課題とビジョンが明確に提示されており，このビジョンをもとに国，自治体などで政策や事業が実施されている。

1.「健やか親子21」における課題

「健やか親子21」は2001（平成13）年〜2014（平成26）年を第1次期間とし，2005（平成17）年と2010（平成22）年で中間評価を，2013（平成25）年に「健やか親子21」の最終評価などに関する検討会において最終評価を行った（表5-16）。

最終評価では4つの主要課題（①思春期の保健対策の強化と健康教育の推進，②妊娠・出産に関する安全性と快適さの確保と不妊への支援，③小児保健医療水準を維持・向上させるための環境整備，④子どもの心の安らかな発達の促進と育児不安の軽減）があり，表5-16のとおり，この課題に関する69指標（74項目）のうち8割で一定の改善が報告された。

主な達成状況として，改善した項目の「改善した（A　目標を達成した）」では，10歳代

第1編

母性とは

母性看護とは

概念

主要な理論と発達

母子と家族の

5

母子保健

表5-16 「健やか親子21」 最終評価の結果（第1次期間）

評価区分（策定時※の値と直近値とを比較）		該当項目数（割合）
1. 改善した	❶ 目標を達成した	20項目 （27.0%）
	❷ 目標に達していないが改善した	40項目 （54.1%）
2. 変わらない		8項目 （10.8%）
3. 悪くなっている		2項目 （ 2.7%）
4. 評価できない		4項目 （ 5.4%）

※中間評価時に設定された指標については，中間評価時の値との比較
資料／厚生労働省：「健やか親子21」最終評価（概要）について.

の性感染症罹患率の減少，産後うつ病疑い（エジンバラ産後うつ病自己評価票で9点以上）の割合の減少，周産期死亡率の世界最高水準の維持，う歯のない3歳児の割合80％以上などがある。「改善した（B　目標に達していないが改善した）」では，10歳代の人工妊娠中絶率の減少，妊産婦死亡率の減少，妊娠中の喫煙・育児期間中の両親の自宅での喫煙率の減少がある。

　一方で，変わらない，悪くなっているにおいて，「C　変わらない」では，休日・夜間の小児救急医療機関を知っている親の割合，児童虐待による死亡数の減少などがあり，「D　悪くなっている」では，10歳代の自殺率の減少，全出生数の極低出生体重児，低出生体重児の割合の減少がある。そのほか評価できない項目において，「E　評価できない」では，朝食を欠食する子どもの割合，法に基づき児童相談所などに報告があった被虐待児数の減少などがある。

2. 「健やか親子21（第2次）」の展望

　第1次期間の最終評価での課題をもとに，2015（平成27）年から始まった「健やか親子21（第2次）」では，10年後に目指す姿として，「日本全国どこで生まれても，一定の質の母子保健サービスが受けられ，かつ生命が守られるという地域間での健康格差を解消すること」としている。また，「疾病や障害，経済状態等の個人や家庭環境の違い，多様性を認識した母子保健サービスを展開する」としており，この2つが検討され，10年後にはすべての子どもが健やかに育つ社会とした。

　この実現のために，図5-18，表5-17のように，「健やか親子21（第2次）」では，3つの基盤課題と2つの重点課題を設定している。

　3つの基盤課題のうち，基盤課題AとBは，従来から取り組んできたが引き続き改善が必要な課題，少子化や家族形態の多様化等を背景として出現してきた課題で，ライフステージをとおして解決を図ることを目指す。基盤課題Cでは，基盤課題AとBを下支えする環境づくりを目指すような概要となっている。

　重点課題には，①育てにくさを感じる親に寄り添う支援，②妊娠期からの児童虐待防止対策があり，基盤課題での取り組みを一歩進めた形で取り組むものとなっている。

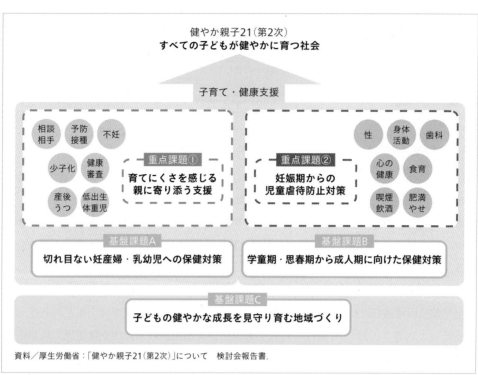

資料／厚生労働省：「健やか親子21（第2次）」について　検討会報告書.

図5-18 「健やか親子21（第2次）」イメージ図

表5-17 「健やか親子21（第2次）」における課題の概要

課題名		課題の説明
基盤課題A	切れ目ない妊産婦・乳幼児への保健対策	妊娠・出産・育児期における母子保健対策の充実に取り組むとともに，各事業間や関連機関間の有機的な連携体制の強化や，情報の利活用，母子保健事業の評価・分析体制の構築を図ることにより，切れ目ない支援体制の構築を目指す。
基盤課題B	学童期・思春期から成人期に向けた保健対策	児童生徒自らが，心身の健康に関心を持ち，より良い将来を生きるため，健康の維持・向上に取り組めるよう，多分野の協働による健康教育の推進と次世代の健康を支える社会の実現を目指す。
基盤課題C	子どもの健やかな成長を見守り育む地域づくり	社会全体で子どもの健やかな成長を見守り，子育て世代の親を孤立させないよう支えていく地域づくりを目指す。具体的には，国や地方公共団体による子育て支援施策の拡充に限らず，地域にある様々な資源（NPOや民間団体，母子愛育会や母子保健推進員等）との連携や役割分担の明確化が挙げられる。
重点課題①	育てにくさを感じる親に寄り添う支援	親子が発信する様々な育てにくさ※のサインを受け止め，丁寧に向き合い，子育てに寄り添う支援の充実を図ることを重点課題の一つとする。
重点課題②	妊娠期からの児童虐待防止対策	児童虐待を防止するための対策として，①発生予防には，妊娠届出時など妊娠期からかかわることが重要であること，②早期発見・早期対応には，新生児訪問等の母子保健事業と関係機関の連携強化が必要であることから重点課題の一つとする。

※育てにくさとは：子育てにかかわる者が感じる育児上の困難感で，その背景として，子どもの要因，親の要因，親子関係に関する要因，支援状況を含めた環境に関する要因など多面的な要素を含む。育てにくさの概念は広く，一部には発達障害等が原因となっている場合がある。
資料／厚生労働省：「健やか親子21（第2次）」について　検討会報告書.

3. 災害発生時における母子保健対策

　日本は，世界に分布する十数枚のプレートのうちの4枚のプレート上に位置するため地

震が多い国である。ここ約30年間でも，熊本地震や東日本大震災，新潟県中越地震，阪神・淡路大震災など4回の大地震により甚大な被害がもたらされた。災害は地震だけではない。災害対策基本法では，災害を「災害 暴風，竜巻，豪雨，豪雪，洪水，高潮，地震，津波，噴火その他の異常な自然現象又は大規模な火事若しくは爆発その他その及ぼす被害の程度においてこれらに類する政令で定める原因により生ずる被害をいう」と定義している。よって，震災以外では，福知山線脱線事故などの人災や，2018（平成30）年7月の西日本豪雨，2019（令和元）年の房総半島台風，東日本台風，2020（令和2）年7月の熊本豪雨などによる河川氾濫や土砂災害なども含まれる。このように災害には，①気象災害などを含む自然災害，②列車事故や放射線事故などの人為（人的）災害，③特殊装備が必要な有毒化学物質事故，原子力発電所の事故後の特殊災害，④地震と津波や地震と災害などの複合災害がある。

災害時の母子の支援については，スフィアハンドブック（災害後の人道支援の最低基準）[3]で，災害時には出産や新生児ケアを確保するよう定められている。妊産褥婦は，妊娠・授乳期の必要エネルギー量や栄養素の推奨量は非妊娠時とは異なることや，冷えやストレスに脆弱である。新生児も同様で，栄養は母乳もしくは人工乳となり，また感染症には弱い。そのため，災害時の物資の行き届かない生活や避難所での生活ではよりきめ細やかな支援が必要になる。

災害時の母子保健対策は自治体や職能団体等に任せられている。たとえば東京都文京区では，2013（平成25）年から区と4つの女子大学，東京都助産師会に所属している文京区助産師会が協定を結び，震度5弱以上の地震が発生した場合など，区災害対策本部の決定により妊産婦・乳児救護所を開設する。毎年防災の日には，震度5弱以上の地震を想定して平時からの防災訓練として，妊産婦・乳児に特化した備蓄の確認や地域の妊産婦の協力のもと，感染対策を基盤に教室を利用した妊産婦・乳児の誘導を実際に行っている。

また，日本助産師会では災害ボランティア助産師（災害支援活動のためのミッドワイフバンク）の登録受付を行っており，災害地域に助産師を派遣するネットワークを構築し，母子保健活動を行っている[4]。また，妊婦や育児中の母親への啓発活動として，「助産師が伝える災時の知恵袋」の冊子をホームページに公開し，ハザードマップの確認や持ち物の確認，おなかが張った時や破水時の対応についてもわかりやすく書かれている[5]。ほか，厚生労働省のホームページにも避難所における妊産婦用の情報マニュアル等が公開されており，各地域での災害時の母子保健活動として情報提供が行われている[6]。

4. 施策の今後

日本では母子保健法に基づき母子保健対策，事業が行われている。また，母子保健政策として2015（平成27）年から始まった「健やか親子21（第2次）」により，妊娠前から産後長期にわたり一貫したサービスが国民に提供される。評価する指標には，虐待件数やその報告数，性感染症罹患率など，一般的な母子保健統計である出生，死亡，婚姻・離婚以

外の統計指標の理解も必要である。「健やか親子21（第2次）」でも，これらの指標を用いて評価が行われる。

　人は地域で子育てをし，生活をして年を経る。地域で健康に過ごすためには，営利や利権のためではなく，子どもの健康，母親の健康を一番に考え，地域住民，保健センターなどの保健施設，産婦人科診療所や助産所，教育施設である小学校や中学校などを活用しながら，新たなシステムを構築して現代の課題を解決する必要がある。女性の声を聞き，ニーズを知り，エンパワーメント，セルフケア，リプロダクティブ・ヘルス／ライツの概念を取り入れた支援事業が望まれる。

文献

1) 武谷雄二，他監：プリンシプル産科婦人科学2，第3版，メジカルビュー社，2014，p.610-611.
2) 厚生労働省：妊婦健康診査の公費負担の状況に係る調査結果について. https://www.mhlw.go.jp/stf/houdou/0000176691_00004.html（最終アクセス日：2023/9/22）
3) Sphere：スフィアハンドブック；人道憲章と人道支援における最低基準.https://jqan.info/wpJQ/wp-content/uploads/2019/10/spherehandbook2018_jpn_web.pdf（最終アクセス日：2021/5/10）
4) 日本助産師会：助産師が行う　災害時支援マニュアル，日本助産師会出版，2017.
5) 日本助産師会：妊産婦さん，ちいさなお子さんをもつお母さんのための災害対策ブック；助産師が伝える災害時の知恵ぶくろ. https://www.midwife.or.jp/pdf/chiebukuro/chiebukuro_280420.pdf（最終アクセス日：2021/5/10）
6) 東北大学　東北メディカル・メガバンク機構：妊産婦を守る情報共有マニュアル@避難所；一般・避難所運営者向け.https://www.mhlw.go.jp/file/06-Seisakujouhou-11900000-Koyoukintoujidoukateikyoku/0000121619.pdf（最終アクセス日：2021/5/10）

参考文献

・内田亜也子：生殖補助医療の提供等に関する法整備の実現と課題；生殖補助医療に関する民法特例法案の国会論議, 立法と調査, 431：210-226, 2021.
・大林道子：助産婦の戦後, 勁草書房, 1992, p.105-131.
・厚生省：死産の届出に関する規程（昭和21年厚生省令第42号）.
・厚生省：児童家庭局長通知「母性，乳幼児の健康診査及び保健指導に関する実施要領」昭和41年10月21日児発第688号.
・厚生省：保健医療局精神保健課長通知「優生保護法により人工妊娠中絶を実施する時期の基準の変更について」平成2年3月20日健医精発第12号.
・厚生労働省：育児・介護休業法のあらまし. https://www.mhlw.go.jp/content/11909000/000355354.pdf（最終アクセス日：2022/6/1）
・厚生労働省：1年単位の変更労働時間制. https://www.mhlw.go.jp/new-info/kobetu/roudou/gyousei/kantoku/dl/040324-6a.pdf（最終アクセス日：2022/6/1）
・厚生労働省：子ども虐待対応の手引き　第3章通告・相談への対応. https://www.mhlw.go.jp/bunya/kodomo/dv12/03.html（最終アクセス日：2022/6/1）
・厚生労働省：産婦健康診査事業の実施に当たっての留意事項について（平成29年3月31日雇児母発0331第1号）.
・厚生労働省：児童虐待防止対策の強化を図るための児童福祉法等の「一部を改正する法律（令和元年法律第46号）の施行に向けた対応状況について. https://www.mhlw.go.jp/content/11900000/000589309.pdf（最終アクセス日：2022/6/1）
・厚生労働省：「母子保健法の一部を改正する法律」の施行について（通知）. https://www.mhlw.go.jp/content/000657398.pdf（最終アクセス日：2022/6/1）
・厚生労働省：平成27年版働く女性の実情Ⅲ. https://www.mhlw.go.jp/bunya/koyoukintou/josei-jitsujo/15.html（最終アクセス日：2022/6/1）
・厚生労働省：乳児家庭全戸訪問事業及び養育支援訪問事業. https://www.mhlw.go.jp/shingi/2009/01/dl/s0108-4b_0057.pdf（最終アクセス日：2022/6/1）
・厚生労働省：養育支援訪問事業の概要. https://www.mhlw.go.jp/bunya/kodomo/kosodate09/（最終アクセス日：2022/6/1）
・国立国会図書館：調査と情報―ISSUE BRIEFNo.1012（2018.8.28），児童虐待対応をめぐる現状と課題；近年の児童虐待事件から. http://dl.ndl.go.jp/view/download/digidepo_11132860_po_1012.pdf?contentNo=1（最終アクセス日：2022/6/1）
・参議院法務局：生殖補助医療の提供等及びこれにより出生した子の親子関係に関する民法の特例に関する法律案の概要. https://houseikyoku.sangiin.go.jp/bill/pdf/r02-076gy.pdf（最終アクセス日：2022/6/1）
・荘村明彦：児童福祉六法（平成30年版），中央法規出版，2017.
・高野陽，他編：母子保健マニュアル，改訂7版，南山堂，2010.
・内閣府：平成27年度少子化の状況及び少子化への対処施策の概況（概要〈HTML形式〉）（少子化社会対策白書）. https://www8.cao.go.jp/shoushi/shoushika/whitepaper/measures/w-2015/27webgaiyoh/html/gc-3.html（最終アクセス日：2022/6/1）
・日本産科婦人科学会・日本産婦人科医会監：産婦人科診療ガイドライン産科編2020，日本産科婦人科学会，2020，p.126-128.
・厚生労働省：妊婦に対する健康診査についての望ましい基準の交付について（平成27年4月1日雇児母発0401第1号）.
・林かおり：生殖補助医療法をめぐる議論の歴史とその意義；「死後生殖」，「代理懐胎」，「こどもの出自を知る権利」をめぐる内外の状況, 生命倫理, 18（1）：126-133, 2008.

・母子衛生研究会：わが国の母子保健 平成 31 年，母子保健事業団，2019，p.19.
・母子保健推進研究会：七訂母子保健法の解釈と運用，中央法規出版，2019，p.71-72.
・厚生労働省：母体保護法施行規則（昭和 27 年厚生省令第 32 号）第 1 章不妊手術（不妊手術の術式）第 1 条.
・由井秀樹：人工授精の近代 戦後の「家族」と医療・技術，青弓社，2015，p.167-213.
・吉村泰典：生殖医療の展望と限界，医療と社会，27（1）111-122，2017.
・厚生労働省：育児・介護休業法　改正ポイントのご案内. https://www.mhlw.go.jp/content/11900000/000789715.pdf（最終アクセス日：2022/6/3）
・厚生労働省：「乳幼児に対する健康診査の実施について」の一部改正について（厚生労働省雇用均等・児童家庭局長通知　平成27 年 9 月）. https://www.mhlw.go.jp/web/t_doc?dataId=00tc1688&dataType=1&pageNo=1　（最終アクセス日：2022/6/3）
・厚生労働省子ども家庭局長：「母子保健法の一部を改正する法律」の施行について（通知）. https://www.mhlw.go.jp/content/000657398.pdf（最終アクセス日：2021/5/10）
・高野陽，他編：母子保健マニュアル，第 7 版，南山堂，2013.
・日本助産師会産後ケアガイドライン特別委員会編：今こそ知りたい助産師のための産後ケアガイド，日本助産師会出版，2019，p.8.
・母子保健推進研究会：七訂 母子保健法の解釈と運用，中央法規出版，2019，p.71-72.

第1編

母性とは

母性看護とは

主要な理論と概念

母子と家族の発達

5 母子保健

第 1 章

女性看護学とは

この章では

● 女性のライフサイクルを4つの段階に分けて説明できる。
● 女性の各ライフステージにおける心身の特徴を理解する。
● ライフサイクルと内分泌環境の変化を理解する。
● ホルモンが心身に及ぼす影響を理解する。
● 女性特有の健康問題について理解する。

I 女性看護学の必要性

A 女性看護学を学ぶ背景

1. 女性看護学とは

女性には，乳児期・幼児期から老年期にわたる生涯をとおし，様々な女性特有の身体的・心理的・社会的問題が生じる可能性がある。このため，女性看護学とは，このような女性の特性を踏まえ，一生をとおした疾病予防，健康維持・増進の観点から行われる看護を意味する。

2. 女性特有の健康問題

女性の健康は，男性とは異なった心身の特徴に加え，現代社会を生きる女性に特有なライフスタイルの変化の影響を受ける。様々な女性特有の健康問題が生じる理由は，次のとおりである。

1 女性の心身の特徴

ライフサイクルは乳児期，幼児期，学童期，思春期，成熟期，更年期，老年期の各ステージに分けられる。女性の一生は，卵巣から分泌される性ホルモンにより様々な影響を受ける（図 1-1）。具体的には，①1か月ごとに繰り返される性周期の影響，②更年期以降急激に減少する性ホルモンの影響である。一方，男性には性周期がみられない。

このため，女性は性周期に伴う月経困難症や月経前症候群，子宮内膜症，エストロゲン依存性疾患などの健康問題が生じる。更年期以降は，男性の性ホルモンが徐々に減少するのに比べ女性は急激に減少するため，エストロゲン減退に伴う更年期障害，骨粗鬆症などの健康問題が生じる。

2 女性のライフスタイルの変化

昭和初期までの多くの女性に比べ，現代女性は高学歴化，社会への進出により，結婚，出産年齢は高くなり，合計特殊出生率は世界有数の低率国となっている。一方，医療水準，栄養状態，衛生状態の改善・向上により，日本人の平均寿命は世界トップレベルを維持し，人生 100 年時代を迎えている。しかし，エストロゲンの減退による骨粗鬆症，要介護リスクの高まりなど，健康寿命の減退につながる特徴を有している。

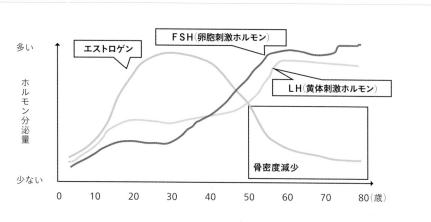

- 性周期に伴う健康問題には，エストロゲン依存性疾患が出現しやすい。
- 45～55歳の更年期以降，エストロゲンの急激な減少に伴う様々な健康問題が出現しやすくなる。
- 更年期は最初に卵巣機能が衰えるためエストロゲンの分泌が減少する。
- 間脳視床下部，下垂体はこれを察知して卵巣にエストロゲン分泌を指令する。このためFSHとLHの分泌が増加する。
- これらの結果，ホルモンのバランスが悪くなり更年期障害を起こす。エストロゲンの減少は骨生成に影響するため骨密度が減少する。

図1-1 女性のライフサイクルとホルモン分泌量

B 現代女性のライフサイクルと健康

1. 性周期と現代女性のライフサイクル

現代女性の心身の特徴とライフスタイルの変化は，女性の健康に大きな影響を及ぼしている。女性には性周期があり，思春期に第2次性徴発現後，初経が発来する。成熟期には性周期が確立する。更年期には閉経を迎える。日本人女性の平均寿命は87歳を超え，人生100年時代といわれる現代では，50歳頃の閉経以前と閉経以降に分けると考えやすい（図1-2）。

2. 閉経以前

昭和初期までの多くの女性は，遅い初経（15～16歳），早婚，多産，授乳により，閉経までの大部分を無月経で過ごした。このため，現代女性が悩む，月経に伴う健康問題の機会も少なかった。

一方で，現代女性は，初経平均が12.5歳と早くなり，晩婚，少産で，授乳期間が短い。このため，月経に伴う健康問題，エストロゲン依存性疾患の増加といった問題を抱えることとなった。加えて晩婚化による不妊の増加という問題も出てきた。また，社会的にも結婚，育児をとおして女性が妻，母親となる役割の変化を体験する。さらに就業している場合は，仕事と妊娠，育児の両立環境が不十分なため，社会的に不安定な状況を経験する。

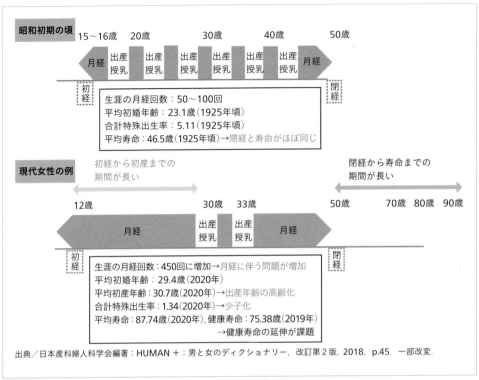

図1-2 生涯の月経回数（昭和初期までと現代女性の比較）

3. 閉経以降

　日本人女性の寿命が50歳に満たなかった時代は，ほかの動物と同様，閉経と寿命は一致していた。一方，現代女性は，平均50歳で閉経後，エストロゲン減退に伴う健康問題を抱えることとなった。

　このため，平均寿命と健康寿命は一致せず，医療や介護を必要とする期間は平均12年となっており，健康寿命の延伸が大きな課題となっている。したがって，ターニングポイントとなる閉経以降の約35年を健康に過ごすための健康増進，予防が重要である。このような，現代女性のライフサイクルの特徴を背景に，女性医療や女性外来などが生まれてきた。

Ⅱ 女性の生涯における健康と支援

Ⓐ 女性外来の開設

1. 女性外来の定義と生まれてきた背景

1 女性外来とは

女性外来とは，男性とは異なる特徴をもつ女性のからだと心を総合的に診る外来をいう。形態は，1つの診療科で担当，複数の科で担当など様々であるが，ほかの科との連携がスムーズにいくよう工夫されている。

2 女性外来が生まれてきた背景と実態

これまでの女性を対象とした医療は，疾患や臓器別医療であった。しかし，現代女性の医療は，疾患の性差（甲状腺疾患，自己免疫疾患は女性に多いなど），女性特有の性周期に伴う様々な健康問題，妊娠・出産・育児，ライフスタイルやライフステージに沿った生涯をとおした**性差医療**や**全人的医療**の必要性が生じてきた。女性外来は，2001（平成13）年に初めて開設された。その後，全国で約400施設まで増加し，具体的な診療科は，婦人科，内科，総合診療科，乳腺外科，泌尿器科，精神科などとなっている[1]。

2. 女性外来の実際

女性外来をもつ病院の一つである福井県済生会病院での取り組みの実際を紹介する（図1-3）。名称は「女性診療センター」で，2005（平成17）年に開設された。特定の疾患や臓器の治療ではなく，女性を**心とからだの両面からサポート**することを目的としている。婦人科（思春期，更年期，女性生殖器腫瘍，内分泌・不妊），乳腺外科（乳腺腫瘍），肛門科（痔核・痔ろうなど肛門疾患），泌尿器科（尿路感染症，尿失禁），神経精神科（うつ状態，心身症）の各診療科があり，検査から治療まで，1つの区画内で医師，各職種のスタッフによるチーム医療のもと検査から治療まで行われている。医師の約半数は女性である。

▶ 診察の流れ　問診，診察，必要な検査，診断を行うのは一般的な婦人科外来と同様であるが，十分に女性の話を聞き，適切な治療へと方向づける。さらに，女性特有の更年期障害や不定愁訴など，外見的な症状がみえにくい女性患者のため，完全予約制の女性総合診療が設けられ，女性の複雑な心身の問題に対する診療が行われている。

▶ センター内の施設　産科と隣り合わせでゲートにより仕切られ，静かな広い空間が確保されている。診療科の配置図の掲示はなく，どの科を受診するのか患者どうしわからない

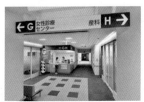
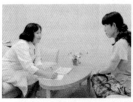
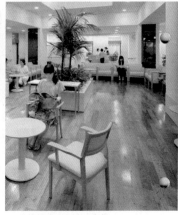

a：女性診療センター入り口　　b：医師による問診

c：女性診療センター内部

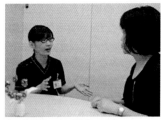
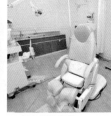

d：看護職による説明・相談　　e：婦人科診察室

写真提供／福井県済生会病院

図1-3　女性外来の実際

よう，プライバシーに配慮されている。リラックスして診察が受けられるよう，様々なジャンルの雑誌，インターネット利用のためのパソコンの設置，男性の入室制限，センター横には家族専用待合室やキッズルーム併設など，配慮がされている。

▶その他　そのほか，福井県済生会病院に設置されている"性暴力被害ワンストップ支援センター，名称「ひなぎく」"の対象となった，性暴力被害者に対する婦人科診察，緊急避妊薬の処方，カウンセリングなども女性診療センターで行われている。

　このように女性外来は，性差医療と個々のニーズや特性を踏まえた医療として，全国各地で増えてきている。

Ⓑ 統合医療の発展

1. 統合医療の定義

　統合医療とは，**西洋医学に代替補完医療**（complementary & alternative medicine：CAM［カム］）を組み合わせた医療体制のことをいう。統合医療では疾患そのものより，人に本来備わっている自然治癒力の向上を目指す。2012（平成24）年度に行われた厚生労働省の「『統合医療』のあり方に関する検討会」においては，「統合医療」を，「近代西洋医学を前提として，これに相補（補完）・代替療法や伝統医学等を組み合わせてさらにQOL（quality of life：生活の質）を向上させる医療であり，医師主導で行うものであって，場合により多職種が協働して行うもの[2]」と位置づけている。統合医療に対する科学的知見は必ずしも十分ではないため，今後の研究成果が期待される。

第2編

1 女性看護学とは

思春期

成熟期

更年期

老年期

2. 統合医療の実際

　西洋医学と代替補完医療，統合医療の関係を図 1-4 に示す。代替補完医療には，漢方薬，サプリメント，鍼灸（図 1-5），アロマセラピー，あんま，整体，オステオパシー（図 1-6），ヨガ，気功など様々なものがある。西洋医学と代替補完医療の組み合わせにより，統合医療が行われる。たとえば，がんの治療において，手術療法，抗がん薬による化学療法，放射線療法と，肩こりや頭痛，心身のリラックスのため，鍼灸，ヨガ，アロマセラピーを組み合わせる場合がある。また，高血圧疾患のため治療が必要な更年期女性が，内服治療で血圧がコントロールできていても，頭痛や肩こりなどが生じ，代替補助医療を組み合わせる場合がある。このように，両者を組み合わせたものが統合医療である。

　女性の健康問題には，西洋医学だけでは対応できない不定愁訴も多い。このため，統合医療は女性医療において重要な医療といえよう。

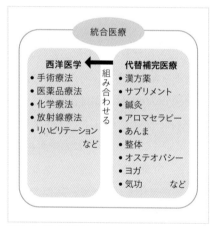

図 1-4 統合医療

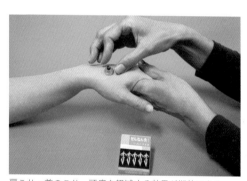

肩こり・首のこり，頭痛を軽減する効果が期待できる。

図 1-5 合谷（ごうこく）への灸

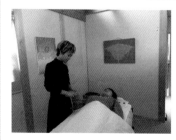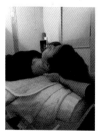

身体が恒常性を取り戻すための施術。写真は日常の姿勢などにより圧縮されている組織の圧を用手的に減圧しているところ。

図 1-6 オステオパシー

C 女性の生涯におけるヘルスプロモーション

1. ヘルスプロモーションの定義

ヘルスプロモーション（health promotion）は，直訳すると**健康増進**になるが，より広い意味をもつことから，国連の世界保健機関（World Health Organization；WHO）では，「人々が自らの健康を，自ら，よりよくコントロールできるようにしていくプロセス」と定義している。女性の生涯をとおした健康増進を考えるうえで重要な概念である。

WHO がカナダのオタワで 1986 年に提唱した**オタワ憲章**で，ヘルスプロモーションの方向が示された。オタワ憲章では，ヘルスプロモーションのための 3 つの戦略と 5 つの優先的行動分野を示している。これらは 21 世におけるヘルスプロモーション施策の基礎ともなっている。さらに，1997 年にジャカルタで開催された WHO ヘルスプロモーション会議では，**ジャカルタ宣言**として，21 世紀に向けたヘルスプロモーションのための 5 つの優先課題が示された。

2. ヘルスプロモーションのプロセス

ヘルスプロモーションのプロセスを進めるには，個人が医学的アプローチ（健康教育など）により，知識，価値観，スキルなどの資質や能力を，身につけることが必要である。さらに，社会科学的アプローチ（家族，学校，職場，地域社会）の両方のアプローチが必要である。

ヘルスプロモーションのプロセスでは，モデルを使用する場合がある。その一つである健康教育モデル（**プリシード・プロシードモデル**：precede-proceed model）は，保健行動だけでなく環境要因にも注目している。アメリカの「Healthy People 2000」や日本の「健康日本21」は，プリシード・プロシードモデルを骨組みとして策定されている[3]。このモデルは，最終目標を生活の質（QOL）とし，健康増進プログラムを「立案→実施→評価」する。たとえば「子宮頸がん検診受診率を高める」というヘルスプロモーションでは，次のような進め方をする。

①**プリシード（診断と計画により計画実行する前の過程）**：対象者の問題点の明確化（行政調査による検診率，受診環境の把握，事前調査による知識・意識・検診に行かない理由などを把握）

②**プロシード（実施，評価で計画や政策を推進）**：問題点を改善するための教育実施（子宮頸がんに関する健康教育の実施［知識の提供や体験者の講演，検診の疑似体験]）

③**健康教育の評価（事後調査で知識・意識の把握，継続調査で検診率把握など）**：これらを第1〜9段階に分けて行う。

3. ヘルスプロモーションの実際

女性が生涯をとおして健康で明るく，充実した日々を自立して過ごすためには，生活の

場（家庭，地域，職域，学校）を通じて，女性の様々な健康問題を社会全体で総合的に支援することが重要である。厚生労働省では，毎年3月1日から8日までを「**女性の健康週間**」と定め，女性の健康づくりを国民運動として展開している[4]。

Ⅲ 女性の生涯における健康問題と看護

女性の生涯における身体的・心理的・社会的健康問題には様々なものがあげられる（図1-7）。女性の生涯をとおした健康問題の予防のための看護が重要である。ライフサイクル各期の主な健康問題の特性と看護のポイントについて次に述べる。詳細については，本編第2〜5章を参照。

Ⓐ 思春期の健康問題と看護

主な健康問題には，月経異常（月経困難症，月経前症候群），性感染症，予期せぬ妊娠・人工妊娠中絶，やせ志向，鉄欠乏性貧血，性暴力・DVなどがある。

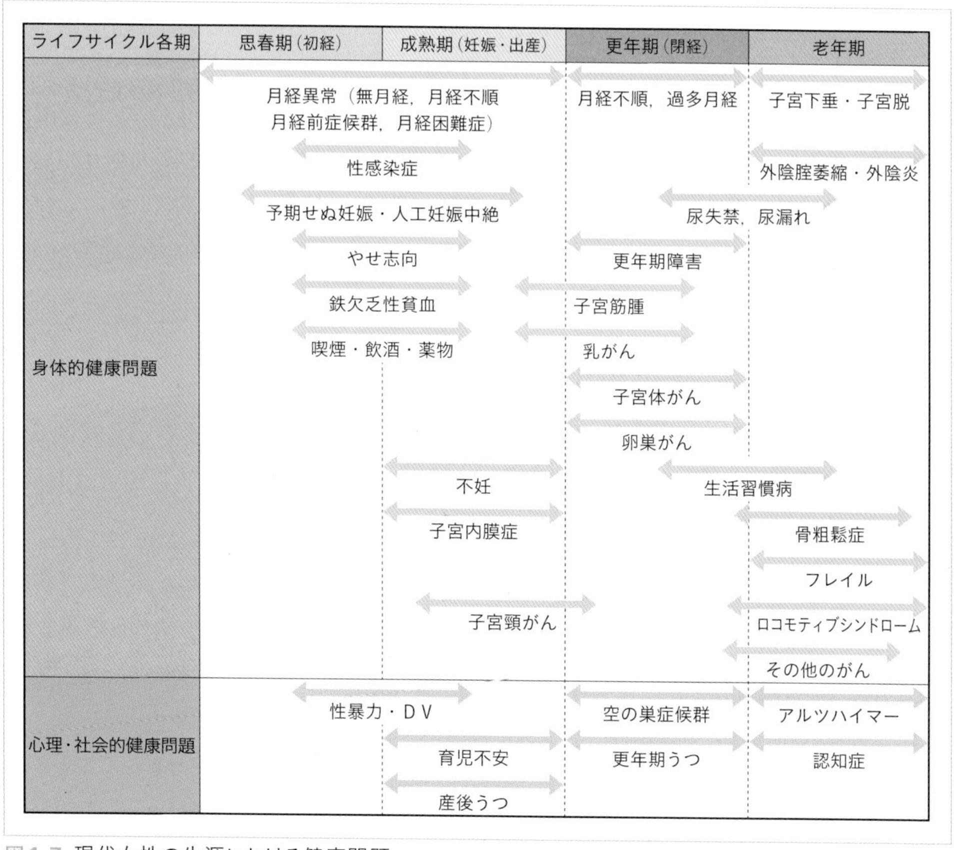

ライフサイクル各期	思春期（初経）	成熟期（妊娠・出産）	更年期（閉経）	老年期
身体的健康問題	月経異常（無月経，月経不順 月経前症候群，月経困難症）		月経不順，過多月経	子宮下垂・子宮脱
	性感染症			外陰腟萎縮・外陰炎
	予期せぬ妊娠・人工妊娠中絶		尿失禁，尿漏れ	
	やせ志向		更年期障害	
	鉄欠乏性貧血		子宮筋腫	
	喫煙・飲酒・薬物		乳がん	
			子宮体がん	
			卵巣がん	
	不妊		生活習慣病	
	子宮内膜症			骨粗鬆症
				フレイル
	子宮頸がん			ロコモティブシンドローム
				その他のがん
心理・社会的健康問題	性暴力・DV		空の巣症候群	アルツハイマー
	育児不安		更年期うつ	認知症
	産後うつ			

図1-7 現代女性の生涯における健康問題

1. 思春期の代表的な健康問題

ここでは，月経異常（月経困難症），性感染症（性器クラミジア）のポイントを取り上げる。詳しくは，本編 - 第2章「思春期における成長・発達と健康問題」を参照。

1.月経困難症

- **定義**：月経期間中に月経に随伴して起こる病的症状（日常生活に支障をきたす）をいう。
- **症状**：下腹部痛，腰痛，腹部膨満感，悪心，頭痛，疲労・脱力感，食欲不振，いらいら，下痢および憂うつの順に多くみられる。無排卵月経には通常みられない。
- **分類**
  - ①**機能性月経困難症**：初経後2～3年より始まる。月経の初日および2日目の出血が多いときに強く，痛みの性質は痙攣性，周期性で，原因は子宮頸管狭小やプロスタグランジンなどによる子宮の過収縮である。
  - ②**器質性月経困難症**：月経前4～5日から月経後まで続く持続性の鈍痛をいうことが多い。子宮内膜症，子宮腺筋症，子宮筋腫などの器質的疾患に伴うものをいう。
- **検査**：基礎体温の測定，内診，超音波検査など。
- **治療**：①運動（うっ滞した骨盤の血流の流れを改善する，全身の屈伸，ストレッチ，ウォーキング，ヨガなど）を行う。②低用量ピル（排卵後，卵巣から分泌され

るプロゲステロンの分泌を抑える働きがあるため，月経痛を予防する）。③鎮痛薬を使用する。対処方法を説明し，セルフコントロールできるよう支援する。ほかの鎮痛薬を併用する場合は，鎮痛薬を早めに服用する。

2.性感染症（STI）

- **定義**：性感染症（sexually transmitted Infection：STI）は，性器クラミジア，淋病，性器ヘルペス，尖圭コンジローマ，梅毒，HIVなどがある。ここでは，10～20歳代を中心に増加している性器クラミジアを取り上げる。
- ❶**性器クラミジア感染（症）**

ウイルスと細菌の中間の大きさをもつ細胞内寄生体であるクラミジアによる感染症である。子宮頸管細胞に慢性持続的に感染し，上行性に子宮内膜・卵管粘膜に感染して骨盤内炎症性疾患を発症し卵管性不妊の原因となる。感染初期はほとんど症状がないが，感染が持続した場合，組織の癒着や閉塞が起こり卵管閉塞して不妊症，流産・早産の原因にもなる。重症化した場合，腸管や内臓の癒着により，激しい腹痛を起こす。子宮頸管の分泌物か擦過検体からクラミジアを検出する。抗菌薬を内服する。パートナーも同時に治療することが重要である。

2. 思春期の女性への看護のポイント

❶セルフケアができるための知識の提供

第2次性徴を中心に自己の心身の変化を理解しセルフケアができること，月経への対応，人工妊娠中絶，性感染症について正しい知識をもち，適切な行動がとれるための健康教育が重要である。WHOでは，**包括的性教育**（comprehensive sexuality education）を提唱している，これは知識習得のみならず，態度や価値観，関係性のあり方を含めた性教育である。知識の提供には，思春期世代がいつでもどこでも入手可能なインターネット情報も活用する。

❷予期せぬ妊娠と性感染症を避けるための正しい知識と行動

性感染症の予防と予期せぬ妊娠を避けるため，コンドームと低用量ピルによる二重の防御（dual protection：デュアルプロテクション），緊急避妊法**モーニングアフターピル**について知識を提供する。さらに，看護職は，親や学校での教育担当者と連携・協働し，知識の提供・相談を受ける役割も担っている。

Ｂ 成熟期の健康問題と看護

　主な健康問題には，不妊症，女性生殖器疾患（乳がん，子宮内膜症，子宮筋腫，子宮頸がん），性暴力・DV，産後うつなどがある。

1. 成熟期の代表的な健康問題（女性生殖器疾患）

　ここでは，女性生殖器疾患のポイントを取り上げる。詳しくは，本編-第3章「成熟期における成長・発達と健康問題」を参照。

1. 子宮筋腫

●**定義**：平滑筋への分化を示す細胞からなる子宮の良性腫瘍。発生原因は不明であるが，発育にはエストロゲンが関与していると考えられている。子宮体部筋腫が90％以上を占め，30歳代以降では20～30％にみられる最も頻度の高い婦人科良性腫瘍である。発育方向により，漿膜下，壁内（筋層内），粘膜下筋腫に分類される（図1-8）。

●**症状**：大半は無症状。自覚されるのは過多月経，それに伴う貧血，月経痛の増悪，子宮筋腫の変性や虚血による痛み。

●**治療**：対症療法（貧血，月経痛），薬物療法，手術療法（筋腫核出術後妊娠では，子宮破裂を避けるため，帝王切開術を選択する可能性が高い）。

2. 子宮頸がん

●**定義**：子宮頸部に発生する上皮性悪性腫瘍。子宮頸がんは女性性器がんのなかでは最も頻度が高く，最近若年化傾向がみられる。20歳代，30歳代に増加している。平均初産年齢と発症のピークが接近しているため，女性の妊孕性にかかわる疾患である（図1-9）。

●**原因**：HPV（human papillomavirus；HPV）感染（16型，18型で60～70％を占める）による。

●**症状**：感染初期には自覚症状がない。進行すると不正出血，性交時出血，腰痛など。

●**検査**：細胞診，CT，MRI，腫瘍マーカー検査など。

●**治療**：子宮頸部円錐切除術，広汎性子宮全摘術。放射線治療，化学療法。

●**子宮頸がん予防ワクチン**：HPV16型と18型に対する子宮頸がん予防ワクチン（定期接種，3回接種する）が開発されたが，副反応問題により現在日本では接種率が1％未満に落ち込んでいる。しかし，接種による有効性が副反応のリスクを上回ることが認められたため，2022（令和4）年4月から接種推奨再開となっている。ワクチン接種を受けた場合でも，すべてのHPVに対応するものではないため，20歳以降は子宮頸がん検診を定期的に（少なくとも2年に1回）行うことが重要である。

●**看護**：子宮喪失感，術後の排尿障害，リンパ浮腫への支援，検診率向上のための支援を行う。

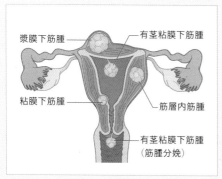

漿膜下筋腫
有茎粘膜下筋腫
粘膜下筋腫
筋層内筋腫
有茎粘膜下筋腫
（筋腫分娩）

図1-8 子宮筋腫

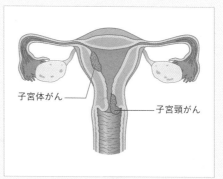

子宮体がん
子宮頸がん

図1-9 子宮頸がんと子宮体がん

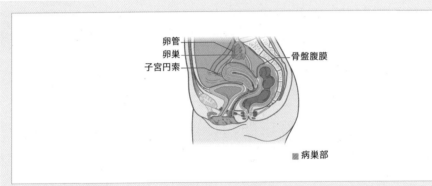

図1-10 子宮内膜症

3. 子宮内膜症

- **定義**：子宮内膜あるいはその類似組織が異所性に存在する場合をいい，最も多い発生部位は卵巣である（卵巣にチョコレート囊胞がみられることもある）（図1-10）。月経困難症をきたし，また，不妊の原因としても重要である。（日本産科婦人科学会）

- **症状**：月経痛，月経異常（月経過多，不正出血など），易疲労性など。

- **検査**：問診，内診，直腸診，経腟超音波検査，腫瘍マーカー，MRI，腹腔鏡検査

- **治療**：対症療法（抗炎症薬，低用量ピル，漢方薬）と手術療法。

2. 成熟期の女性への看護のポイント

　成熟期は，次に続く更年期，老年期を健康に過ごすための重要な時期である。リプロダクティブ・ヘルス／ライツを最も発揮する時期であり，安全で満足のいく妊娠・出産・育児を行えるように支援する。不妊予防，ケア，就業女性の心身の健康支援，切れ目ない育児支援，産後のメンタルヘルスへのセルフケアと看護介入，女性生殖器腫瘍の早期発見のために知識の提供，検診行動がとれるよう支援する。

　また，看護者は将来の不妊予防のため支援をすることも重要である。その一つに**プレコンセプションケア**（preconception care）があげられる（第1編 – 第3章 – Ⅱ – G「プレコンセプションケア」参照）。プレコンセプションケアは，将来の妊娠を考えながら女性やカップルが自分たちの生活や健康に向き合うことをいう。海外では，アメリカ疾病管理予防センター（Centers for Disease Control and Prevention：CDC）などが提唱している。日本では国立成育医療研究センターなどがその普及活動や外来診療を行っている。具体的には，適正体重を保つ，禁煙する，受動喫煙を避ける，アルコールを控える，バランスの良い食事を心がける，葉酸を積極的に摂取する（二分脊椎症などの神経管閉鎖障害を予防）。感染症予防，ワクチン接種（風疹など），生活習慣病検診，がん検診（乳がん・子宮頸がん）などの知識の提供と健康行動を支援する。

C 更年期の健康問題と看護

主な健康問題には，ホルモンの変化と閉経，更年期障害，女性生殖器疾患，尿失禁，骨粗鬆症などがある。

1. 更年期の代表的な健康問題

ここでは，更年期障害，骨粗鬆症のポイントを取り上げる。詳しくは，本編 - 第4章「更年期における成長・発達と健康問題」を参照。

1. 更年期障害

- **定義**：閉経とは，卵巣の活動性がしだいに消失し，月経が永久に停止した状態をいう。月経が来ない状態が12か月以上続いたときに，1年前を振り返って閉経としている。日本人の平均閉経年齢は約50歳だが，個人差が大きく，早い人では40歳代前半，遅い人では50歳代後半に閉経を迎える。更年期に現れる様々な症状のなかで，ほかの病気に伴わないものを「更年期症状」といい，そのなかでも症状が重く日常生活に支障をきたす状態を「更年期障害」という。更年期障害の主な原因は，エストロゲン減退による身体的因子，心理的因子，社会的因子が複合的に関与する。
- **症状**：更年期障害の症状は大きく3種類に分けられ，①血管の拡張と放熱に関係する症状，②そのほかの様々な身体症状，③精神症状がみられる。
- **検査**：問診，簡略更年期指数（simplified menopausal index；SMI）。
- **治療**：生活習慣の改善や心理療法，薬物療法，

漢方薬，ホルモン補充療法。

①**ホルモン補充療法**（hormone replacement therapy；HRT）：エストロゲン欠乏に伴う症状の治療や疾患の予防を目的に考案された療法で，閉経移行期以降の女性にエストロゲン製剤を投与する治療の総称。子宮のある女性では，子宮内膜がんの発生を増加させないために黄体ホルモン製剤を併用する。

②**ホルモン補充療法の禁忌**：重度の活動性肝疾患，現在の乳がん・子宮内膜がんとその既往，原因不明の不正性器出血，妊娠が疑われる場合，急性血栓性静脈炎または静脈血栓塞栓症とその既往など。

2. 骨粗鬆症

- **定義**：低骨量と骨組織の微細構造の異常を特徴とし，骨の脆弱性が増大し骨折の危険性が増大する疾患である。骨強度の低下には様々な因子が関与するが，**エストロゲン欠乏**による骨吸収亢進はその最大の要因の一つであり，更年期以降の閉経後女性では脆弱性骨折のリスクが急速に高まる。
- **診断・検査**：骨密度検査
- **治療**：**カルシウム**，ビタミンDの摂取，ホルモン補充療法などの薬物療法。

2. 更年期の女性への看護のポイント

更年期には次に続く老年期をできるだけ健康に過ごしてもらい，健康寿命延伸のため，生活習慣病，骨粗鬆症予防などの健康教育を行う。

自分に合ったセルフケアの方法を見つけてもらう。家族を含めた支援を行い，栄養・運動・休息など生活習慣の改善を図る。

D 老年期の健康問題と看護

主な健康問題には，骨粗鬆症，骨盤臓器脱，外陰腟萎縮，外陰炎，フレイル，ロコモティ

ブシンドローム，尿漏れ，生活習慣病，各種がんなどがある。

1. 老年期の代表的な健康問題

ここでは尿漏れ，尿失禁，フレイルとロコモティブシンドロームのポイントを取り上げる。詳しくは，本編 - 第5章「老年期における成長・発達と健康問題」を参照。

1. 尿漏れ，尿失禁

- **定義**：尿の無意識あるいは不随意な漏れが衛生上または社会活動上に問題となるもの。日常生活の不具合や，QOLの低下があれば，受診を促す。
- **原因**：骨盤底障害が大きな原因の一つ。膀胱の下垂が腹圧時の防御反射の効率を低下させ，尿道括約筋の脆弱さを引き起こす。
- **分類**：①腹圧性尿失禁（咳やくしゃみなどの腹圧時に漏れる），②切迫性尿失禁（行きたくなってトイレに行く途中で漏れる）
- **治療**：①腹圧性尿失禁に対しては骨盤底筋訓練（尿漏れ予防体操），膀胱頸部支持用具とコラー

ゲンの尿道周囲への注入療法，手術療法。②切迫性尿失禁，過活動膀胱に対しては薬物療法，骨盤底筋群訓練。

2. フレイルとロコモティブシンドローム

①**フレイル**：「加齢とともに筋力や認知機能などが低下し，生活機能障害・要介護状態，死亡などの危険性が高くなった状態[5]」のことで，適切な介入・支援により，生活機能の維持・向上が可能である。
②**ロコモティブシンドローム**（略して「ロコモ」）：「運動器の機能不全により要介護の状態，および要介護リスクが高まった状態を表す（日本産科婦人科学会）。2014（平成26）年に厚生労働省の勧めで始まった「健康日本21（第2次）」では，ロコモを認知している国民の割合を，2022（令和4）年度には80％に上げることを目標に掲げている[6]。

2. 老年期の女性への看護のポイント

2019（令和元）年，2040（令和22）年の各時点で，65歳である人が100歳まで生存する確率は，2019（令和元）年においては男性の4％，女性の16％に対し，2040（令和22）年においては男性の6％，女性の20％になるとみられている[7]。このような人生100年時代の本格化という社会の変容も踏まえ，日常生活の自立と介護予防のため，老年期の女性自身がセルフケアできるような健康問題の予防に対する支援が重要である。

特に，健康問題の一つであるフレイルの状態になると，将来，転倒によって介護が必要となるリスクが高まる。高齢であることはフレイルのリスク因子の一つである。フレイルの進行にかかわる評価指標として，①体重減少，②疲労感，③身体活動の減少，④握力の低下，⑤歩行速度の低下があげられる。3項目以上該当した場合にフレイルと評価されるため，これらの低下を予防することが大切である。

具体的には，生活習慣病のコントロール，予防接種やうがい，手洗いによる感染症予防（インフルエンザ，肺炎など），筋肉に負荷をかける運動習慣（軽い運動，体操や定期的な運動，スポーツ），低栄養を避けバランスのとれた食事摂取（特にたんぱく質，カルシウム，ビタミンD含有食品），いきがいや趣味，知的活動，人との交流などがあげられる。看護者は，住まい，医療，介護，予防，生活支援が一体的に提供される，「地域包括ケアシステム」の一員として，それぞれの場で多職種と連携し，老年期の女性とサポートする家族を含む周囲の人々に対して支援する。

第2編

1

女性看護学とは

思春期

成熟期

更年期

老年期

文献

1) 鈴鹿有子，他：女性の診かた；年齢・病態に応じた治療戦略，Monthly Book ENTONI，207：2，2017.
2) 厚生労働省：「統合医療」のあり方に関する検討会　これまでの議論の整理. https://www.mhlw.go.jp/stf/shingi/2r9852000002vsub-att/2r9852000002vsy2.pdf（最終アクセス日：2022/6/1）
3) 鳩野洋子：プリシード・プロシードモデル，保健婦雑誌，56（12）：1002-1003，2000.
4) 厚生労働省：女性の健康づくり；「女性の健康週間」の実施について. https://www.mhlw.go.jp/stf/seisakunitsuite/bunya/kenkou_iryou/kenkou/woman/index.html（最終アクセス日：2022/6/1）
5) 厚生労働省：高齢者の低栄養防止・重症化予防等の推進について. https://www.mhlw.go.jp/file/05-Shingikai-10801000-Iseikyoku-Soumuka/0000135469.pdf（最終アクセス日：2022/6/1）
6) 厚生労働省：健康日本21（第二次）目標項目一覧. http://www.nibiohn.go.jp/eiken/kenkounippon21/kenkounippon21/mokuhyou03.html（最終アクセス日：2022/6/1）
7) 厚生労働省：令和2年版厚生労働白書；令和時代の社会保障と働き方を考える，p.14. https://www.mhlw.go.jp/content/000735866.pdf（最終アクセス日：2022/6/1）

参考文献

・厚生労働省：後期高齢者の健康. https://www.mhlw.go.jp/file/06-Seisakujouhou-12600000-Seisakutoukatsukan/0000114063_1.pdf（最終アクセス日：2022/6/1）
・厚生労働省：女性の健康づくり「女性の健康推進室ヘルスケアラボ」. https://www.mhlw.go.jp/stf/seisakunitsuite/bunya/kenkou_iryou/kenkou/woman/index.html（最終アクセス日：2022/6/1）
・厚生労働省：地域包括ケアシステム. https://www.mhlw.go.jp/stf/seisakunitsuite/bunya/hukushi_kaigo/kaigo_koureisha/chiiki-houkatsu/（最終アクセス日：2022/6/1）
・厚生労働省：第11回健康日本21（第二次）推進専門委員会　資料. https://www.mhlw.go.jp/stf/shingi2/0000196943.html（最終アクセス日：2022/6/1）
・厚生労働省大臣官房統計情報部：第20回生命表（完全生命表）. https://www.mhlw.go.jp/toukei/saikin/hw/life/20th/gaiyo.html#top（最終アクセス日：2022/6/1）
・厚生労働省：令和2（2020）年人口動態統計月報年計（概数）の概況. https://www.mhlw.go.jp/toukei/saikin/hw/jinkou/geppo/nengai20/dl/gaikyouR2.pdf（最終アクセス日：2022/6/1）
・厚生労働省：令和2年簡易生命表の概況　結果の概要. https://www.mhlw.go.jp/toukei/saikin/hw/life/life20/dl/life18-02.pdf（最終アクセス日：2022/6/1）
・厚生労働省：HPVワクチンに関するQ&A. https://www.mhlw.go.jp/stf/seisakunitsuite/bunya/kenkou/hpv_qa.html（最終アクセス日：2022/6/1）
・島内憲夫，鈴木美奈子：ヘルスプロモーション―WHO：バンコク憲章〈21世紀の健康戦略シリーズ6〉，垣内出版，2012.
・対馬ルリ子：人生100年時代の女性の生涯健康；女性の健康特性を大切にしよう，アンチ・エイジング医学－日本抗加齢医学会雑誌，14（3）：18-25，2018.
・内閣府：平成16年度版少子化社会白書（全体版）（付録；基礎データ「4 出生数，合計特殊出生率の推移」）. https://www8.cao.go.jp/shoushi/shoushika/whitepaper/measure/w-2004/html_h/html/g3340000.html（最終アクセス日：2022/6/1）
・内閣府：平成16年度版少子化社会白書（全体版）（付録；基礎データ「5 平均初婚年齢の推移」）. https://www8.cao.go.jp/shoushi/shoushika/whitepaper/measures/w-2004/html_h/html/g3350000.html（最終アクセス日：2022/6/1）
・日本産科婦人科学会：産科婦人科用語集・用語解説集　改訂第4版，2018.
・日本産科婦人科学会，日本産婦人科医会編：産婦人科診療ガイドライン；婦人科外来編2020，2020.
・日本産科婦人科学会編著：HUMAN＋男と女のディクショナリー，第2版，2018，p.45.

第 2 章

思春期における
成長・発達と健康問題

この章では

● 思春期女性の身体的特徴を理解する。
● 思春期女性の心理・社会的特徴を理解する。
● 思春期女性のヘルスプロモーションを理解する。
● 思春期の健康問題と看護を理解する。

I 思春期の身体・心理・社会的成長・発達

A 思春期女性の身体的特徴

1. 第2次性徴

1 思春期と第2次性徴の定義

　思春期とは，身体発育と性機能が急速に発達する時期である。日本産科婦人科学会では，思春期を「性機能の発現開始，すなわち乳房発育ならびに陰毛発生などの第2次性徴発現に始まり，初経を経て第2次性徴の完成と月経周期がほぼ順調になるまでの期間」[1]と定義している。年齢では8〜18歳頃を指す。

　第2次性徴とは，性ホルモンなど内分泌系の様々な活動によってもたらされる性的成熟である。その特徴では，初経（月経開始），発毛（陰毛と腋毛の発生），乳房の発育，皮下脂肪の蓄積，骨盤形態の変化がある。第2次性徴は，乳房の発育，陰毛の発生，初経の順で起こる。

2 思春期女性のホルモンの変化と第2次性徴

　思春期の女性では，脳内にある視床下部から性腺刺激ホルモン放出ホルモン（gonadotropin releasing hormone；GnRH）の分泌が増加し，下垂体に命令が出される。その後，下垂体から性腺刺激ホルモンであるゴナドトロピン（黄体化ホルモン［LH］，卵胞刺激ホルモン［FSH］）が分泌され，卵巣に作用する。卵巣は発育し，卵巣から女性ホルモン（卵胞ホルモン［エストロゲン］と黄体ホルモン［プロゲステロン］）が分泌される。その結果，乳房の発育などの第2次性徴が起こる。思春期におけるホルモンの変動は精神的な不安定感をもたらし，第2次性徴による身体の急激な変化は，心身のアンバランスを引き起こす。

3 初経と月経が起こる機序

　初経は，生殖能力が備わったことを意味する。日本人女性の初経年齢は，1977（昭和52）年までは若年化がみられていたが，その後はほとんど変化がなく，初経の平均年齢は満12歳である。初経開始時期が10〜15歳未満を正常範囲とし，それより低年齢で初経が発来する場合を**早発月経**，15歳以上18歳未満で初経が発来する場合を**初経遅延**，満18歳になっても発来しない場合を**原発性無月経**という[2]。

　生まれたときに卵巣内にある卵胞は約200万個あるが，月経開始時期には約30万個に減少する。多くの卵細胞は直径が0.5mmぐらいの大きさまでしか発育せず，その後萎縮し

第2編

女性看護学とは

2 思春期

成熟期

更年期

老年期

消滅する[3]。FSH の分泌により卵胞は発育し，直径が 2～3mm 以上に発育し萎縮するようになる。発育した卵胞からエストロゲンが分泌され，性器の発育が促される。さらにエストロゲンの分泌が多くなると子宮の内膜が厚くなり，成熟した卵胞の萎縮に伴い，エストロゲンの低下が起こり，子宮内膜がはがれ落ちる。はがれ落ちたものは，出血として腟をとおして排出される。これを月経という。初経の時は，ほとんど無排卵であり，初経後 1 年以内では無排卵性月経は 80％にみられる。初経後，排卵を伴う完全な月経周期が確立されるまで 7 年ほどかかる[4]。

月経の発来には，身体の発育が不可欠である。年齢としては 12 歳前後，身長 140cm，体脂肪率 22％ を超えることが月経開始の目安とされている[5]。また，初経の時の体重は 43kg 前後が目安であり，35～49kg が 85％ を占める[6]。

4 ┃ 月経周期

月経周期は，月経開始第 1 日目から次の月経開始日までの日数で，おおむね 25～38 日

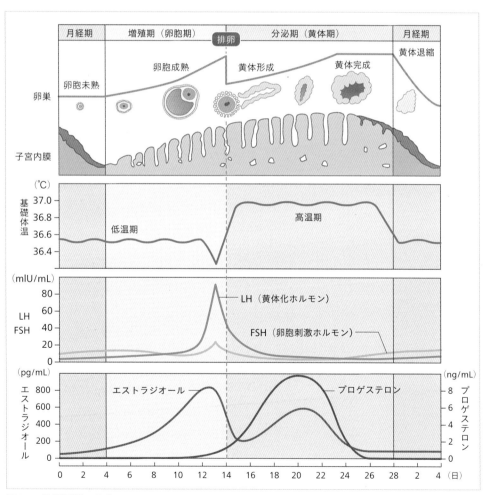

図2-1 月経周期の変化

である。月経から排卵までの前半期は，14～21日であり，排卵後から次の月経までの間は約14日である。月経周期は，増殖期，分泌期，月経期の3つに分かれる。増殖期は，エストロゲンの作用により，子宮内膜の厚みが増す。分泌期では，排卵後，エストロゲンにプロゲステロンの作用が加わり，子宮内膜がさらに肥厚し，7mm以上の厚さとなる。月経直前の分泌期では，間質の浮腫が消失するため，子宮内膜の厚みが減少する。月経期では，エストロゲンとプロゲステロンの消退のため，月経が起こる（図2-1）。

　月経持続日数は3～7日（平均5日）であり，月経血量は20～140mL（平均50mL）である。

5 ｜ 排卵のメカニズム

　視床下部からGnPHが分泌され，下垂体前葉に作用し，下垂体からゴナドトロピンのFSHとLHが分泌される。その結果，卵巣では卵胞が発育する。5mm以上に発育した卵胞は，FSHの刺激によりさらに発育，成熟し，約20日かけて排卵可能な卵胞となる。直径20mmまで成長した成熟卵胞は，FSHの作用により，顆粒膜細胞においてLH受容体が誘導され，下垂体からの排卵刺激であるLHサージ（下垂体から一時的に大量のLHが分泌されること）に反応できるようになる。排卵が近づくと，卵胞内圧は上昇し，卵胞壁は薄くなり，卵胞壁が破綻し排卵する。排卵された卵子が受精・着床せず，妊娠が成立しないと，厚くなった子宮内膜ははがれ落ち，月経が起こる。

6 ｜ 乳房の発育

　8～10歳前後から，エストロゲンの作用により，乳房が発育する。乳頭のみ突出していた乳房が，乳頭と乳輪がともに突出し，アーチ状に膨隆した乳房上に乳頭が半球状に盛り上がる。その後，乳輪は乳房の膨らみの中に入り，乳頭だけが突出した成熟乳房へとなる。

　乳房発育度は，タナー（Tanner）の5段階の分類（表2-1）があり，乳房の発育開始からおよそ1～2年で初経が起こる。

表2-1　乳房の発育度の分類（タナーの5段階の分類）

	乳房（正面）　乳房（側面）	特徴
I期		性徴発現のない時期，乳頭だけが突出している。
II期		つぼみの時期ともいい，乳頭が突出し乳輪の直径も少し広がり，乳房が小さい高まりを形成している。
III期		乳房と乳輪がさらに膨隆しているが，乳輪部とほかの部分との間に段がない。
IV期		乳頭と乳輪が乳房の上に2つめ目の山として突出してくる。
V期		丸みをもった半球状の乳房を形成し，乳房の全輪郭に対して乳輪と乳頭の間にくぼみをつくり，このため乳頭だけが突出した成人型となる。

表2-2　陰毛の発育度の分類（タナーの5段階の分類）

	陰毛	特徴
I期		性徴発現のない時期，陰毛の発生なし。
II期		大陰唇に陰毛が発生するが，極めてわずかしかなく，正面方位では発毛状態がわからない。
III期		恥丘にも発毛が広がり，正面方位で発毛状態が明らかに認められる。
IV期		ほぼ成人型であるが，大腿内面には発毛がみられず，また発毛の範囲も成人より狭い。
V期		大腿内面の発毛がみられ，量的にも型のうえでも成人型となり逆三角形をしている。

7　発毛

　陰毛の発生に続き腋毛の発生が起こり，腋窩，外陰部の分泌腺や全身の皮脂腺や汗腺の活動が活発となる。陰毛の発生もタナーの5段階の分類（表2-2）で発育度が評価できる。

8　体格の変化

❶身長

　思春期女性の身長の急速な発育は平均12歳頃で，男性よりも2歳ほど早い。身長の発育は骨格の成長によることが大きい。年齢別身長の年間発育量では，8〜11歳の身長の伸びが大きい（図2-2）。女性の発育速度のピークは平均7cm/年である。身体の各部位の骨の発育は，遠位から近位へと進む。下肢では，足，下腿，大腿の順で，上肢では手から上腕への順で発育する。四肢の発育後に体幹の伸長が起こり，胸壁の前後径が増大する。12歳前後で月経が始まると，長管骨の骨端線が閉じて身長の伸びが鈍くなる。

❷骨盤の形態の変化

　11歳頃から骨盤の大きさ，形に男女の差が現れる[7]。女性の骨盤は男性と比べ丸みをおび，卵円形で出産に適した形となる。

❸皮下脂肪の蓄積

　10歳頃から，腰部，殿部，大腿，乳房に脂肪が沈着し，丸みを帯びた体型となる。

❹体重

　脂肪沈着による体脂肪量の急激な増加が体重の増加に影響する。発育ピーク時には5kg/年の増加がみられる。年齢別体重の年間発育量では，8〜12歳の体重の増加が大きい（図2-2）。

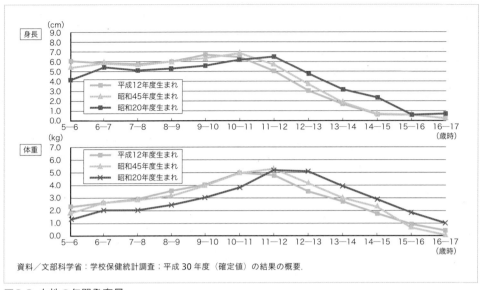

資料／文部科学省：学校保健統計調査：平成 30 年度（確定値）の結果の概要.

図2-2 女性の年間発育量

B 思春期女性の心理・社会的特徴

1. 性意識・性行動の発達

　身体の性的成熟とともに，心理的に異性に対する関心が高まる。男女共に小学生の高学年で約半数が異性を意識し始め，中学生になると急速に異性への意識は高まる。さらに異性との交際も始まりだし，高校 3 年生では 7 割以上が異性の友人をもっている。デート経験率では，中学生女子の約 20 ％，高校生女子の約 60 ％が経験している[8]。思春期女性は好きな男性と手をつなぐことで満足感を覚え，性交渉を好まないこともある。

　思春期の性行動の特徴としては，性交渉した相手との交際期間が短いことやパートナーが多いことがあげられる。性交渉経験のある高校生女子のうち，3 人に 1 人がこれまでのパートナーが 3 人以上と答えている。性交渉経験率は，16 歳頃から急に上昇してくる。中学女子の性交渉経験率は 5 ％未満であるが，高校女子になると 20 ％を超えている[9]。

　思春期の女性の性交渉では，妊娠を避けるための避妊をすることが多い。性交渉経験をもつ高校生女子では，約 90 ％が避妊をしており，18 歳以下で初めて性交渉をした女性では，約 80 ％が避妊をしている。避妊方法は，コンドームの使用率が高く，低用量ピルの使用率は低い。

1 ｜ 性交渉を経験した思春期女性の相談

　妊娠に関する相談事業を実施している非営利団体（一般社団法人）「にんしん SOS 東京」の報告では，10 歳代の相談では，「妊娠したかもしれない」という相談が 80 ％まで上っ

た[10]。多くの相談者は，自分の生理周期や排卵日に関する正しい知識をもっていない，自分のからだについての知識や理解の乏しいままで性交渉をしている。また，月経周期を確認すると，排卵がうまく行われていないことが予想できるケースや，ホルモンバランスの不安定さへの治療が必要と予想されるケースもある。10歳代女性の相談者は，「だれにも相談できない」「親にも心配をかけたくない」「彼にも心配させたり，不安な気持ちにさせたりしたくない」と考えており，だれにも言えずに悩んでいることが多い。

10歳代からの相談の特徴として，インターネットを介して相談窓口にたどり着くことやメールでの相談が最初の入り口であることが多く，高校生からの相談では，70％にも上る。また，10歳代ではインターネットで妊娠に関する動画を見たことをきっかけに相談につながることが多い。

2 援助交際

援助交際とは，女性が金銭等を目的として交際相手を募集し，性行為などを行う売春の一形態である[11]。高校生など18歳未満の女性が援助交際を行うことも多く，児童福祉法第34条（児童に淫行をさせる行為）に違反する児童買春問題となる。子どもを対象とした援助交際は，間接的性的虐待ともとらえられる[12]。

未成年女性の援助交際の広がりは，スマートフォンやパソコンからのインターネットをとおして，ほかのだれにも相手のことを知られず，本人が直接交信することができることから，1990年代から始まり，メディアで大きく取り上げられるようになった[13]。さらに，「パパ活」などとも言い換えられ，抵抗感の少ない呼び方が広まり，足を踏み入れるハードルが下がっている[14]。援助交際を経験しやすい女子は，「ギャル」志向の高校生やメンタルヘルスの危機的状況の高校生であった[15]が，一見お嬢様風の女子などの一般家庭の女子たちが援助交際のターゲットへと変わってきている[16]。

援助交際を行う理由として，簡単にお金がもらえるという金銭的なこと，親子関係や対人関係がうまくいっていないこと，自己肯定感をもてないこと，将来に対する悲観などである[17]。貧困による経済的な理由ではなく，「遊ぶお金」が必要となり，援助交際を行う女子高校生が2000年頃から増加している[18]。援助交際を行う女性に起こり得るリスクとしては，犯罪に巻き込まれるリスク，性感染症の罹患や妊娠のリスクがある。

援助交際を行った女性への非難や罰ではなく，彼女らの話を受け止め，一緒に考え，安心できる居場所を提供できる支援が必要とされている。

2. 人間関係

1 思春期危機

クレッチマー（Kretschmer, E.）は，身体的成熟と精神的成熟のズレから思春期危機が生じると考え，思春期危機を「決して疾病でも神経症でもなく，むしろ限局された体質的な

時間経過である」と定義した。エリクソン（Erikson, E. H.）は，思春期から青年期にかけての発達課題に，**自己同一性**（アイデンティティ）の確立をあげた。思春期の時期は，だれにとっても大なり小なり危機的であり，思春期に悩むことは精神的な成長として不可欠であるという考え方から，思春期危機という概念をとらえることが重要である[19]。

2 | 親子関係

思春期に入り，身体的にも心理的にも急速な発達を遂げ，心身の能力が大人と同じあるいはそれ以上の水準になると，自分はもう子どもではない，一人前の大人だという意識を強くもつようになる。そのため，親から保護を受け，親に依存をしていた親子関係から離れ，親からの独立をしたいという要求をもつようになる。自分の考えや判断で行動しようとするようになり，親や教師をうっとうしく感じ，反抗的な態度をとるようになり，親の言うことを聞かなくなる。小学校6年生，中学校2年生，高校2年生の女子で「私は親の言うことを聞かない」という生徒は，50〜65％を占めている。

子どもが精神的に独立していく過程で親に反抗的になる時期を**第2反抗期**とよぶ。反抗をするきっかけや現れ方では，「親からの干渉，指示に対する反抗」「親の都合優先に対する反抗」「無理解に対する反抗」「きょうだい関係の扱いの不公平に対する反抗」「理由なき反抗」「自分の存在を主張するための反抗」など様々である。反抗のしかたとしては，口答えをする，口をきかない，言い争いをする，部屋に閉じこもる，食事を摂らないなどの行動をとる。親に暴力を振るう，家を飛び出すという反抗をすることもある。このような反抗をしつつも，一方では頼っていたい，甘えたいというアンビバレントな感情ももっている。親離れをしても，親との距離を適度にとりながら，親子関係を保つことで健全な成長を促すことができる。

3 | 自己同一性の確立

思春期では，親や社会からの期待に沿ってつくられたこれまでの自分と，自分自身の内部にある自分との統合に悩み，いったいどれが本当の自分なのか，という疑問をもつようになる。そして「私は何者なのか」「私はどう生きたらいいのか」など，自分がどのような人間かを見いだしていくようになる。また，もう一人の自分が意識され，自分の価値，能力，長所，欠点，短所，弱点を知り，自分の役割について考え，自己同一性（アイデンティティ）を確立していく。様々な葛藤のなかで，自らの生き方を模索し始める。現代のように様々な価値観が混在し，支配的な価値体系の存在しない状況では，アイデンティティの確立にかかわる葛藤は大きい。

4 | 友人関係

思春期は，身体の成長に心の成長が追いつかず，だれもが不安定な気分になりやすい時期である。性的成熟に伴う不安や，自我に目覚め自分自身を確立できない不安から，共通

の問題を話し合い，理解し合える友人を求めるようになる。思春期では，友人との関係は，単なる遊び仲間から精神的な結びつきを求めるようになる。友人は，共に遊び，共に行動をする仲間以上に，互いに理解し合い，励まし合い，支え合って，それにより心の安定感を得ることができる仲間となる。

友人どうしの付き合いが深まると，特定の何人かが親しい友人として選ばれ，親友関係を形成する。親や教師に言えない悩みも相談し合うようになり，共に助け合い，困難に立ち向かう仲間だという連帯感を強める。そのため，仲間や友人の存在は，家族以上に重要となり，家族よりも友人どうしのルールのほうが大切となり，親にうそをついても，友人どうしのルールを守ろうとする。

II　思春期のヘルスプロモーション

A　思春期女性の健康問題

思春期女性の健康問題は，個人としての健康寿命だけでなく，将来の社会にとっても重大な問題となる。近い将来，思春期女性は生殖年齢となるため，生殖機能の健康が損なわれると，パートナーや次世代の子どもへの影響もある。2013（平成25）年に討議会で取りまとめられた「健やか親子21」の最終評価では，主要課題の一つである「思春期の保健対策の強化と健康教育の推進」の指標の評価を行った。10代の性感染症罹患率の減少は，目標を達成し改善された。10代の人工妊娠中絶率の減少は，目標に達しはしなかったが改善はされた。10代の自殺率の減少は，みられなかった。2015（平成27）年からは「健やか親子21（第2次）」を設定し，10年後の目指す姿を，すべての子どもが健やかに育つ社会とした。

1. 身体的変化の心理的影響

思春期の急激な身体的変化は，それまでの自分の姿に対してもっていたイメージ（身体像）を大きく変化させる。初経を経験し，今まで経験したことがない身体的な変化により，混乱させられる。自分の身体の変貌を知り，大きな心理的ショックを受けたり，驚きや恥ずかしさ，これからどう変わっていくのか不安感を覚えたりする。こうした変化を受け入れ，新たな身体像を自分のなかでなじませていき，女性としての自己を形成していく。

自分の身体の変貌は，自分の身体に対し，強い関心をもたせる。仲間と比べ，自分の身体の発育は遅れているのではないか，違っているのではないかと心配し，少しでも違いや遅れがあると感じると，深刻に悩むようになる。自分の身体について，友人や異性がどう見ているのかに強い関心をもち，他人から見て魅力的な身体になりたいと望むようになる。

背が低いこと，太り過ぎていること，美しくないことが悩みとなり，「デブ」などの不用意な他人の言葉に深く傷つけられる。太っていると言われたくなくて過度に食事制限をし，健康を害することもある。

2. 摂食障害

摂食障害は，ストレスなどにより食行動が乱れることで，「神経性やせ症」「神経性過食症」，そのほかの摂食障害の総称である[20]。摂食障害の90％以上が女性であり，思春期に発症し，成熟期全般にわたり，長期に罹患することも多い。神経性やせ症は，やせ願望や肥満への恐怖心から食事を拒否し，著しい低体重や低栄養状態に至るものである。食欲はあるが，努力して食べない（拒食）ということを続けているうちに，食べようと思っても食べられなくなり，症状が悪化すると，拒食から過食，嘔吐へと移行し，適切な治療を受けなければ，死に至ることもある。神経性過食症は，食のコントロールが困難となり，頻繁な過食がみられる疾患である。過食による体重増加を打ち消すために，自己誘発性嘔吐や下剤の乱用をする行動もみられる。

　思春期の摂食障害の根底には，第2次性徴の拒否があると考えられる。摂食障害と診断されないで，標準体重の女性であっても，不十分な食事，自己誘発性嘔吐や下剤の乱用などで，ビタミンやミネラル不足が起こり，体調不良となる場合もある。骨量は10～20歳代がピークであり，その時期にダイエットを行い骨量が低下すると，更年期以降の骨粗鬆症を発生しやすくなる[21]。

3. 起立性調節障害

起立性調節障害は，立ちくらみ，失神，朝起き不良，動悸，頭痛などの症状を伴い，思春期によく起こる自律神経機能不全である。重症になると，自律神経による調節の障害，特に上半身と脳への血流低下があり，日常生活が困難となり，長期に及ぶ不登校や引きこもりを起こす[22]。10～16歳の女性がなりやすく，軽症も含めると小学生の約5％，中学生の約10％に起こっている。また，不登校者の約30～40％に起立性調節障害がある。

　午後以降は元気になる特徴があるため，怠けと誤解されやすい。本人と保護者には身体疾患であることを説明し，気持ちでは治らないことを理解してもらうことが重要である。予防のための日常生活上の工夫では，座位や臥位から起立するときは頭部を下げてゆっくり起立すること，静止状態の起立は1～2分程度にすること，適度な水分摂取と塩分摂取，筋力低下の防止，早めの入眠などを行う。心理的ストレスも症状に影響するため，保護者，学校関係者が医療機関と連携し，生活を見守る体制を整えていく必要がある。薬物療法は，これらの日常生活上の工夫を試みたうえで行う。

4. 人工妊娠中絶

　2021（令和3）年の10歳代の人工妊娠中絶件数は9093件で，20歳未満の女性の人口

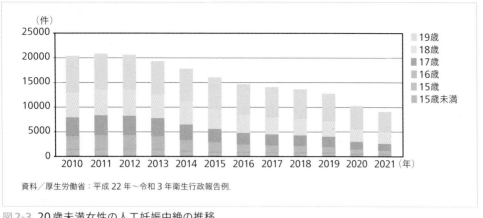

資料／厚生労働省：平成22年～令和3年衛生行政報告例.

図2-3 20歳未満女性の人工妊娠中絶の推移

1000対3.3であり，2010（平成22）年以降では，2011（平成23）年に前年度より増加したものの，全体的に減少傾向である（図2-3）。減少傾向の理由は，低用量ピルの普及や性教育の効果，男性の性行動の消極性などが影響しているという見解がある[23]。人工妊娠中絶では女性と男性の両方の同意が必要であるが，10歳代のケースでは，パートナーが複数で相手がわからないこともある。20歳未満の場合は，保護者の同意が必要であることや費用が準備できないことから受診が遅れやすく，中期中絶（妊娠12週0日～21週6日）が多い。人工妊娠中絶を繰り返す女性が多いという問題もある。

　中期中絶では，胎児を分娩させる方法を取ることが多く，子宮口を拡張させる器具を使用し，陣痛を起こす薬剤を使用することになる。そのため，母体への負担や苦痛が大きくなる。繰り返される人工妊娠中絶は，不妊症の原因や精神的ダメージとなるため，適切な避妊法の指導が必要である。

Ⓑ 思春期女性のヘルスプロモーション

　思春期の女性のヘルスプロモーションでは，月経時の適切なセルフケアの習得，性感染症予防，避妊方法，ヒトパピローマウイルスのワクチンや予防接種方法の知識の充実があげられる。

1. 月経のセルフケア

　月経時には，適切な生理用品の使用や身体の清潔の保持，運動や月経痛の軽減手段について，自分自身で行動できることにより，快適に月経期間を過ごすことができる。思春期では，月経への対処などを獲得していく過程にある。初めての月経の経験は，驚きや困惑をもちやすく，経血への対処法としてナプキンを適切に使用できないこともあるため，支援が必要となる。月経に関しての知識は，小学校の授業や母親から学ぶことが一般的であるが，月経異常や月経前症候群，月経中の生活などの知識まで得る機会が少ない。

　月経時の対処方法としてはナプキンとタンポンがあるが，タンポンは長期間留置するこ

とにより，トキシックショック症候群（黄色ブドウ球菌の産生する毒素が原因で起こる急激に発症する非伝染性の全身性疾患）を起こす可能性がある。そのため，タンポン使用は8時間以内の使用，清潔な手指で取り扱うなどに気をつける必要がある。タンポンは取り扱いが難しいことから，初経が来てまもない時はナプキンを使用し，こまめに交換することが望ましい。

月経中に何らかの痛みを自覚する思春期女性は8割以上に上る[24]。10歳代の女性では，子宮頸管が狭いために経血が排出されるときに痛みを感じやすい。腹部や腰部の月経痛の緩和方法として，鎮痛薬，からだの冷えや骨盤内の血流を改善する漢方薬の使用，腹部や腰部の保温，入浴や足浴，腰や足の体操，精神的リラクセーションがある。自分に合った対処方法を見つけて活用できるようになることが望ましいが，日常生活が困難となる耐え難い疼痛がある場合は病院受診が必要である。

2. 思春期女性が罹患しやすい性感染症

性感染症は，性的接触を介して感染する感染症である。キスや性交渉により感染するため，異性との交際も始まる思春期女性の年齢層では，性感染症が増加する。性感染症は，日本では重点的に監視している感染症であり，定点調査が実施されている。2013（平成25）～2021（令和3）年の思春期女性の性感染症の罹患推移は，梅毒は増加傾向であり，性器クラミジア感染症は減少傾向，性器ヘルペス感染症，尖圭コンジローマ，淋菌感染症は横ばい傾向である（図2-4）。2021年時点の性感染症に罹患した女性のうち思春期女性の割合は，性器クラミジア感染症では約11%，性器ヘルペス感染症では約4%，尖圭コンジローマでは約7%，淋菌感染症では約14%，梅毒では約6%で，性器クラミジア感染症と淋菌感染症の罹患率が高い。

性感染症に罹患した場合，無症状や帯下の増量や皮膚粘膜症状など比較的軽い症状であることに加え，10歳代の女性では産婦人科の医療機関を受診する抵抗感もあり，早期に受診することをためらいやすい。性感染症の治療が遅れると，不妊症や性器がん，エイズの発生のリスクが上昇する。さらに性感染症に罹患した女性が妊娠した場合は，母子感染

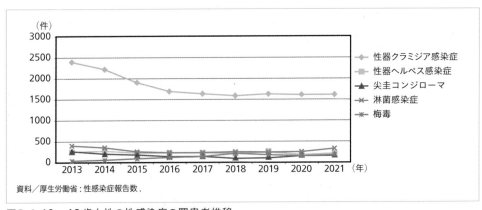

資料／厚生労働省：性感染症報告数.

図2-4 10～19歳女性の性感染症の罹患者推移

を起こし, 生まれてくる子どもに影響を与えることもある。そのため, 思春期女性が性交渉を経験する前から性に関する健康教育を受け, 性感染症に罹患しないようにすることが重要である。

3. 思春期女性に適した避妊法

思春期女性の意図しない妊娠を避けるためには, 適切な避妊をすることが必要である。思春期の避妊法では, 安価で使い方が比較的容易であり, 性感染症予防もできるコンドームが最も適している。しかし, 男性主体の方法であり, 適切な使用がされているか, 中学生や高校生の女性がパートナーにコンドームの装着を求めることが困難という欠点がある。

低用量ピルは, 女性が自分の意思で選ぶことができ, 妊娠率も 0.3％と非常に低い。しかし, 医師の処方箋が必要である。また, 服用開始時の悪心などの副作用や, 毎日服用するわずらわしさがある。

基礎体温法は, 基礎体温を測定し, 妊娠しやすい時期を予測し, 避妊する方法である。毎日, 起床前の安静時に婦人体温計を用いて, 舌下で測定する。女性の基礎体温は,「低温期」と「高温期」の2相があり,「低温期」と「高温期」の温度差は, 0.3℃以上ある。高温期に上昇する前の低温期が排卵日と予測できるため, 避妊に利用することができる。最も妊娠しやすい排卵日, 排卵日前3日と排卵日後の1日は, 性交渉を避けるようにする。

リズム法は, 子宮頸管内の分泌物が排卵3日前から透明で粘り気がある頸管粘液に変化することを利用し, 排卵期を予測する方法である。頸管粘液の量や性状を注意深く毎日観察する必要がある。

子宮内避妊器具は, 医師による装着や除去が必要で, 下腹部痛や腰痛などの副作用や不正出血をすることもあり, 妊娠経験のない思春期女性には適さない。

100人の女性が, 1年間使用し, 何人が妊娠するのか示したものをパール指数といい, この指数が低いほど, 避妊効果が高いと評価される。各避妊法のパール指数は, 経口避妊薬 0.3 人, 子宮内避妊器具（IUD）0.6 人, コンドーム 2 人, リズム法（基礎体温法）0.4〜5 人である[25]。

4. ヒトパピローマウイルスワクチンの接種

ヒトパピローマウイルス（human papillomavirus：HPV）は, 子宮頸がんや尖圭コンジローマの原因である。HPV 感染予防のワクチンには, 子宮頸がんを引き起こす HPV16/18 に対する2価ワクチンと, HPV16/18 に尖圭コンジローマの原因となる HPV6/11 を加えた4価ワクチン, さらに HPV31/33/45/52/58 をくわえた9価ワクチンがある。2価ワクチンと4価ワクチンは定期接種で公費として受けられるが, 9価ワクチンは定期接種ではなく任意となっている。

性交渉を体験する前の女性にヒトパピローマウイルスワクチンを接種することにより, 感染を予防できることから, 思春期に接種することが推奨されている。日本では, 2013（平

成25）年 4 月から定期接種（公費助成）となったが，ワクチンの副反応の報告件数が多くなり，厚生労働省は「定期接種を積極的に推奨すべきでない」と通知し，ホームページでワクチンの意義と効果，接種後に起こり得る症状を確認後，検討するように周知した[26]。しかし，2021（令和 3）年 11 月に，専門家の評価により「HPV 積極的勧奨を差し控える状態を終了することが妥当」とされ，原則 2022（令和 4）年 4 月から，ほかの定期接種と同様に，個別の勧奨を行うこととなった[27]。また，ワクチン接種の推奨を差し控えていた時期に，対象年齢であった 1997（平成 9）年 4 月 2 日〜2006（平成 18）年 4 月 1 日生まれで，過去に HPV ワクチンを合計 3 回受けていない女性は，2022（令和 4）年 4 月からの 3 年間，HPV ワクチンを公費で接種できることとなった。

　接種の対象は小学 6 年生〜高校 1 年生の女子で，標準的な接種は中学 1 年生となる年度に 6 か月の間に 3 回接種する。接種後の副反応として，発熱や接種した部位の痛みや腫れ，注射の痛み，失神などがある。ワクチン接種時に対応する看護職は，接種者の転倒予防のため，接種後 30 分程度は椅子に座り，立ち上がることを避けるように指導し，様子をみるようにする。副反応があり，医療機関での治療が必要となった場合は，救済制度が受けられることがあるため，居住地の市区町村の予防接種担当へ相談することを伝える。

III　思春期の健康問題と看護

Ⓐ 月経異常

　月経異常とは，月経の周期，量，持続期間，開始時期，停止時期などの異常，さらに月経随伴症状などを含んでいる。月経異常となる原因は，間脳，下垂体，卵巣系の機能異常に基づく排卵障害，黄体機能障害，卵巣や腟の器質的病変による。

　月経は，女性の健康の指標であり，重要な生理的現象である。月経異常となる前から対応が必要となる。経口避妊薬でもある低用量ピルを服用して月経困難症や月経過多などの月経トラブルから身を守り，子宮内膜症の予防・治療をとおして妊孕性を保つことも重要となる。

　思春期女性は，産婦人科を受診したくても保護者やまわりの大人に相談ができず，受診が遅れる傾向がある。さらに，羞恥心を伴う診察は，思春期女性の受診に抵抗感をもたらしやすい。思春期女性が産婦人科で安心して受診し適切な治療が受けられるように，相談者の対応や産婦人科の看護職を含めたスタッフの対応が重要となる。

1. 無月経

　無月経とは，性機能の成熟がみられる年齢になっても月経が発来しないもの，また整順

な月経周期をもつ女性が予定月経発来日を過ぎても発来せず，本人が異常と感じたものである[28]。無月経であっても，妊娠期や産褥授乳期の女性は，生理的無月経である。また，原発性無月経は，18歳になっても初経が発来しないもので，続発性無月経は，月経発来後に無月経になったものである。

初経の発来があった後に，体重が42kgを割ると月経が止まりやすくなるといわれている[29]。BMI（body mass index）が18.5未満のやせた女性ほど，月経不順から無月経になることがある（体重減少性無月経）。長期間無月経が続くと，体重が戻っても，脳下垂体の機能不全による排卵障害が起こり，月経周期が元に戻らなかったり，無排卵月経となったりすることがある。逆にBMI35以上の高度肥満では，排卵障害が起こりやすい[30]。

2. 月経周期の異常

月経周期の異常では，周期が39日以上3か月以内の希発月経と，周期が25日以内の頻発月経がある。希発月経も頻発月経も，排卵障害が原因であることが多い。

3. 月経血の量の異常

月経血の量が異常に多いか（過多月経），または少ないか（過少月経）の異常がある。過多月経の原因は，子宮の粘膜下筋腫や，腺筋症，子宮内膜ポリープなどの子宮の器質的疾患，性ステロイドホルモン分泌異常に基づく子宮内膜増殖症などである。月経の持続期間が8日以上の過長月経や2日以下の過短月経を伴っていることが多い。

4. 月経随伴症状の異常

1 月経困難症

月経困難症は，月経に随伴して起こる病的症状である。症状は，激しい下腹部痛，腰痛，下肢に放散する痛みなどの月経痛を主とする局所症状と，頭痛，発汗，興奮，悪心・嘔吐，乳房痛，唾液分泌亢進などの症状を伴うものである。

2 月経前症候群

月経前症候群（premenstrual syndrome; PMS）は月経周期に随伴し，月経7日前くらいから頭痛，不眠，不安感，悪心・嘔吐，腰痛，心悸亢進，顔面の浮腫，乳房の緊満などの不快な全身症状が出現し，月経の開始とともに消失する症候群である。

B 性感染症

性感染症は，性的接触を介して感染する感染症である。思春期女性が罹患しやすい性感染症は，性器クラミジア感染症，性器ヘルペス，尖圭コンジローマ，淋菌感染症，梅毒で

ある。各疾患の詳細は，第3編-第3章「リプロダクティブ・ヘルス／ライツに関する看護の実際」に記載しているので，参照されたい。

1. 日本の思春期女性への性教育

日本では，性に関してオープンに話ができない風土があり，性教育は学校での集団教育が多く，家庭内で性の話ができる環境が整っていない。家庭で性に関する話題を話してこなかった場合，思春期となった子どもは，性の知識を友人，雑誌やマンガなどのメディア，インターネットなどに求めることもある。メディアなどからの性に関する情報は，身体的な興味本位の内容が主で，性が暴力的に描かれているなど間違った情報もあり，情報の取捨選択を適切にできる教育も必要となる。

2. 性感染症予防教育

性感染症予防では，国の予防施策として「性感染症に関する特定感染症予防指針」があり，5年ごとに改正されている。2018（平成30）年の改正ポイントでは，若年層の性器クラミジア感染症，性器ヘルペス，尖圭コンジローマ，梅毒，淋菌感染症の発症の割合が高いことから，重点的に取り組む対策を中心に，社会全体で総合的な性感染症対策を実施するために改正が行われた[31]。学校教育において，学習指導要領に則り，児童生徒の発達段階および保護者や地域の理解を踏まえることや，教育者が性感染症に関する教育の重要性を認識し，保健所との連携による教育の普及啓発に取り組むことの重要性が記載されている。

思春期女性に対する性教育では，実際に役に立つ指導が行われることが重要である。学校教育に加え，地域の保健所，助産師会などの専門職団体，NPO団体との連携により，思春期女性が求める性教育を提供していくことが必要である。

C 妊娠

思春期における妊娠は，"若年妊娠"や"10代妊娠"とよばれ，医学的にも社会学的にも注意を要する必要がある。10歳代の女性が妊娠した場合は，出産よりも人工妊娠中絶が選択されることも多い。2017（平成29）年の10歳代の分娩数は9898件と全分娩数の1%程度である。一方，2021（令和3）年の10歳代の人工妊娠中絶は9093件で人工妊娠中絶全体の7.2%を占めている。本人の意図に反した人工妊娠中絶は，本人も家族も苦しめる結果となる。思春期の女性が自分のからだのことや自分の子どもに関することを，自分で決めることができるような支援が必要である。

出産を選択した10歳代妊婦も，初診時期が遅くなり，正確な妊娠週数が判断しにくい，妊婦健診の回数が少なく，十分な出産準備ができないなどの問題が起こりやすい。10歳代妊婦には，20歳代以降の妊婦と比べ，早産や低出生体重児の出生が多い。妊娠中の食事や体重の管理が適切にできないことや喫煙や飲酒などの問題があり，妊娠高血圧症候群

第2編

女性看護学とは

2 思春期

成熟期

更年期

老年期

や周産期死亡も 20 歳代よりも多い[32]。10 歳代の女性が出産した後，自分で養育すること
を希望していても，養育環境が不十分で結果的に児童虐待につながるケースもあり，病院，
保健所，児童相談所，福祉事務所など関連機関が連携する必要がある。

文献

1) 日本産科婦人科学会編：産科婦人科用語集・用語解説集，改訂第3版，日本産科婦人科学会，2013，p.219.
2) 日本産科婦人科学会編：産科婦人科用語集・用語解説集，改訂第4版，日本産科婦人科学会，2018，p.65, 165, 212.
3) 武谷雄二，他監：プリンシプル産科婦人科学；1 婦人科編，第3版，メジカルビュー社，2014，p.82.
4) 前掲3)，p.112.
5) 吉沢豊予子責任編集：助産師基礎テキスト 2018 年版，第2巻，女性の健康とケア，日本看護協会出版会，2017，p.21.
6) 前掲3)，p.111.
7) 松本清一：思春期婦人科外来；診療・ケアの基本から実際まで，文光堂，1995，p.33.
8) 日本児童教育振興財団内日本性教育協会編：「若者の性」白書；第7回青少年の性行動全国調査報告，小学館，2013，p.24.
9) 前掲7).
10) 三浦緑：にんしん SOS の現場から；10代からの相談が教えてくれること，季刊セクシュアリティ，87：43-50，2018.
11) 日本助産師会：思春期指導実践マニュアル，日本助産師会出版，2012，p.175.
12) 鈴井江三子：子どもへの性的虐待『犯罪統計書』の分析と聞き取り調査から（後編），ペリネイタルケア，25（5）：93-99，2006.
13) 歌川光一，他：生徒指導上の問題としての援助交際再考，学苑，936：53-63，2018.
14) 大久保真紀：（子どもへの性暴力）第3部・消費する社会：5「援助交際」，修学旅行に行きたくて，朝日新聞朝刊，2020/12/08，p.25.
15) 前掲13).
16) 尾木直樹：自立できぬ男たちの性，助産婦雑誌，53（3）：61-64，1999.
17) 前掲11)，p.58.
18) 前掲13).
19) 青木省三：僕のこころを病名で呼ばないで；思春期外来から見えるもの，岩波書店，2005，p.37-38.
20) 鈴木雄一：摂食障害（神経性やせ症），日本小児心身医学会ホームページ．http://www.jisinsin.jp/detail/15-iguchi.html（最終アクセス日：2022/6/1）
21) 早乙女智子：思春期女性の健康課題と予防医学，予防医学，58：11-15，2016.
22) 田中英高：起立性調節障害（OD），日本小児心身医学会ホームページ．http://www.jisinsin.jp/detail/01-tanaka.html（最終アクセス日：2022/6/1）
23) 前掲3)，p.609.
24) 前掲3)，p.612.
25) Hatcher, R. A., et al.：Contraceptive Technology, 21st edition, 2018, p.844-845.
26) 厚生労働省：HPV ワクチンの接種を検討しているお子様と保護者の方へ．https://www.mhlw.go.jp/bunya/kenkou/kekkaku-kansenshou28/dl/hpv180118-info01.pdf（最終アクセス日：2022/6/1）
27) 厚生労働省：ヒトパピローマウイルス感染症～子宮頸がん（子宮けいがん）と HPV ワクチン．https://www.mhlw.go.jp/bunya/kenkou/kekkaku-kansenshou28/index.html（最終アクセス日：2022/5/25）
28) 前掲3)，p.124.
29) 前掲21)，p.11.
30) 前掲3)，p.124.
31) 厚生労働省：性感染症に関する特定感染症予防指針．https://www.mhlw.go.jp/file/06-Seisakujouhou-10900000-Kenkoukyoku/0000191853.pdf（最終アクセス日：2018/12/31）
32) 前掲3)，p.610.

参考文献

・伊藤隆二，他編：思春期・青年期の臨床心理学；人間の発達と臨床心理学4，駿河台出版社，1994.
・上杉雅之監，山本綾子，荒木智子編：理学療法士のためのウィメンズ・ヘルス運動療法，医歯薬出版，2017.
・小山郁美，他：女子高校生の産婦人科受診行動に影響する因子，大阪母性衛生学会雑誌，52（1），2016.
・早乙女智子：思春期女性の健康課題と予防医学，予防医学，58，2016.
・武谷雄二，他監：プリンシプル産科婦人科学；1 婦人科編，第3版，メジカルビュー社，2014.
・文部科学省：児童生徒が抱える問題に対しての教育相談の徹底について（通知），2010.　http://www.mext.go.jp/a_menu/shotou/jinken/sankosiryo/1348938.html（最終アクセス日：2022/6/1）
・吉沢豊予子責任編集：女性の健康とケア，日本看護協会出版会，2017.
・松本清一：思春期婦人科外来；診療・ケアの基本から実際まで，文光堂，1995.

第3章

成熟期における
成長・発達と健康問題

- 成熟期女性の身体面・心理面・社会面にみられる特徴を理解し説明できる。
- 成熟期女性のヘルスプロモーションを理解する。
- 成熟期女性の健康問題と看護を説明できる。

I 成熟期の身体・心理・社会的成長・発達

　成熟期は，思春期終了から更年期開始までの期間をいい，心身ともに成熟し活動的な時期である。個人差はあるが，おおよそ10歳代後半から40歳代中頃と長期にわたる。多くは，ライフコース上のポイントとなる就業，結婚，妊娠，出産，育児などの選択について考え，意思決定する機会をもつ。価値観の多様化により，各選択の様相は複雑で個別性が高くなっている。

　性行動が活発化する一方，妊娠・出産を選択しない，できない状況もあるほか，生殖に関連した様々な健康問題がみられやすい。また，成熟期の過ごし方は，その後に続く更年期・老年期の健康にも大きく影響を及ぼすため，女性自身の認識や行動が重要となる。

A 成熟期女性の身体的特徴

1. 女性ホルモンの分泌と作用

　視床下部－下垂体－卵巣の内分泌フィードバック機能が安定し，性周期が一定となる。

　卵巣から女性ホルモンであるエストロゲンとプロゲステロンが分泌される。エストロゲンは主に卵巣内の卵胞から分泌され，子宮内膜を増殖させ妊娠の準備を行う。排卵が起こると卵胞は黄体となり，多量のプロゲステロンが分泌される。プロゲステロンは，子宮内膜を受精卵の着床に適した状態に変化させる。黄体の寿命が来るとプロゲステロンが低下し，子宮内膜は剝がれて月経として排出される。性周期が終了し，ホルモンによる影響は

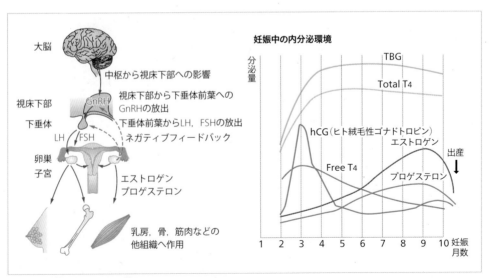

図3-1　女性のホルモンの流れ

第2編

女性看護学とは

思春期

3 成熟期

更年期

老年期

いったん消失する（図3-1）。

　子宮内膜に受精卵が着床すると妊娠に至る。妊娠後は胎盤からエストロゲンとプロゲステロンが分泌され，妊娠の継続や乳汁分泌の準備のため働く。胎盤が娩出すると，急激に非妊娠時のレベルに低下する。

　エストロゲンにはそのほかにも，体内の脂質を正常に保つ，動脈硬化を起こりにくくする，骨量の維持，皮膚をみずみずしく保つ，などの重要な働きがあり，成熟期女性の身体的健康が保たれている。

2. 妊娠の年齢による変化

　35歳以上で初めて妊娠した女性を高年初産婦といい，妊娠，出産におけるリスクが高くなる。高年初産婦は児の染色体異常，母体の妊娠合併症や分娩時の異常の発症率が高く，帝王切開率も高くなる。高年初産婦は流産率が高くなるが，主な原因として，胎児の染色体異常があげられる。また，糖尿病，高血圧などの生活習慣病のリスク，軟産道強靱や体力の低下など，加齢に伴うからだの変化が要因となる。「妊娠リスクスコア」（厚生労働科学研究費補助金医療技術評価総合研究事業「産科領域における安全対策に関する研究」［主任研究者：中林正雄］2004年）は母児の周産期予後を反映したハイリスク妊娠の判別に用いられるが，40歳以上では全例ハイリスク妊娠と評価される。

3. 妊孕性と不妊

　年齢が高くなるほど卵子の質の低下がみられ，妊娠しにくくなる。妊孕性（妊娠しやすさ）は30歳代前半から緩やかに低下し，30歳代後半から著しく低下する。また，妊娠しても流産率が高くなり出産に至りにくい。女性の加齢だけでなく，男性の加齢も妊孕性の低下に関連がある。成熟期の後半で妊娠を希望する女性は，不妊の問題が顕在化する可能性がある。

4. 健康状態

　2019年国民生活基礎調査によると，病気やけがなどで心身に自覚症状のある女性は，20歳代で約23％，30歳代で約29％，40歳代で約31％で，年齢とともに増加している。成熟期の症状は肩こりが最も多く，腰痛，手足の関節が痛む，が続いている。

　成熟期女性の死亡率は低く，40歳以降は年齢とともに徐々に上昇する。死因の1位は20〜34歳は自殺，35歳以上は悪性新生物（腫瘍）である。女性の悪性新生物（腫瘍）死亡割合についてみると，2022（令和4）年は大腸がんが最も多く，肺がん，膵臓がん，乳がん，胃がんが続いている（図3-2）。乳がんは上昇傾向にあり，40歳以降に多く，家族歴がある場合はリスクが高まる。子宮がんは20〜30歳代では増加傾向がみられ，喫煙による子宮頸がん発症リスクも指摘されている。

　自殺死亡率は1960（昭和35）年以降相対的に低い状態が続いているが，成熟期女性では

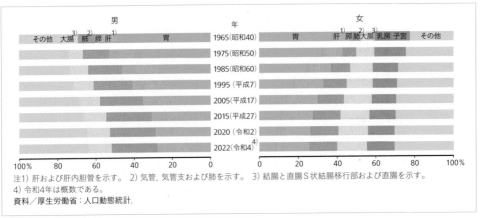

注1) 肝および肝内胆管を示す。 2) 気管, 気管支および肺を示す。 3) 結腸と直腸S状結腸移行部および直腸を示す。
4) 令和4年は概数である。
資料／厚生労働省：人口動態統計.

図 3-2 性・部位別にみた悪性新生物死亡数割合の推移

近年，妊産婦の自殺が問題となっている。

Ｂ 成熟期女性の心理・社会的特徴

　成熟期女性は，エリクソンの発達段階のⅥ段階〜一部Ⅶ段階に相当し，20歳頃からは自己のアイデンティティを形成して他者との関係を自覚的にもつことができるようになる。発達課題は，親密感をもち孤立感を回避することとされる。自己を主体的にもつことにより，恐れることなく他者との関係を親密にもつことができる。さらに30歳頃からは，親となる時期としての発達課題の生殖性にかかわるものである。生殖性とは，子どもだけでなく，生産物，観念，芸術品など社会が生み出したものを，世代から世代へ発展させるように援助し責任をとることである。

　女性にとって，職場，家庭，そのほかの社会において主体的に役割を担い，発達課題を達成する時期となる。従属的な存在から主体的な存在になり，経済的にも自立を図るという大きな変化に直面することになる。就業，結婚，出産，子育てなどを各自の方法で選択し，そのうえで付随する様々な課題に取り組むことが人間性の発達につながるとされる。一方で，危機的場面に直面することも多く，マタニティブルーズ，育児ノイローゼ，産後うつ病，産褥精神障害などの健康問題がみられる場合もある。

1. 婚姻に関する状況

　厚生労働省の人口動態統計によると，平均初婚年齢は妻 29.7 歳，夫 31.1 歳（2022［令和4］年概数）である。妻は 1990（平成2）年の 25.9 歳から上昇して晩婚化が著明であるが，近年は横ばいである。婚姻全体からすると，初婚どうしは 74.0％，女性の再婚は 16.6％である（2021［令和3］年）。婚姻率は横ばいからやや減少傾向にあり，離婚率は 2002（平成14）年まで増加していたが，以降減少傾向にある。

　18〜34歳の男女未婚者のうち，いずれ結婚するつもりである割合は男女とも 85％以上

と高いが，結婚資金や仕事上の問題を結婚の障害ととらえている（第15回出生動向基本調査2015［平成27］年）。

2. 出産に関する状況

　出産については，合計特殊出生率は長期的には低下傾向が続いているが，2006（平成18）年以降は微妙な上昇や低下が年々続いている。20歳代の出産が減少している一方で30歳代が増加しており，晩産化が進行している。第1子の出産年齢の平均は30.9歳（2021［令和3］年）であり，初婚年齢同様上昇傾向にある。第2子，第3子の出産年齢は32.8歳，34.0歳である。高年齢での妊娠出産では，妊娠・出産に伴う合併症や体力の低下により，母親役割への適応において多くの援助が必要となる状況もみられている。

* * *

　このように，成熟期女性は結婚の有無や時期，別離と再婚，出産の有無や時期において，年齢の幅が広く個別性が高いことがわかる。

3. 就業に関する状況

　第15回出生動向基本調査によると，就業状況では，未婚女性のうち18～24歳で50.9％，25～34歳で87.3％が就業している。正規職員はそれぞれ35％，約57％である。子どもをもつ妻の就業率は，次の子どもをもつ予定がある場合52.9％，予定がなく末子が0～2歳の場合47.6％，末子が3～5歳では61.0％であり，いずれも上昇傾向にある。共働き家族が増加している。職業をもつ女性の第1子出産前後での退職は46.9％と半数近いが減少傾向にあり，就業継続者の割合（53.1％）は増加傾向にある（図3-3）。また，女性の妊娠・出産・子育ての時期に就業率が低下するM字型曲線に変化がみられている（図3-4）。

　同調査によると，子育て支援のうち，産前・産後休業制度，育児休業制度は，最初の子どもで出産後も継続して妻が正規雇用の場合，98％以上がいずれかを利用している。妻が大規模，官公庁勤務者で利用率が高い一方，夫の育児休業取得率は5.14％（2017［平成29］年度）[1]と極めて少ない。子どもの祖母からの子育て支援を受けたのは，半数程度である。

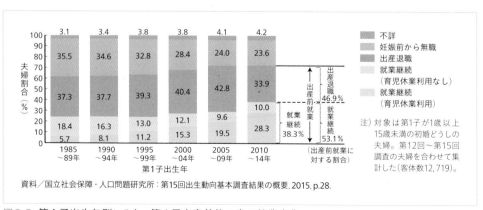

資料／国立社会保障・人口問題研究所：第15回出生動向基本調査結果の概要，2015, p.28.

図3-3　第1子出生年別にみた，第1子出産前後の妻の就業変化

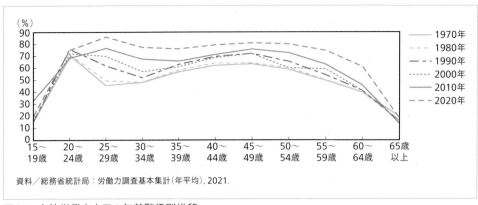

資料／総務省統計局：労働力調査基本集計(年平均), 2021.

図3-4 女性労働力人口の年齢階級別推移

最初の子どもが3〜15歳未満では，妻が就業継続の場合，祖母からの支援に加えて制度・施設の利用をしている。

▌4. 男性の子育て・家事の状況

　男性が子育て・家事に費やす時間は，日本は先進国中，最低の水準である。子育て環境に関する国の施策「健やか親子21（第2次）」の健康行動の指標には，「積極的に育児をしている父親の割合」があげられ，1歳6か月時の最終目標が55％に設定されていた。総合評価は「目標に達していないが改善した」[2]であり，より充実させることが課題である。

＊　　＊　　＊

　このように，未婚者・既婚者共に，女性の就業割合は高く，ライフコースにおいて仕事に重点を置く女性の増加がうかがえる。結婚・妊娠前後の就業継続の割合が増加しており，出産後の子育て支援制度の需要が高まっている。政府の働き方改革を推し進めることは重要であり，なかでも子育てにおける夫の参加に課題が大きい。

　心理面について2019年国民生活基礎調査によると，日常生活の悩みやストレスがある年代としては，女性の30〜50歳代が約60％で，ほかの世代や男性より高くなっている。原因として「自分の仕事」や「収入・家計・借金など」が多いほか，30歳代で「育児」，40歳代で「子どもの教育」の割合が多くなっている。成熟期女性は，就業や子育てなど社会的な役割を担うことによる悩みやストレスをもっていることがうかがえる。前述したように，妊産婦の自殺が問題となっており，子育て環境やサポートのあり方については日本の重要な検討課題である。

Ⅱ 成熟期のヘルスプロモーション

A 成熟期女性の健康問題

　就業，結婚，妊娠，出産，育児などが，女性のライフコース上のポイントとなり，健康面への影響を及ぼす。価値観の多様化によりこれらの選択内容には個別性がみられるが，身体・心理・社会面のバランスをとり適切に対処することで，健康の保持増進および人間として発達し続けることが重要である。成熟期女性に起こりやすい健康問題としては，特に①性周期が繰り返されることに関連した女性特有の生殖器疾患や悪性疾患，②晩婚化に伴う不妊や妊娠・出産の異常，③予期せぬ妊娠，④重要な社会的役割を担う発達危機に関連した精神的ストレス，⑤女性の平均寿命が延びるなか，成熟期女性の日常生活の積み重ねが更年期・老年期の生活習慣病や筋・骨格系の疾患につながる可能性があげられ，予防や対処行動が必要となる。

B 成熟期女性のヘルスプロモーション

1. ヘルスリテラシーの向上

　自己の健康について情報を得て必要な対応ができる能力，いわゆるヘルスリテラシーを向上させることが必要である。厚生労働省が中心となり進めている「健康日本21（第2次）」の目標に対して，現在，企業や民間団体が協力して取り組んでいる。成熟期女性がそれぞれの生き方に応じて，情報があふれるなかから冷静に見極めながら必要な社会資源を活用することが重要となる。現在だけでなく更年期以降の健康寿命を延ばすことにもかかわっている。

　成熟期女性は，ライフコースを選択するにあたって情報を活用する必要がある。女性が有する性機能について理解し健康を保つこと，ライフコースの内容や健康との関連などを知ったうえで納得できる選択をすることが重要である。たとえば，妊娠出産には年齢に限界があることを知ったうえで，自分はどうしたいかを考えることが必要である。看護のサポートとして，**プレコンセプションケア**（妊娠前のケア）があり，妊娠・出産の希望の有無にかかわらず，女性が健康に関する知識を得る機会として重要性を増している。さらに，社会のなかでいくつもの役割を担う時期であり，発達危機に直面することも多いため，自ら必要な援助を求める行動を起こすことが，成熟期女性にとって重要な能力となる。

2. 健康診断，がん検診の受診

　また，女性特有の疾患や好発年齢があることを知り，定期的な健康診断，女性特有のがん検診の受診をすることにより，早期発見，早期治療が可能となる。ライフコースの選択の機会であるとともに，健康への意識を高める機会をもつための重要な年代といえる。「健康日本21（第2次）」では，がん検診受診率の向上を目標としている。乳がん，子宮がんは早期発見により救命できる確率が高い。2019（令和元）年における過去2年間の検診受診率は乳がん（40〜69歳）47.4％，子宮がん（子宮頸がん）（20〜69歳）43.7％であり（図3-5），厚生労働省では目標50％としているが，目標値をさらに高く置くことが必要であろう。

3. 生活習慣病予防

　生活習慣病は更年期以降に発症しやすいが，成熟期からの生活習慣として，栄養・食生活，身体活動・運動，休養，飲酒，喫煙，歯・口腔の健康の6項目について意識して取り組むことが必要である。生活習慣病の予防とストレス解消に有効な運動・身体活動が勧められる。30〜40歳未満の女性で運動習慣のある割合は10％未満と少ない（図3-6）。しかし，日常生活における身体動作や歩行など，軽い運動の積み重ねが健康の維持に大きな役割を果たすことを認識することが重要である。

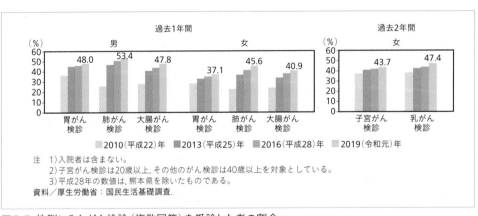

注　1）入院者は含まない。
　　2）子宮がん検診は20歳以上，その他のがん検診は40歳以上を対象としている。
　　3）平成28年の数値は，熊本県を除いたものである。
資料／厚生労働省：国民生活基礎調査.

図3-5　性別にみたがん検診（複数回答）を受診した者の割合

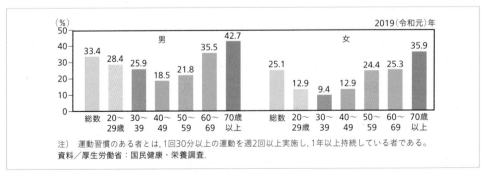

注）　運動習慣のある者とは，1回30分以上の運動を週2回以上実施し，1年以上持続している者である。
資料／厚生労働省：国民健康・栄養調査.

図3-6　運動習慣のある者の割合（20歳以上）

III 成熟期の健康問題と看護

A 家族計画, 受胎調節

▶ **家族計画**（family planning）　夫婦が母体の健康状態や年齢，家庭の経済に応じて，最も適切な時期と間隔を決めて妊娠・出産し，幸せな家庭を築くという概念であり，1940（昭和15）年前後から世界的に広がった。

▶ **受胎調節**（contraception）　家族計画の手段として，受胎を促進または抑制することであるが，一般的には避妊法の利用を意味することが多い。受胎能力を障害することなく，ある一定期間だけ妊娠成立を防止して，出産回数や出産間隔を調節する。その定義上，永久的避妊法（不妊手術）や人工妊娠中絶は含めないが，実際には家族計画の手段として用いられることがある。

▶ **家族計画, 受胎調節の考え方**　現代社会においては未婚・晩婚化が進み，夫婦別姓やシングルマザーなど多様な家族のあり方がみられるなか，結婚の有無にかかわらず家族計画や受胎調節を考慮する必要がある。成熟期女性にとってはどのようなライフコースを歩むかを考慮し，予期せぬ妊娠を避けるとともに，将来希望する場合には妊娠につながるよう健康問題の予防やからだづくりが重要となる。

　関連して，1990（平成2）年頃より女性が生殖における自己決定権をもち，産むこと・産まないことを決めるのは女性自身にあるなど，女性の健康と権利を守るための広い概念を含むリプロダクティブ・ヘルス／ライツが提唱されている。生殖においては女性が負担や問題をもちやすく，直接子どもへの影響を及ぼすことなどを認識したうえで，家族計画や受胎調節に取り組む必要がある。

1. 家族計画の基本

1 出産年齢

　35歳以上の初産婦を高年初産婦といい，妊娠中の異常，分娩障害や児の異常の頻度が高まることから注意が必要となる。医学的には，初めての出産は35歳までに計画することが望ましい。2回目以降の妊娠においては，母体への負担や育児に要する体力などを考慮する。

　晩婚や不妊治療の進歩などにより，出産年齢の高齢化が進んでいる現状がある。高年齢であることの精神的な強みをもって，自分なりの意識改革をしながら育児に取り組めるという利点も報告されている（森, 2014）[3]が，リスクを認識することや育児準備体制を整えることなどが必要となる。

　頻繁な妊娠・出産（1年間に2回出産，毎年出産など）を避けることで，母体の回復を促す。妊娠・出産の母体への影響がなくなり，身体的・精神的に次の妊娠の準備をするためには，少なくとも1年間は避妊が必要であるといわれている。

　ただし，母体の年齢が高いことを理由に，産み終える時期を決めたうえであえて出産間隔を短くする場合は，サポート体制を整えることで実行しやすくなる。

▌2. 受胎調節（避妊法）の種類

　成熟期女性は性周期が安定し生殖能力が高まるため，妊娠を望まない場合は確実な避妊をする必要がある。避妊効果が高く，女性主体で用いることができ，健康を害さない方法が望ましい。各避妊法の特徴を理解して，成熟期女性の家族計画や身体的状況，パートナーとの性生活の状況によって適した避妊法を用いる。万が一の妊娠の可能性も考慮した，妊娠に影響を与えない避妊法が必要である。表3-1 に避妊法の種類と特徴をまとめた。

　2015（平成27）年の第15回出生動向基本調査調査結果では，未婚男女（18〜34歳）の避妊実行率は85％以上であった。夫婦の避妊実行率（妻の年齢20〜49歳）は，追加出産予定のある夫婦で26.1％であるが，追加出産予定のない夫婦では45.7％と，追加出産予定がないにもかかわらず低い傾向にある。避妊の方法は，未婚，既婚共にコンドーム（未婚

表3-1 受胎調節（避妊法）の種類

	避妊法	パール指数※	メカニズム	備考
女性が利用	経口避妊薬（ピル）	*0.3 **8	エストロゲンとプロゲスチンの2種類のホルモンからなる経口薬	出産後，授乳をしていない場合は21日後から，授乳女性は6か月後から服用が可能である
	子宮内避妊器具（IUD・IUS）	*0.1〜0.6 **0.1〜0.8	子宮内に器具を挿入し，受精卵の着床を防ぐ方法	出産経験がない場合は不適。出産後6週間より使用可
	基礎体温法	*1〜9 **25	性周期が一定であることを利用する方法	失敗率が高く，避妊法としては不適。女性の性周期を確認する方法として有用
	女性用コンドーム ペッサリー	*6 **16	子宮内への精子の進入を防ぐ方法	あまり普及しておらず，現在は製造されていない
	緊急避妊薬		性交後72時間以内に黄体ホルモン（レボノルゲストレル1.5mg）を1回服用する。排卵抑制・遅延作用が考えられる	できる限り速やかに服用する。あくまでも緊急対応であり，頻用するものではない
男性が利用	コンドーム	*2 **15	子宮内への精子の進入を防ぐ方法	性感染症予防として併用することが望ましい
	性交中絶法（腟外射精法）		腟内への精子の進入を防ぐ方法	確実な避妊効果は期待できない
不妊手術	卵管結紮法（女性）精管結紮法（男性）	*0.1〜0.5 **0.15〜0.5	女性は卵管，男性は精管を結紮・切断し，妊娠を永続的に避ける方法である	妊孕性を回復させるのが困難であり，一般的には避妊法の定義に含まれない

※パール指数　 * ：100人の女性が選んだ避妊法を1年間正しく続けて使用した場合の妊娠数
　　　　　　 ** ：利用し忘れなどを含め，一般的に使用している場合の妊娠数

90.4％，既婚 77.4％）が圧倒的に多く，次いで性交中絶法（未婚 8.1％，既婚 17.7％）である。避妊法として女性の経口避妊薬の使用と回答したのはわずかである（未婚女性 5.4％，未婚男性 2.1％，既婚女性 2.3％）[4]。パール指数による，より確実な避妊法は経口避妊薬や子宮内避妊器具であり，性感染症予防としてコンドームを併用することが推奨される。また，予想外の性交に対する緊急時の対応として，緊急避妊薬が用いられることがある。

3. 家族計画・受胎調節への看護

　女性が自身のライフコースを選択するうえで，家族計画の意識をもち，知識を活用できるように適宜支援を行う。結婚の有無にかかわらず，適切な受胎調節を主体的に選択できるよう，相談・保健指導の機会をつくることが有効であろう。出産を希望する場合には，医学的に適した年齢など生殖に関する知識の提供が必要である。避妊法の正確な知識を提供するだけでなく，女性自身の選択を支え，健康問題を回避するための具体的な行動がとれるようなかかわりが必要である。

　予期せぬ妊娠の結果，人工妊娠中絶に至る割合の高い，出産後月経再開までの時期や産み終え世代 40〜45 歳へのアプローチは特に重要である。やむを得ず妊娠を中絶するに至った場合には，女性の背景や心情を理解して看護にあたる必要がある。

　出産後の授乳中は，その後の家族計画を考える機会として重要である。次の妊娠を望む場合も，一定期間，母体の健康回復を図ることを考慮する。出産後は月経再開の時期を正確に予測できず，再開直後は性周期が不安定となりやすい。月経再開前であっても，排卵期に性交すれば妊娠する可能性があることに注意する必要がある。産後の避妊法を確実に行えるような支援が必要である。

　加えて，家族計画相談や教育は，性機能をもつすべての女性にかかわる重要性がある。成熟期だけでなく，妊娠の可能性のある思春期から更年期の女性に対しても継続的にサポートする体制が望ましい。各女性に適した受胎調節の方法を選択できるように，看護者は最新の避妊知識をもつことが求められる。受胎調節以外にも不妊治療や養子縁組の選択肢がある現状から，今後は家族計画への広い視点をもつことが必要とされる。

B 月経随伴症状

1. 月経前症候群

▶ 定義　月経前 3〜10 日の黄体期の間続く，精神的あるいは身体的症状で月経発来とともに消退ないし消失するものを**月経前症候群**（premenstrual syndrome；PMS）という。幅広い年齢で発症する。

▶ 症状・原因　症状は，いらいら，のぼせ，下腹部膨満感，下腹部痛，腰痛，頭重感，怒りっぽい，頭痛，乳房痛，落ち着きがない，憂うつの順に多く，そのほか，浮腫あるいは体重

表 3-2　月経前症候群の主な治療

薬物療法	低用量経口避妊薬，対症療法として精神安定薬，利尿薬，鎮痛薬，漢方薬，選択的セロトニン再取り込み阻害薬（SSRI）など
生活療法	症状の記録，規則正しい生活，適度な運動，カフェイン・アルコールの制限など
心理療法	カウンセリング

増加がみられる場合もある。症状と発現時期から診断する。原因は不明であるが，黄体ホルモンの影響が考えられる。

▶ 治療　表3-2 に月経前症候群の主な治療をまとめた。

▶ 看護　日常生活への影響をアセスメントし，心身の苦痛に対して共感的にかかわる。疾患についての理解を促し，できるだけセルフケアが行えるようサポートする。

2. 月経困難症

▶ 定義　月経時に強い症状が起こり，日常生活が困難となるものをいう。

▶ 分類　• **器質性月経困難症**：子宮内膜症，子宮筋腫（きんしゅ）など原因疾患がある。

　• **機能性月経困難症**：原因疾患がない。

▶ 症状　強い下腹部痛，腰痛，悪心（おしん），頭痛など。

▶ 治療　①対症療法：プロスタグランジン合成阻害作用のある非ステロイド抗炎症薬（NSAIDs），低用量エストロゲン・プロゲスチン配合剤，レボノルゲストレル放出子宮内システム（IUS），漢方薬，鎮痙薬（ちんけい）など，②原因疾患の治療，③心理療法：カウンセリング，などがある。

▶ 看護　早期診断および身体的苦痛の緩和に対して援助する。精神的不安や QOL の低下の状況に応じてサポートする。

Ⓒ 不妊（症）

▶ 定義　「生殖年齢の男女が妊娠を希望し，ある一定期間，避妊することなく通常の性交を継続的に行っているにもかかわらず，妊娠の成立をみない場合を不妊という」「その一定期間については 1 年というのが一般的である。なお，妊娠のために医学的介入が必要な場合は期間を問わない」と 2015（平成 27）年に定義されている[5]。それ以前は一定期間を 2 年としていたが，妊娠希望者の高齢化や晩婚化の傾向に伴って変更された。妊娠を希望して 1 年以内で約 80％が妊娠に至ることが期間の根拠とされている。

▶ 分類　不妊のカップルは約 6 組に 1 組といわれているが，妊娠希望者の高齢化や晩婚化と生殖医療の進歩によって，この割合は高まる傾向にあると考えられる。第 15 回出生動向基本調査（2015［平成 27］年）では，不妊を心配したことのある夫婦は 35％，実際に不妊の検査や治療を受けたことがある夫婦は 18.2％で合計が半数以上であり，割合は上昇傾向にある。この対象には子どものいない夫婦（原発性不妊）だけでなく，子どもが 1 人い

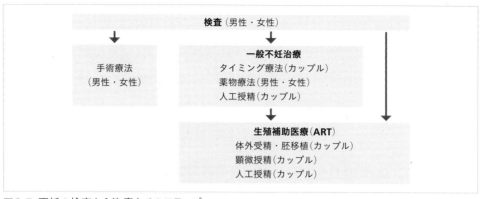

図3-7　不妊の検査から治療までのステップ

る夫婦（続発性不妊）も含まれている。妊娠出産後に不妊を経験する夫婦がいるということは，留意すべき点である。

　不妊（症）の原因は男性側にある，女性側にある，あるいは両者にある場合のほか，不明の場合もある。また，妊娠に至る過程のすべての段階において，不妊の原因が起こる可能性があり，原因が複数ある場合もみられ多様である。

　不妊原因を知るための検査を行ったうえで，治療法を決定する。主な治療法として，**一般不妊治療**と，より高度な**生殖補助医療**（assisted reproductive technology：ART）がある（図3-7）。基本的に，身体的負担の少ない方法から順次ステップアップする。原因を知る検査結果に応じて，個別性を加味しながら段階的に実施される。年齢が高い場合や不妊原因などにより，検査後すぐに生殖補助医療に進むこともある。

1. 男性不妊（症）

　男性不妊（症）の原因は造精機能障害が最も多く，ほかに精路通過障害や性機能障害があげられる。

1 ｜ 検査

▶ 精液検査　1次検査として，治療を検討する時点で必要な検査である。2〜7日の禁欲期間の後，精液を採取し，精液の量，精子の濃度，運動性・形態などを調べる。精液検査の評価を踏まえて，必要に応じてさらに原因を究明する。無精子症の約半数に染色体異常が認められており，これに関しては染色体検査の情報提供が必要となる。

2 ｜ 対応策

　適宜，泌尿器科医との連携が必要となる。

▶ 薬物療法　造精機能を高めるための非内分泌療法，内分泌療法。

▶ 手術療法　精子の精路通過障害に対する外科的治療　など。

▶ 精子の採取（精巣内精子抽出法［TESE］）　精子の採取が困難な場合には精巣を切開して採

取する。

2. 女性不妊（症）

女性不妊（症）の原因は卵管異常が最も多く，ほかに排卵障害，子宮・頸管の異常があげられる。

1 検査

▶ **基礎体温測定** 毎朝覚醒時に口腔内で体温測定し，グラフに記入する。排卵日の推定，排卵の確認・黄体機能不全の有無の確認などが可能となる。

▶ **頸管粘液検査** 排卵期の頸管粘液を採取し，量，透明性，粘稠度，牽糸性，シダ状結晶の形状を調べる。

▶ **経腟超音波検査** 子宮や卵巣の状態や器質的病変（子宮筋腫・卵巣囊腫など）の有無を調べる。

▶ **卵管疎通性検査** 卵管通気法，子宮卵管造影，超音波下卵管通水法の3種類がある。

▶ **精子頸管粘液適合試験（ヒューナーテスト）** 検査前夜もしくは検査日の早朝に性交し，頸管粘液中の精子の数や運動の状態を観察する。

▶ **その他** ・**内分泌検査**：卵巣機能の評価として卵胞期に黄体化ホルモン（LH），卵胞刺激ホルモン（FSH），エストラジオールを測定する。黄体機能評価として，黄体期にプロゲステロンを測定する。

・**クラミジア抗体検査**：クラミジア感染を診断する。

2 対応策

▶ **薬物療法** 排卵障害に対して，内服や注射による排卵誘発剤を用いる。

▶ **手術療法** 子宮内膜ポリープ，子宮筋腫の除去などを行う。

▶ **体外受精・顕微授精に伴う処置** 排卵誘発剤（注射薬）で卵胞の発育を促す。経腟超音波検査下で経腟的に卵巣に穿刺し卵子を吸引する。または，身体的問題として，卵巣過剰刺激症候群（OHSS），疼痛・不快感・腟壁出血・腹腔内出血・骨盤内感染などが起こることがある。

3. カップルに対する治療

女性の年齢により，治療の進め方を検討する。例として，一般不妊治療を2年間行い妊娠しない場合は，ARTの段階に進む。ARTの成績は，40歳以上では妊娠率が15%以下，出産率が10%以下であり，治療の成功率はかなり低くなる。

1 一般不妊治療

▶ **薬物療法** 前述の1「男性不妊（症）」，2「女性不妊（症）」を参照。

▶ **タイミング療法** 自然妊娠が期待される排卵日程と性交のタイミングを合わせる方法で

ある。基礎体温の測定や超音波検査，ホルモン検査，頸管粘液検査などを組み合わせて排卵日を推定する。

▶ **人工授精**　排卵日に合わせて採取した精子（精液）を子宮腔内に注入する方法である。用いる精子によって，配偶者間人工授精（artificial insemination with husband's semen：AIH）と非配偶者間人工授精（artificial insemination with donor：AID）の2種類がある。

2 ｜ 生殖補助医療（ART）

▶ **体外受精・胚移植（in vitro fertilization-enbryo transfer：IVF-ET）**　卵子と精子を体外に採取し，受精・培養を行った後に胚（受精卵）を子宮内に移植する方法である。

▶ **顕微授精（intracytoplasmic sperm injection：ICSI）**　体外受精・胚移植の受精の過程を顕微鏡下で行う方法である。健常な精子を選び，卵子に注入する。

▌ 4. 不妊（症）への看護

1 ｜ 不妊に対する思いを受け止める

　不妊であること，不妊治療を受けることに対するとらえ方は，女性や男性によって，また個人によっても様々である。不妊治療の各場面で対象者自身の思いや取り組み方を理解し，受け止めることが支える援助となる。看護者には，様々な価値を受け止めるための倫理的な態度が重要となる。

2 ｜ 女性の意思決定を支える

　不妊治療を受けるかどうか，どの治療を選ぶか，治療を続けるか，などは当事者が決めるべきである。しかし，選択するうえでの材料となる情報や基準を適切に活用する必要がある。不妊治療によって妊娠や出産に至るとは限らず，情報提供により治療だけでなく，生き方を含めた選択ができるような支援が必要である。治療を始めるにあたり，カウンセリングを受けられる体制が必要である。

3 ｜ 治療が効果的に進むように援助する

　不妊治療は，検査の過程を含めて身体的にも心理的にも苦痛を伴い，負担が大きい。また，カップルでの目標共有ができず，支障をきたす場合もある。対象の苦痛を和らげ，治療に臨むことができるような援助が必要である。個別の治療計画および状況を把握し，医師や臨床心理士，胚培養士など他職種と連携しながら援助する。看護では，2002（平成14）年より**不妊症看護認定看護師**（2018［平成30］年「**生殖看護認定看護師**」に名称変更）の養成が開始され，より専門的に活動している。

4 | 不妊治療のその先を考慮して支援する

不妊治療はゴールを妊娠や出産に置くことが多く，妊娠・出産時や育児の実際に戸惑いをもつ場合や，治療をいつまで行うかなどを考える機会を失う場合がある。その先に起こり得ることの情報を得て準備することは，次のプロセスへの移行をスムーズにすることに役立つ。看護者は治療の流れのなかで，タイミングを計りながら支援することが必要である。

5 | 社会的な資源の活用を促す

不妊治療が社会において認知されつつあり，社会的な支援の充実も徐々に進んでいる。必要時に有効活用されることが望まれる。

不妊専門相談センターは，各都道府県，指定都市で整備され，受診前，治療中，治療終結後など，どの段階の男性，女性でも情報提供や相談への対応を行っている。

厚生労働省は 2022（令和4）年4月から不妊治療の保険適応範囲を拡大し，体外受精を含む配偶者間の基本治療とした。助成金は廃止され，負担額は治療費の3割となった。助成金と同様に年齢や回数の制限を設けている[6]。

厚生労働省による，勤務と不妊治療の両立支援を目指して 2018（平成30）年に作成されたリーフレット「仕事と不妊治療の両立支援のために」は，職場啓発として不妊治療の理解と配慮を求め，調整するためのツールとして活用が期待される。

不妊体験者による自助グループの活動は，全国で開催されている。仲間づくりや体験の共有，不妊治療の情報提供，カウンセラーなど支援者の養成，社会への発信など活発に行われ，社会における孤独感を和らげるとともに，エンパワーメントやヘルスリテラシーの向上に貢献している。

D 女性生殖器の疾患

本項では，成熟期の女性生殖器の疾患として代表的な子宮筋腫，子宮内膜症を解説する。

1. 子宮筋腫

▶ **定義**　子宮筋層を構成する平滑筋に発生する良性腫瘍である。発生や発育にエストロゲンが関与する，エストロゲン依存性疾患である。30～40歳代の生殖年齢に好発し（20～30％），閉経後は縮小する。未婚や早い月経，妊娠・分娩回数が少ないことはリスク因子となる。

▶ **分類と症状**　ほとんどが子宮体部（約95％）に発症し，60～70％は多発性である。筋腫の発生部位や大きさなどによって症状が異なるが，大半は無症状である（表3-3）。不妊の原因になる場合もある。

▶ **治療**　・**経過観察**：症状が軽度の場合（過多月経による貧血の程度，圧迫症状，疼痛など）。

表3-3　子宮筋腫の発生部位と発生・発育のしかたによる分類

発生部位	発生と発育の概要	症状
粘膜下筋腫	筋腫が子宮内膜の内側に発生し，子宮腔に向けて発育するもの。筋腫の発育につれて子宮内膜面からの出血が起こりやすい状態になる。筋腫を子宮から排除しようとして陣痛様の下腹部痛が起こる。	過多月経，月経痛，不妊症
筋層内筋腫	最も多くみられ（約70%），多発しやすい。筋腫が子宮筋層内に発生するもの。筋腫の発育により子宮が増大，変形すると月経血の排出が障害される。さらに子宮収縮が増強する。	過長月経，月経痛，周辺臓器への圧迫による症状（腰痛，尿閉，頻尿，便秘）
漿膜下筋腫	筋腫が子宮漿膜の内側に発生し，子宮の外側（腹腔内）へ発育するもの。筋腫の発育により周辺臓器を圧迫する。	無症状のことが多いが，茎捻転を起こすと急性腹症，ショック症状をきたす。周辺臓器への圧迫症状（腰痛，尿閉，頻尿，便秘）

- **子宮摘出術**：症状が強く，挙児希望がない場合に根治療法として行う。
- **筋腫核出術**：症状が強く，挙児希望がある場合に行う。内視鏡下手術が主流である。
- **子宮動脈塞栓術（UAE）**：症状が強く，挙児希望がない場合に手術の代替治療として行う。
- **薬物療法**：GnRH製剤（GnRHアゴニスト，GnRHアンタゴニスト）による偽閉経療法を行う場合がある。

▶ **看護**　筋腫の種類や症状による治療方法の違いや，日常生活への影響を踏まえた援助を行う。症状による心身の苦痛緩和や対処行動への支援，妊娠の希望を考慮した支援が重要となる。

2. 子宮内膜症

▶ **定義**　何らかの原因により，子宮内膜様組織が子宮腔内面以外（異所性）に生じた疾患である。子宮内膜様組織がエストロゲンによって増殖するエストロゲン依存性疾患である。20〜40歳代の生殖年齢に好発（約10%）する。

　リスクファクターは月経回数の増加であり，早い月経，月経周期の短縮，過長・過多月経，妊娠・分娩回数が少ないことがあげられる。

▶ **分類**　発症部位は，ダグラス窩が最多であるほか，卵巣，子宮漿膜などがあり，稀に骨盤外の臓器（小腸，膀胱，尿管，虫垂，臍部，肺）に発症することがある。炎症，癒着などの腹膜病変により，不妊の原因になると考えられている。

　症状は，不妊，月経を重ねるごとに増強する月経痛，骨盤痛（月経困難症）がみられるほか，部位により性交痛，排便痛が生じる。

- **腹膜病変**：表在性の炎症性変化である。進行すると病変が大きくなり，数が増え，深部病変や癒着を形成すると考えられる。症状は，無症状から強い場合まで個人差がある。
- **卵巣チョコレート嚢胞**：卵巣が腫大し，周囲臓器との癒着，卵管の閉塞を起こすことがある。症状は強い。
- **ダグラス窩閉塞**：炎症により進行すると，癒着により子宮が後屈し，ダグラス窩が閉塞する。症状は強い。

▶ **治療**　年齢，症状の度合い，病変の部位，挙児希望の有無などを総合的に考慮し，治療方針を決定する。再発することが多く，長期治療が必要となる。

- **疼痛のみへの対応**：薬物療法，腹腔鏡下手術，根治手術（挙児希望がない場合）。
- **不妊への対応**：病巣のみを切除して子宮や卵巣を残す手術を行い，不妊治療を行う。

▶ **看護**　強い症状が長期間にわたること，不妊の原因になることなど，その後のライフコースの選択に影響を及ぼす可能性がある。多角的な健康問題をとらえ，心身および社会面を考慮した支援が重要となる。

文献

1) 健やか親子 21 第 2 次ホームページ：「健やか親子 21（第 2 次）」指標及び目標の一覧. http://sukoyaka21.jp/pdf/mokuhyo_list.pdf（最終アクセス日：2022/6/1）
2) 厚生労働省：「健やか親子 21」における目標に対する最終評価・分析シート. https://www.mhlw.go.jp/file/05-Shingikai-11901000-Koyoukintoujidoukateikyoku-Soumuka/0000035404.pdf（最終アクセス日：2022/5/26）
3) Mori E, Sakajo A, et al.：Postpartum experiences of older Japanese primiparas during the first month after childbirth, The Journal of Nursing Human Sciences, 20（S1）, 2014.
4) 国立社会保障・人口問題研究所：2015 年社会保障・人口問題基本調査（結婚と出産に関する全国調査）；現代日本の結婚と出産—第 15 回出生動向基本調査（独身者ならびに夫婦調査）報告書. http://www.ipss.go.jp/ps-doukou/j/doukou15/NFS15_reportALL.pdf（最終アクセス日：2019/8/5）
5) 生殖医療リスクマネージメント小委員会：平成 27 年度専門委員会報告；生殖・内分泌委員会，日本産科婦人科学会雑誌，68（6）：1375-1376，2016.
6) 厚生労働省：不妊治療に関する取組. https://www.mhlw.go.jp/stf/seisakunitsuite/bunya/kodomo/kodomo_kosodate/boshi-hoken/funin-01.html（最終アクセス日：2022/5/26）

参考文献

・岡堂哲雄，他：患者ケアの臨床心理；人間発達学的アプローチ，医学書院，1978.
・日本産科婦人科学会／日本産婦人科医会編・監：産婦人科診療ガイドライン；婦人科外来編 2020，2020.
・母子衛生研究会編：母子保健の主なる統計，母子保健事業団，2017.
・森恵美，他：高年初産婦に特化した産後 1 か月までの子育て支援ガイドライン，2014.

第 **4** 章

更年期における
成長・発達と健康問題

この章では

● 更年期女性の身体的特徴を理解する。
● 更年期女性の心理・社会的特徴を理解する。
● 更年期女性のヘルスプロモーションを理解する。
● 更年期の健康問題と看護を理解する。

I 更年期の身体・心理・社会的発達

A 更年期の定義

更年期とは，女性の加齢の過程において，「生殖期（reproductive stage）から非生殖期（non reproductive stage）への移行期」であると，1976年の第1回国際更年期学会（フランス）において定義されている。日本では，45〜55歳を中心とされることが多いが，広義には40〜60歳とされることもある。

日本においては，閉経を含めた人生の経年変化における移り変わりを示す意味で，更年期という用語が明治以降に造られたといわれている。語源は，英語の climacteric 説とドイツ語の Wechseljahre 説が有力である。climacteric は，ギリシャ語では klimakter で，梯子の横棒，人生の重大な時期を表し，男女の更年期，女性の危険期，転換期を意味する。climacteric には，更年期の意味は含まれず，Wechseljahre は，「change of life：移り変わり」の意味がある。日本産科婦人科学会は，「更年期とは，生殖期から老年期への移行期である。この時期では加齢に伴い性腺機能が衰退し，特に卵巣では排卵などの機能が消失しはじめ，やがて月経が不順から完全に閉止し，閉経となる。その後は，生殖内分泌機能が低下する。更年期とは閉経の前後5年間をいう」と定義している[1]。

▶ **閉経** この時期に最も特徴的な変化としては，閉経がある。WHO の Research on the Menopause（1980）によると，閉経は，卵胞活動性の消失による永久的な月経の停止であると定義され，12か月以上無月経が続けば閉経が起きたと判定されることが多い[2]。また，日本における状況としては，1995（平成7）年の日本産科婦人科学会の調査報告「本邦婦人の閉経年齢について」では，日本女性の平均閉経年齢は 49.5 ± 3.5 歳，中央値は 50.5 歳と報告されている。このほかに，日本ナースヘルス研究（Japan Nurse's Health Study）の調査では，閉経年齢の中央値は 52.1 歳である[3]。

B 更年期女性の身体的特徴

1. 更年期症状

成熟期から更年期に入ると，特徴的な症状・障害や疾患が出現してくる。更年期に現れる多種多様な症状のなかで，器質的変化に起因しない症状を更年期症状とよぶ。これらの症状のなかで，日常生活に支障をきたす病態は**更年期障害**（climacteric disorder）と定義される[4]。

男性は50歳前後を境に男性ホルモンの量が減少し，なだらかに低下していくが，女性

は50歳前後の閉経とともに急激に女性ホルモン量が減少するため，明確な症状が現れやすい。また，更年期症状には，卵巣機能の低下に加えて，社会・文化的な環境要因，性格など心理的要因の影響がある。

更年期の健康問題は老年期の健康問題と関連するため，一連の問題としてとらえることは重要である。更年期～老年期の健康問題の中心となるのは，**加齢**（エイジング：aging）をどのようにコントロールするかである。そして，女性が加齢を最も切実に感じるのが更年期である。

2. 閉経の機序とそれに伴うホルモン変化

▶ 閉経の機序　卵巣は，加齢に伴い，皮質の萎縮，卵胞数の減少，顆粒膜細胞の機能低下，血管の動脈硬化，間質細胞の萎縮と線維化などが生じ，卵巣の重量も30歳代は平均15gであるが，50歳代では約5gに減少する。卵巣機能低下の主な原因は，原始卵胞数の減少である。原始卵胞数は，胎児では約700万個であるが，出生直後では約200万個に，初経の頃には約30万個程度となる。毎月1個の卵子を排卵するほかにも卵胞は自然に閉鎖していくため，37～38歳を過ぎた頃から卵胞数は急速に減少し，50歳でほぼ消失する（図4-1）。

40歳代になると卵胞期の延長を主体とする月経周期の延長があり，また，排卵がなくても月経がみられる周期（無排卵周期）が増えてくる。このため，閉経前2～8年は月経周期が不順となることが多い。

▶ 閉経期におけるホルモン変化　卵巣におけるエストロゲン分泌低下とフィードバック感受性の低下による黄体化ホルモン（luteinizing hormone：LH），卵胞刺激ホルモン（follicle stimulating hormone：FSH）の上昇である。卵巣機能が低下してくると，FSH値の上昇を認める。血中エストラジオール（estradiol：E_2）値は卵胞の成長がある周期には上昇するので，閉経前6か月から1年前まで正常であることも多い。FSHに遅れてLHも上昇し，卵胞がまったく成長しなくなればE2値も低下を認め，閉経に至る。

エストロゲンには卵巣の顆粒膜細胞が産生するE_2のほかにも，卵巣外組織由来のエス

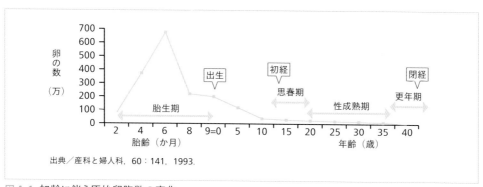

出典／産科と婦人科，60：141，1993.

図4-1　加齢に伴う原始卵胞数の変化

第2編

女性看護学とは

思春期

成熟期

4

更年期

老年期

トロン（Estrone；E_1）がある。E_2 低下後は E_1 が主となり，エストロゲン全体としての活性は約 10 分の 1 以下に低下する[5]。

閉経時期の予測や更年期の判定には，月経周期の変動に加えて，超音波検査による卵胞発育の有無の判定や，血中 E_2 値の低下・FSH の上昇といったホルモン値を参考とする[6]。

C 更年期女性の心理・社会的特徴

更年期の女性は，身体的変化である月経の停止，乳房の萎縮など女性らしさの喪失，体力の衰えなどにより，老化に対する不安が増大する。そのため身体的変化が心理・社会的な影響を及ぼす。

1. 更年期女性の心理的特徴

更年期女性は，エストロゲン減少による内分泌学的・自律神経性の変化に伴い，老いの予感や自覚がある。ライフステージにおける役割にも変化がみられる。たとえば，子どもの自立による役割の喪失（空の巣症候群），親の介護などがある。さらに，老後の不安などの生活のストレスの変化が心理面に影響し，うつ病などが多くみられる。

このような更年期女性の心理的特徴は，すべての更年期女性に現れるものではなく，個人差が大きく，更年期に至るライフスタイルが更年期の心理面に影響する。

2. 更年期女性の社会的特徴

更年期女性は，職業の有無，子どもの有無にかかわらず，人生の中間地点にある。職場では，責任ある立場にあることも多い。家族状況の変化がみられる時期でもある。夫の社会的役割の変化，子どもの自立，親の介護，身近な人の死に遭遇するなどがある。特に知人や近親者の不幸，夫の病気や死別など人間関係の喪失などの複数の喪失体験は，ストレスを強めることがある。また，自身や夫の定年退職による経済的な変化がみられ，生活の変化がストレスとなることもある。

II 更年期のヘルスプロモーション

A 更年期女性の健康問題

更年期は，性成熟期から生殖不能期へのホルモン環境の変化，移行期である。この時期に主となる健康問題は，更年期障害である。更年期障害とは，この時期に生じる自律神経失調症状と精神症状が相互に関係して起こる**不定愁訴**の総称といえる。

第2編

女性看護学とは

思春期

成熟期

4 更年期

老年期

▶ **更年期障害の主要な症状**　更年期障害の症状については本章 - Ⅲ-B で述べる。

▶ **そのほかの健康問題**　更年期〜老年期の健康問題として，更年期障害のほかにも高血圧，脂質異常症，糖尿病，慢性腎不全などの生活習慣病があり，肥満や動脈硬化がその原因となる。また，がん（子宮・乳房・卵巣など）の発生が問題となってくる。生活の質（quality of life：QOL）を低下させる要因として，骨粗鬆症，尿や便の失禁，頻尿・夜間頻尿，子離れやパートナーとの死別などの生活・環境の変化によるストレス，うつ，不眠症などがみられる。この時期の症状は治療やケアにより改善可能なものがあり，ライフスタイルの改善などを主体とした健康への取り組みが老年期の骨粗鬆症や動脈硬化などの症状を予防することもある。更年期障害が強い場合，医療機関を受診し，ホルモン補充療法などの治療やカウンセリングを受ける。

B 更年期のヘルスプロモーション

更年期の研究の多くは病院を受診した患者が対象となっているため，受診していない女性の症状の頻度，健康問題，社会経済状況などが異なることも考えられ，現状の結果を更年期女性の結果として一般化することは難しい。そのため，ヘルスプロモーションのデータとしては慎重に取り扱う必要がある。今後は，正確な調査結果を得て，更年期前後の女性が健康をセルフコントロールできるように支援することが必要である。

Ⅲ 更年期の健康問題と看護

A 更年期における健康問題

1. 更年期の健康問題の背景

更年期の身体的健康はホルモンバランスの変化による心身への影響が大きい。特に視床下部では，卵巣などの内分泌機能を調節するだけでなく，自律神経・代謝機能・免疫なども調節する役割を担っている。加齢やストレスによる視床下部―下垂体―卵巣系のバランスの乱れは，全身的な変調を引き起こすことになる。更年期に訴える症状は，このような心身のバランスの乱れが原因となっている。

更年期には，若さの喪失やセクシュアリティの喪失，危険な時期といった否定的なイメージはいまだに残っているが，1990（平成2）年以降，メディアの影響力もあり，女性自身が更年期に対する前向きな取り組みやとらえ方をする動きが広がってきている。メディアに更年期関連記事が増加した背景には，更年期医療の研究や進歩のほかに，女性の社会進

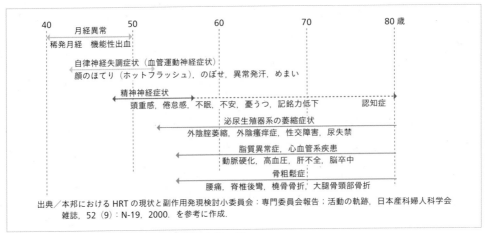

図4-2 加齢に伴うエストロゲン欠乏症状の変化の図

出や経済力の向上，高齢社会による更年期女性に対する社会的関心の高まり，更年期を肯定的に表現する言葉の出現などの要因も影響している。

2. 更年期の身体の変化と障害・疾患

　エストロゲンの減少や産生停止の状態は，多くの健康問題につながることが考えられている。エストロゲンは女性の心身の正常な機能維持の役割を担っており，思春期の第2次性徴の発現，排卵周期の維持，生殖系や脳機能，心血管系，骨代謝，脂質代謝，皮膚，泌尿器などに対する作用も認められている。そのため，加齢に伴い進行することが多い閉経後のエストロゲン減少・産生停止の影響や程度は，更年期に至るまでの機能の状態により影響されるので，健康状態を維持することは重要である（図4-2）。

　更年期には，気分が落ち込む，脳血流量の低下による集中力の低下やもの忘れなどの症状がみられ，これらは老年期のうつ病や認知症の発症に移行することがある。高血圧やLDLコレステロール・中性脂肪の増加は，動脈硬化や心筋梗塞の原因となる。骨量・筋肉量の減少（オステオペニア，サルコペニア）は骨粗鬆症・転倒・骨折の原因となる。骨盤底筋群の筋力の減弱は，骨盤臓器脱や排泄障害につながる。これらの症状・障害を早期発見・早期対応で進行を防ぐことは重要である。

　そのためには，食事内容・栄養バランス，食べる時間や量などの食習慣を見直す。運動習慣については，散歩・水泳・体操などを無理のない範囲で積極的に継続するよう勧める。生活の改善のみで十分な効果が得られない場合や障害が高度となってしまった場合には，薬物療法などの治療を行う。

B 更年期障害

　更年期障害の症状には，次のようなものがある。

第2編
女性看護学とは
思春期
成熟期
4 更年期
老年期

▶ 肩こり　首筋から肩甲骨にかけて重く張ったような感覚があり，その不快感をいう。更年期障害の約 50 ％にみられる。

▶ ほてり（ホットフラッシュ）　2〜4 分間持続する熱感および発汗があり，血圧変動がないまま頻脈となる。顔面から始まり頭部，胸部，全身へと広がる。臨床的には顔面のほてり，発汗のみを訴えることがある。更年期障害の約 60 ％に認める。

▶ 頭痛　症状としての頭痛を診断するうえでは，器質的疾患（脳血管障害，頭蓋内血腫）などをはじめに除外することが重要である。痛みの起こり方と経過を理解することが大切であり，発症の頻度，強度，前兆，心理的ストレスの有無などを把握する。

▶ 易疲労感　更年期の不定愁訴の一つとしてみられる症状である。非特異的症状であり，あらゆる疾患に認められることに注意すべきである。貧血や低血圧など身体所見に異常がなく訴えのみが強い場合には，うつなどの神経疾患の除外が必須である。また，社会的要因から起きていることが多いので問診が重要である。

▶ 腰痛　更年期女性の腰痛は，原因不明の場合も多い。それ以外の原因としては，椎間板ヘルニア，圧迫骨折，変形性脊椎疾患などの運動器疾患があげられる。これらの疾患では，体動により痛みが増強するため，安静によって軽快することが多い。症状の持続時間で分類される。急性腰痛は 6 週間以内で消失する，3 か月以上持続する場合は慢性腰痛とよばれる。解離性大動脈瘤，十二指腸潰瘍や膵炎などの疾患でも腰痛が生じるので，腰痛に対する初期対応では医師による鑑別診断が重要である。

▶ 不眠　頻度の高い訴えである。入眠障害（寝つきが悪い），熟眠障害（眠りが浅い），早朝覚醒（早朝に目が覚める）がある。

1. 更年期障害の診断

更年期障害の主たる原因は卵巣機能の低下である。これに加齢に伴う身体的変化，精神・心理的な要因，社会文化的な環境因子などが複合的に影響することにより症状が発現すると考えられており，本疾患の診断に際してはこれらの因子を包括的に評価することが重要であるとしている。多種多様な症状を示すのが更年期障害の特徴であるが，それらの症状が器質的疾患によっても引き起こされることに留意すべきである[7]。

2. 更年期症状の評価指標

更年期症状は，多様な症状で自覚症状が主体であるため，客観的な評価指標が必要となる。これまでに，欧米を中心に多数の更年期症状質問票が考案されている。

❶ クッパーマン更年期指数

1952 年，クッパーマン（Kupperman, H. S.）によって開発されたクッパーマン更年期指数（Kupperman Menopausal Index：KMI）がある。これは血管運動神経系，知覚神経系，運動器官系，神経系の各分野別に障害を評価，重要度を示す評価係数を乗じて数値化したものである（表 4-1）。更年期障害の明確な診断基準はないが，更年期の女性が多彩な症状を訴

表4-1 クッパーマン更年期指数（KMI）

症状の種類	症状の程度	評価度
①顔がほてり汗をかきやすい	3・2・1・0	4
②手足がしびれ，感覚が鈍くなる	3・2・1・0	2
③寝つけず，目を覚ましやすい	3・2・1・0	2
④興奮しやすく，神経質になった	3・2・1・0	2
⑤くよくよし，ゆううつになる	3・2・1・0	2
⑥めまいや吐き気がする	3・2・1・0	1
⑦疲れやすい	3・2・1・0	1
⑧肩や腰，手足の節々が痛い	3・2・1・0	1
⑨頭が痛い	3・2・1・0	1
⑩心臓が動悸する	3・2・1・0	1
⑪皮膚をアリが這う感じがする	3・2・1・0	1

(1) ①～⑪までの「症状の程度」〔強い =3, 中程度 =2, 弱い =1, なし =0〕の 4 段階の評価
(2) 〔症状の数値×評価度の数値〕
(3) ①～⑪までの〔症状の数値×評価度の数値〕を合計したもの
　　クッパーマン指数が 16～20：軽症の更年期障害，クッパーマン指数が 21～34：中等度更年期障害，クッパーマン指数が
　　35 以上：重症の更年期障害
出典／ Kupperman, H. S. ,et al. : Coinparative clinical evaluation of estrogenic preparation by the menopausal and
　　amenorrheal indices. J. Clin. Endocrinol., 13：688-703, 1953. を参考に作成.

えて受診した場合には本疾患を疑い，上記症状を網羅した自記式質問票を診断の補助に用いる。

❷更年期スコア

日本産科婦人科学会生殖・内分泌委員会は，日本の更年期女性を対象とする調査に基づき，更年期スコアを作成している（表4-2）。

❸クッパーマン更年期障害指数

クッパーマン更年期障害指数（Kupperman Kohnenki Shohgai Index：KKSI）は，1974（昭和49）年に安部徹良らが KMI を日本人向けに改変して作成した。血管運動神経系症状が過大に評価されるという批判はあるが，更年期障害の診断や治療効果判定などに臨床で広く使用されてきた[8]。KKSI は，顔面熱感，発汗，冷感，息切れなどの 17 症状を 11 症候群に分類し，それぞれの重み付けがされ，合計得点は 0 点から最高 51 点である。重症度は，重症度評価段階基準に従って，レベル評価を行っている。

❹WHO/QOL-26

KKSI は血管運動神経系を中心とした症状の有無と重症度の判定はできるが，対象のQOL の把握はできない。しかし，KKSI と WHO-QOL の短縮版である WHO/QOL-26 を併用することにより，更年期障害と QOL の低下との関係性が明らかになっている。さらに，WHO/QOL-26 は，KKSI がカバーできない総合的な健康状態や更年期女性の心理・社会・環境的な QOL の問題を把握することが可能であり，介入でも有用な指標とされている。WHO/QOL-26 の構成項目は，身体的領域，心理的領域，社会関係，環境の 4 領域 24 項目に加え，全般的な QOL に関する 2 項目を加えた 26 項目で構成されている。回答形式は 1～5 までの 5 段階で点数化し，得点が高いほど QOL が高い。しかし，更年期

表4-2 日本人女性の更年期症状評価表

	症状	症状の程度		
		強	弱	無
熱感	1. 顔や上半身がほてる（熱くなる）			
	2. 汗をかきやすい			
不眠	3. 夜なかなか寝付かれない			
	4. 夜眠っても目をさましやすい			
神経質 ゆううつ	5. 興奮しやすく，イライラすることが多い			
	6. いつも不安感がある			
	7. ささいなことが気になる			
	8. くよくよし，ゆううつなことが多い			
倦怠感	9. 無気力で，疲れやすい			
	10. 眼が疲れる			
記憶障害	11. ものごとが覚えにくかったり，物忘れが多い			
	12. めまいがある			
胸部症状	13. 胸がどきどきする			
	14. 胸がしめつけられる			
疼痛症状	15. 頭が重かったり，頭痛がよくする			
	16. 肩や首がこる			
	17. 背中や腰が痛む			
	18. 手足の節々（関節）の痛みがある			
知覚異常	19. 腰や手足が冷える			
	20. 手足（指）がしびれる			
	21. 最近音に敏感である			

出典／本庄英雄，生殖・内分泌委員会，日本人用更年期・老年期スコアの確立とHRT副作用調査小委員会：平成11年-平成12年度検討結果報告：日本人女性の更年期症状評価表の作成，日本産科婦人科學會雑誌，53（5）：887, 2001.

障害の症状などの訴え方は，社会・文化的な背景によって異なることを配慮した評価が必要である。

3. 更年期障害への対応

更年期障害は卵巣機能の低下を主原因とし，これに加齢に伴う身体的変化，精神・心理的な要因，社会文化的な環境因子などが複合的に影響することにより症状が発現すると考えられ，身医学的な対応が要求される婦人科疾患の一つである。受容と共感を表出しながら患者の訴えに傾聴することは，分野を問わず医療の基本である。

特に更年期障害の診療においては，患者の心理社会的な背景を理解するためにも重要である。食と運動を中心とする生活習慣の改善指導は，閉経を境に上昇する心血管疾患や骨粗鬆症などの生活習慣病リスクへの早期対応として重要である。肥満女性においては減量が更年期症状の改善に有用であるばかりでなく，生活習慣病，骨盤臓器脱，膝関節症などの運動器疾患のリスクを低下させる。やせた女性においては骨粗鬆症のリスクが高く，適正体重の指導に加え，日本人では不足しがちなカルシウムやビタミンDの摂取が勧められる。

更年期障害の発症には心理社会的な因子が関与すると考えられており，実現可能な範囲

で心理療法を試みる。更年期症状のなかで最も生物学的に説明可能と考えられる血管運動神経症状も，心理療法の一種である認知行動療法によって改善することが示されている[9]。

▌4. 更年期障害に対する薬物治療

1 ホルモン補充療法

閉経後や両側卵巣摘出後の急激な女性ホルモンの減少を調整して，更年期症状の改善や障害の予防・治療を目的にエストロゲンを補充する薬物療法を**ホルモン補充療法**（hormone replacement therapy：HRT）という。エストロゲンは必要最少量のみとして，性成熟期と同レベル量の補充はしない。

エストロゲンの補充療法に黄体ホルモンの併用が行われ，子宮内膜がんのリスクを抑えることが可能となり，骨粗鬆症や動脈硬化などにも有効なことが明らかになってきた。日本でも更年期障害に対するホルモン補充療法が注目されている。

ホルモン補充療法により表4-3のような効果が得られる。

エストロゲン製剤には，経口剤（内服薬）・経皮剤（ゲル製剤：皮膚に塗り込む，パッチ製剤：皮膚に貼る）・腟坐薬（腟内に挿入）があり，エストロゲンと黄体ホルモンの配合薬もある。各々の薬剤には特徴があり，作用や特徴を考えてどの方法を用いるかを個別に選択する。血中濃度の安定と副作用の軽減のためには，経皮的投与が推奨される。治療時には，個々の患者に合わせたホルモン補充療法やほかの療法を検討することが必要である。

ホルモン補充療法が注目される一方で，日本では自然な節目とする更年期をホルモン治療の対象とすることに抵抗もあり，代替療法を希望する女性も多い。また，Women's Health Initiative（WHI）がホルモン補充療法のリスクに関する大規模調査の結果を報告したこともあり，HRTの普及率は低い。

2 漢方薬

漢方薬は保険診療での処方が可能であり，更年期障害の呈する多様な精神・身体症状などに相応して処方される。漢方薬は様々な生薬の組み合わせで作られており，心とからだのバランスの乱れを回復させる働きがある。多様な症状がある更年期の女性には，当帰芍

表4-3 ホルモン補充療法の効果

❶ 更年期症状（ホットフラッシュ：のぼせ・ほてり・多汗，不眠・腟乾燥感・頻尿・睡眠障害・関節痛など）の緩和
❷ 骨吸収抑制（骨を破壊する細胞の生成を抑える）・骨折予防（骨密度増加）
❸ 脂質代謝改善（LDL低下・HDL上昇・抗酸化作用・血管炎症抑制）
❹ 血管機能改善（血管内皮機能改善：血管壁を柔軟にする）
❺ 血圧に対する中立作用（血圧を変動させない）
❻ 中枢神経機能維持（認知機能改善・抑うつ症状・うつ病の改善）
❼ 皮膚萎縮予防（コラーゲン量の増加）
❽ 泌尿生殖器症状改善（尿失禁・外陰腟萎縮・過活動膀胱の改善）

出典／日本産科婦人科学会，日本女性医学学会：ホルモン補充療法ガイドライン，2014，p.280. を参考に作成.

薬散・加味逍遥散・桂枝茯苓丸の「婦人科三大処方」を中心として処方される。それぞれの適応を次にまとめる。

①当帰芍薬散：比較的体力が低下し，冷え性で貧血傾向がある場合。

②加味逍遥散：比較的体質虚弱で疲労しやすく，不安・不眠などの精神症状を訴える場合。

③桂枝茯苓丸：体力中等度以上でのぼせ傾向にあり，下腹部に抵抗・圧痛を訴える場合。

　一般に有害事象が少ないと考えられている漢方治療でも，甘草含有処方による偽性アルドステロン症や小柴胡湯による間質性肺炎などもあり，補完代替医療でも有害事象には常に注意を払う必要がある。

3 ｜ 補完代替医療

　更年期の血管運動神経症状に対する補完代替医療について WHI での検討がされ，植物エストロゲンである低用量大豆イソフラボン（25mg/日），大豆イソフラボンの一種ダイゼインの腸内細菌分解産物である S-エクオール大豆イソフラボンの有効性が知られている。『産婦人科診療ガイドライン－婦人科外来編 2020』では，ほかにブタ胎盤抽出物，ブドウ種子ポリフェノールにより，ホットフラッシュを含む更年期症状が改善するとの記載がある。

4 ｜ 向精神薬

　更年期障害による気分の落ち込み，意欲の低下，イライラ，情緒不安定，不眠などの精神症状がつらい場合には，向精神薬（抗うつ薬・抗不安薬・催眠鎮静薬など）が用いられる。

　特に選択的セロトニン再取り込み阻害薬（SSRI）やセロトニン・ノルアドレナリン再取り込み阻害薬（SNRI）などの抗うつ薬には有害事象も少なく，ほてりや発汗など血管拡張と放熱に関係する症状に有効である。

5. 更年期以降の女性の生活習慣病のリスク評価

　生活習慣病は，食習慣，運動習慣，休養，喫煙，飲酒などの生活習慣が，その発症・進行に関与する疾患群をいい，生活習慣が発症原因に関与すると考えられる疾患の総称である。特に脂質異常症，高血圧症，糖尿病，動脈硬化性の虚血性心疾患や脳卒中，慢性腎臓病（CKD）が注目されている。

　問診にて生活習慣病の家族歴，今までの医療機関受診や学校・職場健診の検査値異常，動脈硬化性疾患の危険因子である喫煙，妊娠糖尿病や妊娠高血圧症候群に関する妊娠時や若年時の異常の有無を聴取し，血圧・身長・体重を測定してリスクを評価する。

6. 更年期における生活の質（QOL）と看護

　QOL（quality of life）は，**生活の質**といわれ，明確な概念や定義はいまだコンセンサス

を得られていないが，医療の質を評価する指標として位置づけられている。医療評価では，患者の視点に立つことも重要である。

　更年期女性の QOL の測定評価票で信頼性・妥当性が検証されたものに，イギリスのwomen's health questionnaire（WHQ）やアメリカの Utian quality of life scale（UQOL）などがある。また，Short-Form General Health Survey（SF-36）のような一般の健康関連 QOL（HRQOL）評価票は，閉経に移行期の QOL 評価に有用であり，更年期女性とほかのライフステージにある女性と比較が可能となり，加齢による QOL の変化が明らかにされている。

　更年期の身体変化は，ライフサイクルにおいて女性の自然な身体の現象である。看護職は，更年期女性の自然な身体の現象に対し，適応を含め，より健康になるための手助けを行うことになる。更年期女性の支援で，欧米では更年期障害の悩みをもつ人の交流は，ディスカッショングループやセルフヘルプあるいはサポートグループが 1980 年代から導入され，日本人にとっても興味深い支援方法である。

C 骨粗鬆症

▶ 定義・概念　2000 年のアメリカ国立衛生研究所（NIH）におけるコンセンサス会議で，骨粗鬆症（osteoporosis）は「骨強度の低下を特徴とし，骨折のリスクが増大しやすくなる骨格疾患」と定義された[10]。

　骨強度は，骨密度と骨質の 2 つの要因からなり，骨密度は骨強度のほぼ 70％，残り30％の骨質には微細構造，骨代謝回転といった内容が含まれている。骨粗鬆症の予防と治療の目標は，骨折を予防して骨格の健康を維持することにあり（表 4-4），日本の診断や治療基準も骨折（すでに骨折したことがある人は再骨折）の予防を念頭に置いている。

▶ 原因・診断　閉経後骨粗鬆症はエストロゲンの急激な低下が主因で，骨代謝が亢進し，骨量が減少することで骨折の危険性が高まった状態で，原発性骨粗鬆症に分類される。

　閉経は恒久的な卵巣機能の低下で，卵巣からのエストロゲン分泌が急激に減少することに伴い，骨吸収が亢進し，遅れて骨形成も亢進することで高回転型の骨代謝状態を招く。岡野らの報告によると，閉経後の骨量減少は 10 年間で 20〜25％になるという（図 4-3）[11]。

　2013（平成 25）年，日本骨代謝学会および日本骨粗鬆症学会の共同で骨粗鬆症の診断基準の改訂が発表され[12]，「低骨量をきたす骨粗鬆症以外の疾患または続発性骨粗鬆症を認めず，骨評価の結果が下記の条件を満たす場合，原発性骨粗鬆症と診断する」とされている。

表 4-4　骨粗鬆症予防のための管理基準

最大骨量からの骨量減少率	管理方法
10％未満	骨粗鬆症発症の危険は比較的低く，3〜5 年間隔の骨量測定
10〜20％	骨粗鬆症発症の危険性があり 1〜2 年間隔の骨量測定
20％以上	ホルモン補充療法などの治療。その効果判定や骨量追跡のため 1 年に 1 回の骨量測定

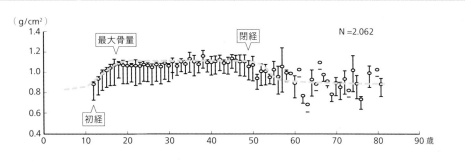

出典／Orito S, et al. : Age-related distribution of boneand skeletal parameters in 1,322 Japanese young women, J Bone Miner Me-tab, 27 : 698-704, 2009.を参考に作成.

図4-3　女性における腰椎骨密度の獲得から喪失まで

① 椎体または大腿骨近位部に脆弱性骨折が存在する。

② そのほかの脆弱性骨折があり，後に述べる骨密度が正常成熟女性の骨密度（young adult mean：YAM）の 80％以下。

③ 脆弱性骨折がなく YAM の 70％以下あるいは Tscore*で－2.5SD 以下。

▶ 評価　骨密度の測定は原則 DEXA 法*あるいは pQCT 法*に限定され，腰椎の測定部位が現在の第 2～4 腰椎のほか，国際的には第 1～4 腰椎も採用されている。高回転型の骨代謝では低骨密度だけでなく，骨強度の低下に直接関係する。骨密度とともに骨代謝を評価することも骨粗鬆症の診断では重要である。

▶ 症状　骨粗鬆症は，骨折の危険性が非常に高まっている低骨密度と脆弱性による骨折であり，前者では特別な症状はなく，骨折してから症状を伴うとされる。椎体骨折では圧迫骨折による急性・慢性の腰背部痛が特徴的であり，無症状の場合も多い。また椎体高の減少から身長の低下や円背を招くことがある。大腿骨頸部骨折では疼痛と身体の支持性を失うため起立困難となる。治療は，整形外科的整復術となり，術後に歩行困難・寝たきりになる可能性があり，周術期の合併症による死亡リスクの上昇が問題となる。

▶ 治療　骨粗鬆症の治療目的は，骨折を予防して骨格の健康を維持することである。骨粗鬆症の治療薬にはエストロゲン製剤，ビスホスホネート製剤，活性型ビタミン D，ビタミン K_2 などがあり，そのほかに選択的エストロゲン受容体作動薬，骨形成促進作用のある副甲状腺ホルモン製剤も開発され，骨粗鬆症による骨折を抑制することが可能となってきている。

---

* **Tscore**：『骨粗鬆症の予防と治療ガイドライン 2015 年版』は，2012（平成 24）年度版に公表された新しい診断基準が盛り込まれている。従来の YAM％ 評価に加え，T スコア評価（SD 評価）が追加され，日本では若年比較％ 値で評価されてきたが，YAM％ 評価では 70％ 以下，T スコア評価では－2.5 以下が骨粗鬆症と定義されており，いずれかで評価が可能となっている。定められているカットオフ値は，YAM％ 評価：正常 80％ 以上，骨量減少 79～71％，骨粗鬆症 70％ 以下，T スコア評価：正常－1 以上，骨量減少－1～－2.5 の間，骨粗鬆症－2.5 以下とされている。
* **DEXA 法**：腰椎と股関節(大腿骨頸部)の DEXA 法が，骨密度の標準的な測定方法で，最も精度の高い方法。
* **pQCT 法**：測定部位は前腕骨で，X 線によるコンピューター断層撮影を行って測定し，本来の密度である単位容積当たりの骨密度 (g/cm³) を調べる方法。

表4-5 骨粗鬆症の予防

運動	荷重負荷運動，散歩，閉眼片足起立運動の継続的な実施
食事	カルシウム，ビタミンD，ビタミンKを豊富に含む食品の摂取（女性15〜69歳で650mg/日，70歳以上で600mg/日の摂取推奨）
嗜好品	喫煙と過度な飲酒はリスク因子となる。エタノール24〜30g/日以上の摂取はリスクを高める。

出典／骨粗鬆症の予防と治療ガイドライン

▶ 予防　骨粗鬆症は最大骨量が低い，骨量減少速度が速い，骨量減少が早期から起こることにより発症する。予防は，骨粗鬆症の危険因子をできるだけ排除することや，高危険因子群では早期の医学的介入を要することである。すべての年齢層において，バランスの良い食事摂取，特にカルシウム摂取，ビタミンDの補充や適度な運動も大切である（表4-5）。

文献

1）日本産科婦人科学会：産科婦人科用語集・用語解説集，改訂第4版，2018，p.74.
2）日本女性医学学会編：女性医学ガイドブック，更年期医療編，2014年度版，金原出版，2014，p.22.
3）安井敏之：本邦女性における閉経年齢ならびに閉経に影響を与える要因：Japan Nurses' Health Study から（第26回女性医学学会学術集会），日本女性医学学会雑誌，20（1）：161-165，2012.
4）前掲1）.
5）前掲2），p.22-25.
6）前掲5）.
7）日本産科婦人科学会・日本産婦人科医会：産婦人科診療ガイドライン；婦人科外来編2020，2020，p.180-181.
8）前掲2）.
9）前掲1）.
10）Kanis J.A.：Treatment of osteoporotic fracture, Lancet, 1: 27-33, 1984.
11）前掲7）.
12）骨粗鬆症の予防と治療ガイドライン作成委員会：骨粗鬆症の予防と治療ガイドライン2015年度版，2015，p.36.

参考文献

・ウィリアムス，他著，岡本愛光監，佐村修，他訳：ウィリアムス産科学，原著24版，南山堂，2015，p.90.
・川原拓雄：現代ギリシア語辞典，第3版，リーベル出版，2004.
・菊池慎吾，鐵野善資編：独和中辞典，研究社，1996.
・武谷雄二，他監：プリンシプル産科婦人科学1 婦人科編，第2版，メジカルビュー社，2010，p.35-39.
・日本産科婦人科学会：産科婦人科用語集・用語解説集　改訂第4版，2018.
・日本女性医学学会編：女性医学ガイドブック，更年期医療編，2014年度版，金原出版，2014.
・日本産科婦人科学会，日本女性医学学会：ホルモン補充療法ガイドライン2017年版，日本産科婦人科学会，2017.
・Dabbagh L.,et al.：Case study: application of precede and proceed as a framework for designing culturally sensitive diarrhea prevention programs and policy in arab countries., Int Q Community Health Educ, 12（4）：293-315, 1991.

第 **5** 章

老年期における
成長・発達と健康問題

この章では

● 老年期における生殖器の変化を説明できる。
● ホルモンの変化と関連する疾患をあげられる。
● 老年期女性の身体的・精神的特徴を理解する。

I　老年期の身体・心理・社会的加齢変化

　2019（令和元）年，日本の平均寿命は，女性87.45歳，男性81.41歳とさらに延命となっている。女性は，男性より長寿であることは，老年期における健康問題に対峙する期間が長くなるということになる。

　日本産科婦人科学会によると，「老年期（senium）とは，更年期を経て卵巣機能が完全に消失した状態。すなわち生殖能力がなくなった時期である。更年期以降を指し，通常56〜60歳以降をいう。性ホルモンの分泌は極度に低下し，更年期から萎縮の始まった生殖器はさらに顕著に萎縮する。老齢になるにつれて体重の減少，皮下脂肪の減少，皮膚の弾力の消失などを生じ，老人特有の容貌を示すようになり，様々な老化現象が発現してくる」とされ，さらに，「女性は特に低エストロゲン状態の持続から，生殖器の萎縮，性機能の低下，骨量の減少・骨粗鬆症の増加，脂質異常症，心血管系疾患の増加，骨盤臓器脱，下部尿路症状の出現など様々な疾患が複合して生じ，生活の質（QOL）を傷害する」と解説されている[1]。

A　老年期女性の身体的特徴

　老年期の女性は，エストロゲンの欠乏に伴って，のぼせや顔のほてりなどの血管運動神経症状が出現し，倦怠感や憂うつ，記銘力低下〜認知症などの精神神経症状，外陰腟萎縮もしくは老人性腟炎，性交障害，尿失禁などの尿生殖器系の萎縮症状，脂質異常症・心血管系疾患（動脈硬化），骨量減少症・骨粗鬆症（脊柱後彎，大腿骨頸部骨折）が出現する。

B　老年期女性の心理・社会的特徴

　老年期には，臓器予備能が低下し，日常生活動作や認知機能の低下がみられることが多く，加齢による**老化**が起こってくる。老化は，加齢によって起こる必然的現象であり，身体的・精神的機能が低下し，環境への適応力が低下していくことである。老化の進行に伴い様々な喪失に直面し，①身体と精神の健康，②経済的自立，③家族や社会とのつながり，④生きる目的の4つの喪失が複合して起こる（長谷川・賀集，1975）。さらに，自己存在の意味の喪失もあげられ，これは生きがいに影響するものである（井上・長嶋，1980）。老年期において，生きがいを感じることは精神的な安定につながる。

　老年期はエリクソンによる発達段階の第8段階に該当し，発達課題は統合と絶望である。さらに，第9段階で80，90歳代に起こる喪失の存在を提示し，「老人が第9段階の人生経験に含まれる失調要素を甘受することができるのならば，老人的超越性に向かう未知への前進に成功する」と，人生への絶望を受け入れることが新たな人生への始まりとしている[2]。

第2編

女性看護学とは

思春期

成熟期

更年期

5 老年期

老年期に起こる喪失体験はだれもが避けられない問題である。喪失体験から今までの人生を振り返り，残りの人生をどう生きるかを考えていく時期でもある。この喪失体験を補えるのは生きがいであり，これは心を支えることにつながる。

高齢の女性は，動脈硬化性疾患や骨粗鬆症，認知症などの身体的問題だけでなく，老化への不安や喪失体験に基づく精神的ストレスなどの問題も抱えている。老年医学と性差医療に基づく疾患に対するメンタルサポート，また，老年期だけではなく女性のライフサイクル全般をとらえた早期からの予防医学的な健康へのアプローチは重要である。

▶ **老年期の心理的側面**　老年期にみられる代表的な発達的疾患として，うつ病性障害は医学的対応だけではなく，心理・社会的対応が必要とされる。老年期の支援のあり方は，専門家と対象者の二者関係だけでなく，対象者を取り巻く人間関係，在住する地域を包含した支援体制が不可欠である。このように，高齢者の発達的支援においては，人生の統合と死の受容が支援の中核的な要因となるため，医学による身体的支援だけでは高齢者のQOL（quality of life，生活の質）の維持を踏まえての主観的幸福感や生活満足度を高めることはできない。これらのことから，高齢者の心理的支援は，人生の統合という発達課題の理解と具体的疾患に対する対応を包含し，生活している地域を巻き込みながら支援していく体制をつくっていくことが不可欠である。

II　老年期のヘルスプロモーション

高齢者を取り巻く保健医療福祉体制は，介護保険法が 2000（平成 12）年 4 月から実施されたことにより，高齢者ケアをめぐる環境は変化した。このため，健康に対する意識や生活の質に対するニーズは多様化している。老年期の看護では，高齢者やその家族の生命・QOL の向上を図ることは重要である。

A　老年期女性の健康問題

近年，高齢者の健康問題としてメンタルヘルスへの関心は高く，社会的な支援による施策が講じられてきている。しかし，高齢者の抑うつや孤立死，自殺などの問題は減少していない。

これらの問題の減少に向けては，心身の健康やより良く生きるための QOL の保持・増進が大切である。また，このヘルスプロモーションには，地域での取り組みも重要である。

加齢による睡眠時間の短縮やロコモティブシンドロームに代表される運動機能などへの影響は，身体活動の減少を招くことがある。加齢による身体的・心理的・社会的な変化はライフスタイルの変化への影響があるため，個人のライフスタイルと健康に焦点を当てた指導は重要である。

高齢者の健康は，生死や疾病の有無ではなく，生活機能の自立の度合いで判断すべきであると WHO（1984）は提唱している。これは，高齢者が日常生活を営むうえで必要とされる生活機能の自立に注目して，病気と共存しながらも，ほかの病気を引き起こさないように社会生活を送ることが生活機能の自立につながるということである。このように自立した生活を送るためには，これまでの生活習慣や対象者の価値観を踏まえた指導が不可欠である。

Ⓑ 老年期女性のヘルスプロモーション

　人々の QOL を最終目標とする WHO が提唱するヘルスプロモーションの理念を再確認し，高齢者のヘルスプロモーションを目指した看護が重要となる。

　老年期の発達課題を，ハヴィガーストは，肉体的な力と健康の衰退，引退と収入の減少，また，肉体的な生活を満足に送れるように準備することと配偶者の死などに適応することとしている[3]。エリクソンらの発達段階説では，老年期は最後の段階に位置する。死を前にして人生を振り返り，統合感覚を抱くことによってアイデンティティが保たれる段階とされ，老年期の発達課題である「統合性」と「絶望」の葛藤を肯定的に乗り越えることによって「英知」が得られる，とされている[4]。

　老年期は，身体・時間・経済的な限界があり，発達課題の持ち越しややり直しができない最終段階であり，統合と絶望の葛藤を解決するというより，これまでを統合と受容する過程と考えられる。このことから老年期では，人生発達の課題である統合や死の受容という心理的過程において，ほかの発達期における対応支援とは異なる支援の在り方が求められる。これは，社会的背景，経済状況，身体的状況，ADL（日常生活動作），生活史，家族歴，病歴，趣味趣向，対人関係などの背景を理解することが求められ，死を意識するということも必要となる。

　老年期における最大の特徴は，定年退職などにより社会的役割から解放され自由な立場になることである。これは，社会的役割から距離を置いた新たな生活となるが，身体の衰えを感じ，身体的行動の制約や病気になるなどの老化を経験する。

　老年期では，寿命が延び，人生に占める老年期の割合が高くなってきているなかで，高齢化に伴う孤独や貧困，家族関係などの社会的な側面も問題となる。加齢に伴い社会関係から遠のく焦燥感や孤立感を感じる一方で，社会から一度離脱することで，これまで成し得なかった趣味などの新たなライフスタイルを獲得することもできる。加齢に適応し，人生を生き生きと全うすることのできる状態は**サクセスフル・エイジング**（successful aging）といわれるようになってきている。人間の発達段階は，各発達段階のつながりがあり，これまでの個人の社会活動や対人関係，生活様式といったライフスタイルは老年期の在り方に大きく影響すると考えられる。そのため，ライフサイクル全般をとらえた健康教育や指導などが求められる。

III　老年期の健康問題と看護

　骨盤臓器脱や尿失禁は，女性泌尿器科として扱われることが多いが，超高齢社会が進むなかで，高齢女性の QOL を損ねる可能性があるこれらの疾患に悩み，援助を求めている女性は多い。

　また，老年期の看護は，加齢に伴う心身の機能の低下を感じながらも健康を維持していくという特徴を踏まえ，その時々の健康状態に応じて対象者自身の身体機能，意思の力，価値観などを引き出すこと，また，高齢者のための国連原則（自立の原則，参加の原則，ケアの原則，自己実現の原則，尊厳の原則）を組み入れ，人生の統合に向けて自分らしい人生を納得して終えることができるように支援することである。

A　骨盤臓器脱

　骨盤臓器脱（pelvic organ prolapse；POP）は，尿道，膀胱，子宮，小腸，直腸などの骨盤内臓器が腟をヘルニア門として下垂・脱出する疾患である。骨盤内の支持組織の破綻部位によって，脱出する臓器は異なる。臓器の下垂感・脱出感のみならず，これらの臓器の下垂に伴って排尿機能，排便機能，性機能の障害をきたす。時に過活動膀胱（尿意切迫感，頻尿，夜間頻尿，切迫性尿失禁）や腹圧性尿失禁を併発する。

1　原因

　女性の骨盤底は複数の靱帯や筋肉（骨盤底筋群）により支持されており，閉経によるエストロゲンの低下や分娩による骨盤内臓器の支持組織の脆弱化が主な原因となる。

　最も影響するのは分娩である。経腟分娩は最大のリスク因子とされており，未産婦に比べて経産婦は発症のリスクが高い。産科的なリスク因子としては，ほかにも器械分娩（鉗子分娩・吸引分娩），分娩第2期の遷延，巨大児分娩などがある。非代償性因子として加齢，また，助長因子としては肥満，ほかに便秘や日常的に腹圧のかかる重労働，呼吸器疾患による慢性の咳などがある。さらに，素因として人種や遺伝も関与するといわれている。

2　保存的治療

　治療としては，骨盤底筋群訓練，ペッサリーの腟内挿入，サポート下着の着用などが行われている。骨盤底筋群訓練は，合併する過活動膀胱や腹圧性尿失禁にも有効である。

▶ **骨盤底筋群訓練**　骨盤底筋群の収縮力を高めるために，腟から肛門周囲の筋肉の収縮／弛緩を繰り返す訓練である。軽度の POP ではまず行うべき治療であるが，病状が進んだ場合には単独での治療効果は限定的である。

▶ **ペッサリー**　腟内に器具を挿入し，骨盤臓器が下垂しないように支持するもので，日本

でよく用いられているものはドーナツ型が多いが，様々な形状のものがある。長期間の使用で，腟の炎症，帯下の増加，腟壁のびらんや潰瘍，出血が生じることがあり，腟壁に埋没しての抜去困難例や直腸腟ろうを形成する例もあるため，注意が必要である。定期的な交換，または自己着脱（起床時や外出などの必要時に着脱する）による管理が望ましい。

▶ サポート下着　サポーター様の下着で臓器の脱出を抑える。

3 | 手術療法

POP には 19 世紀半ば以降，様々な術式が開発されてきた。患者の背景（年齢，閉経の有無，排泄障害の有無，性交渉の有無など），下垂している臓器の種類，子宮温存希望の有無などに応じて術式が選択されている。

患者自身の組織を用いて修復する術式を NTR（native tissue repair）とよぶ。NTR には，子宮頸部延長型の子宮脱に対するマンチェスター手術，膀胱瘤＋子宮脱に対する腟式子宮全摘術＋腟断端仙骨靱帯固定術，全骨盤臓器脱に対する腟式子宮全摘術＋腟断端仙棘靱帯固定術などがあり，前後の腟壁形成術を併せて行う。また，高齢で性交渉がない全骨盤臓器脱に対しては，腟閉鎖術が選択されることもある。

近年，経腟的に前後の腟壁に人工材料（メッシュ）を挿入し，腟壁を補強する経腟メッシュ手術（tension-free vaginal mesh 法：TVM）が日本に導入されたが，メッシュへの感染，メッシュの露出，疼痛など，人工材料に特有の合併症があり，禁止されている国もあることから，術前に十分な説明と同意が必要である。

老年期以前の女性患者や再発性の POP は，子宮（亜）全摘＋仙骨腟固定術を腹式，または腹腔鏡下やロボット補助下に行うことが増加している。

Ⓑ 尿失禁，過活動膀胱

▌ 1. 尿失禁

尿失禁とは，「尿の無意識あるいは不随意な漏れが衛生的または社会的に問題となったもの」と定義される。尿失禁は成人女性の 3〜4 人に 1 人が経験しているとされる。尿失禁には，労作時または運動時，もしくはくしゃみまたは咳の際に，不随意に尿が漏れる**腹圧性尿失禁**，急に起こる，抑えられないような強い尿意（尿意切迫感）が生じてトイレまで間に合わずに漏れてしまう**切迫性尿失禁**，両者が混在する**混合性尿失禁**がある。また，排尿ができず常に多量の残尿が生じて少しずつ漏れてしまう**溢流性尿失禁**，認知力の低下や脳血管障害・運動能力の低下などのためにトイレに行き排泄行動をとることが間に合わず生じる**機能性尿失禁**という用語もある。

▶ 腹圧性尿失禁の治療

保存的治療に骨盤底筋群訓練，ダイエット，薬物療法，理学療法（腟筋電図を用いたバイオ

第2編

女性看護学とは

思春期

成熟期

更年期

5

老年期

フィードバック法，干渉低周波を用いた電気刺激法，磁気刺激法など）がある。骨盤底筋群訓練は，脆弱化した骨盤底筋群を鍛えて筋力をつけることで尿漏れを改善する治療であり，具体的には肛門や腟を引き締める運動により尿道を引き締めるもので，初期段階では効果がある。薬物療法で保険適用があるのは，外尿道括約筋の収縮力を増強させるクレンブテロール塩酸塩（スピロペント®）であるが，単独での改善は困難である。近年，過活動膀胱の治療薬であるプロピベリン塩酸塩（バップフォー®など）は腹圧性尿失禁にも有効とされている。

外科的治療は，ポリプロピレンのテープを中部尿道の下側に通す手術（tension free-vaginal tape：**TVT**）が標準的手術法である。90％以上の症例で効果が認められるが，膀胱損傷，術後排尿困難，稀に腸管穿孔や血管損傷の可能性があり，専門施設で行われる。

2. 過活動膀胱

過活動膀胱（overactive bladder：**OAB**）は，尿意切迫感を必須とした症状症候群で，通常は頻尿と夜間頻尿を伴う。切迫性尿失禁を伴うこともある（OAB wet）。過活動膀胱症状質問票（overactive bladder symptom score：**OABSS**）は昼間の排尿回数，夜間排尿回数，尿意切迫感の頻度，切迫性尿失禁の頻度の4つの項目からなる質問票で，OAB の診断を簡便にできるものとなっている（表5-1）。

▶ 治療 OAB には，減量，水分やカフェインの過剰摂取の制限などの生活指導，尿意を

表5-1 過活動膀胱の質問票

【過活動膀胱の診断基準】	【過活動膀胱の重症度判定】
OABSS で，質問3の尿意切迫感スコアが2点以上，かつ，合計点が3点以上。	軽 症：OABSS の合計点が5点以下 中等症：OABSS の合計点が6～11点 重 症：OABSS の合計点が12点以上

以下の症状がどれくらいの頻度でありましたか。この1週間のあなたの状態にもっとも近いものを，ひとつだけ選んで，点数の数字を○で囲んで下さい。

質問	症 状	点数	頻 度
1	朝起きた時から寝る時までに，何回くらい尿をしましたか	0	7 回以下
		1	8～14 回
		2	15 回以上
2	夜寝てから朝起きるまでに，何回くらい尿をするために起きましたか	0	0 回
		1	1 回
		2	2 回
		3	3 回以上
3	急に尿がしたくなり，我慢が難しいことがありましたか	0	なし
		1	週に1回より少ない
		2	週に1回以上
		3	1日1回くらい
		4	1日2～4回
		5	1日5回以上
4	急に尿がしたくなり，我慢できずに尿をもらすことがありましたか	0	なし
		1	週に1回より少ない
		2	週に1回以上
		3	1日1回くらい
		4	1日2～4回
		5	1日5回以上
	合計点数		点

注1）質問文と回答選択肢が同等であれば，形式はこの通りでなくともよい。
注2）この表では対象となる期間を「この1週間」としたが，使用状況により，例えば「この3日間」や「この1か月」に変更することは可能であろう。いずれにしても，期間を特定する必要がある。
出典／日本排尿機能学会過活動膀胱診療ガイドライン作成委員会編：過活動膀胱診療ガイドライン，第2版，リッチヒルメディカル，2015，p.105.

感じてから実際に排尿するまでの間隔を延ばす膀胱訓練などの行動療法が有効である。併せて，尿意抑制テクニックを指導する。

薬物療法は有効であり，抗コリン薬またはβ_3アドレナリン受容体作動薬の内服が過活動膀胱診療ガイドラインで推奨されている。抗コリン薬には特有の便秘，口内乾燥，尿閉などの副作用もあり，長期間内服できないこともある。副作用の軽減のために貼付薬も使用可能となってきている。

C ガス失禁，便失禁

日本大腸肛門病学会は「無意識または自分の意思に反して肛門からガスが漏れる症状」を**ガス失禁**，「無意識または自分の意思に反して肛門から便が漏れる症状」を**便失禁**と定義している。日本の65歳以上の男性の8.7%，女性の6.6%に便失禁がある。便失禁患者の8.5%は分娩時肛門括約筋損傷が原因とする報告がある。既往症（手術歴，分娩時外傷），合併症（糖尿病，神経・筋疾患，認知症，尿失禁など）について病歴を聴取する。

▶ 治療

①骨盤底筋群訓練やバイオフィードバック*療法を行う。

②食物繊維を摂取すること，カフェイン・柑橘類・香辛料・アルコールを控えることなどを指導する。

③軟便の場合は，ポリカルボフィルカルシウム（コロネル®，ポリフル®）やロペラミド塩酸塩（ロペミン®）による薬物療法を行い，便を固形化する。

④高度の便失禁では専門的検査や外科的治療として肛門括約筋形成術や仙骨神経刺激療法（sacral neuromodulation；SNM）を行う可能性があるので，専門施設に紹介する。

D 外陰腟萎縮，外陰炎

┃ 1. 外陰腟萎縮

閉経後の腟壁は，エストロゲンの欠乏により，構造的に薄く粘膜の萎縮状態を示すが，そのうち炎症所見を示すものは外陰腟萎縮である。一般的に不正性器出血の頻度は，閉経期から離れるに従って減少する。この時期に不正性器出血がある場合に，がんを疑い受診することが多いが，検査の結果，外陰腟萎縮であることも多い。

外陰腟萎縮（エストロゲン欠乏性腟炎）は，加齢に伴う卵巣機能の低下や卵巣摘出によるエストロゲン欠乏に起因する腟の萎縮性変化である。性交時の不快感が出現することや自浄作用の低下により細菌性腟炎が生じやすい[5]。

＊ バイオフィードバック：生体の情報を生体自らに返す（フィードバックする）ことである。生体の情報とは，通常は意識（自覚）できない自律神経系や脳波などの中枢神経系の反応があげられる。

表5-2 外陰腟萎縮の治療

> ❶症状のある場合にはエストリオール腟錠の局所投与を行う。
> ❷腟錠使用が困難な場合には全身的なホルモン補充療法（HRT）を行う。
> 　（注：エストリオール製剤の経口投与も広くHRTに含むものとした）
> ❸性交痛には局所に潤滑ゼリー（lubricants）を用いる。

▶ 症状　エストロゲンは泌尿生殖器粘膜の発育，増殖，機能に重要な役割を有しており，上皮層の厚さや弾性，分泌機能などに影響している。エストロゲンの低下に伴い腟や膀胱，尿道組織の萎縮が起こり，腟の乾燥感，外陰部のかゆみ，刺激症状，性交痛や頻尿，尿意切迫，過活動膀胱などの症状が出現する。

　60歳以上の健康女性の約半数に何らかの腟萎縮の症状がみられるとの報告もある。また，腟内の乳酸桿菌が減少するため腟内pHが上昇，細菌叢が変化し，腟炎や尿路感染症が起こりやすくなる。閉経後女性に日常的によく認められる症状であるが，治療を受けているのは25%以下といわれている。エストロゲン療法は腟上皮の成長・成熟，乳酸桿菌再育成，血流の改善，pHの閉経前レベルへの低下，腟上皮厚と弾性の改善に効果を有する[6]。

▶ 治療　表5-2に外陰腟萎縮の治療をまとめた。

2. 外陰炎

　大陰唇を中心に恥骨丘，外陰股間，会陰より小陰唇，陰核，前庭に至る部位に起こる炎症を**外陰炎**という。女性の外陰は帯下，月経血，尿，糞便などにより汚染されやすく，また，性行為などにより刺激を受けやすい。皮膚の抵抗力が弱いので，乳幼児，児童，妊婦，産褥婦，高齢者では外陰炎が起こりやすい[7]。

▶ 治療　初期対応として，感染・炎症，腫瘍性病変，骨盤臓器脱がないか確認する。女性下部尿路症状（female low urinary tract syndrome：**FLUTS**）の有無も重要である。皮膚腫瘍，硬化性苔癬，小陰唇癒着症などを疑う場合には，皮膚科を紹介する。外陰炎には次のような治療がある。

　①性器を清潔に保つ。下着は毎日交換し，入浴の際には陰部の汚れを優しく洗う。

　②排便や排尿後はきれいに拭き取り，細菌が繁殖しにくい環境をつくる。

　③外陰に痛みを伴うなどの症状がみられる時は，受診をする。

　④局所に保湿剤を使用する。

　⑤局所あるいは全身的にエストロゲンを使用する＊。

　⑥近年では，外陰部に炭酸ガスフラクショナルレーザーを照射する治療が行われている。

＊ 日本ではエストリオールの腟錠（エストリール®腟錠0.5mgやホーリン®V腟用錠1mg）が使用できる。低用量エストロゲン局所療法では黄体ホルモンの併用は必要ないとされている。全身投与のホルモン補充療法（HRT）を行う場合は患者ごとにリスクとベネフィットのバランスを勘案し投与を決める[8]。

E ロコモティブシンドロームとフレイル

1. ロコモティブシンドローム

ロコモティブシンドローム（通称ロコモ）とは，運動器の障害のために要介護となる危険の高い状態と定義される。最近は，ロコモの名称が浸透し，厚生労働省はこの概念の普及を目指している。国際的には身体的フレイルとほぼ同義語である。

2. フレイル

2014（平成26）年に日本老年医学会が，フレイルに関するステートメントを発表し，社会的な関心が高まっている。**フレイル**（Frail, Frailty）とは，身体的問題のみならず，認知機能障害やうつなどの精神・心理的問題，独居や経済的困窮などの社会的問題を含む概念[9]のことであり，高齢期に生理的予備能が低下することでストレスに対する脆弱性が亢進し，生活機能障害，要介護状態，死亡などの転帰に陥りやすい状態のことを示す。

このフレイルという概念は，以前は虚弱と訳されてきたが，適切な介入や支援により再び健常な状態に戻るという可逆性があるとされ，老年医学では重要性が注目されている。

フレイルは加齢とともに一般的にみられる医学的な症候群である。些細なことをきっかけとして要介護状態に至るリスクが高い前障害状態であるが，回復可能な状態でもあることから適切な対応が求められる。

適切な看護および対応をするためには，医療や保健領域でフレイルの評価を行う意義は大きい。定期的にフレイルを評価し，個人の状態に応じて栄養指導や運動療法，また，フレイルを悪化させる要因と考えられる処方薬の調整など，早期に対応することが重要となる。老年期において，特に女性はQOLを求めることもあり，後期高齢者健診は，特定健診の項目に準じて受診することは大切である。健診にフレイルの評価が盛り込まれることで，高齢者本人のフレイルに対する気づきが促されることもあるため，様々な場面で定期的にフレイルが評価でき，適切に対応できる環境が整うことが望まれる（表5-3）。

表5-3 改定日本版CHS基準（改定J-CHS基準）

体重減少	6か月で，2kg以上の（意図しない）体重減少
筋力低下	握力：男性＜28kg，女性＜18kg
疲労感	（ここ2週間）わけもなく疲れたような感じがする
歩行速度	通常歩行速度＜1.0m／秒
身体活動	❶軽い運動・体操をしていますか？ ❷定期的な運動・スポーツをしていますか？ 上記の2つのいずれも「週に1回もしていない」と回答

［判定基準］3項目以上に該当：フレイル，1～2項目に該当：プレフレイル，該当なし：健常
出典／Satake, S. and Arai, H.：Geriatr Gerontol Int. 2020；20（10）：992-993, https://www.ncgg.go.jp/ri/lab/cgss/department/frailty/documents/J-CHS2020. 一部改変.

Ⓕ 認知症

▶ 定義　厚生労働省は，2025（令和7）年には認知症患者が700万人を突破する見込みと発表している。認知症は，以前は痴呆とよばれていたが，2004（平成16）年に厚生労働省により変更されている。また，厚生労働省によれば，「認知症とは，いろいろな原因で脳の細胞が死んでしまったり，働きが悪くなったために様々な障害が起こり，生活するうえで支障が出ている状態（およそ6か月以上継続）を指す。」と定義している[10]。

▶ 分類　認知症は，脳が萎縮する**アルツハイマー型認知症**，脳梗塞など脳内の血管が原因で脳内の細胞が傷つき引き起こされる**脳血管型認知症**，パーキンソン症状を伴う**レビー小体型認知症**，性格変化を伴う**前頭側頭型認知症**の4タイプがある。アルツハイマー型認知症が全体の約60％を占める。

▶ 他疾患との鑑別　脳血管障害，大腿骨頸部骨折，アルツハイマー病などはうつを合併することが多いため，初期の認知症とうつとの鑑別は重要である。特に，高齢の女性にとってかかわりの多い介護，近親者や配偶者との死別，独居，経済的困難などの社会的問題はうつの原因ともなる。

▶ 社会的支援　政府の成年後見制度利用促進委員会が，2017（平成29）年度の老人保健健康増進等事業において認知症の人の意思決定支援に関する検討を行い，「認知症の人の日常生活・社会生活における意思決定支援ガイドライン」を策定し，2018年（平成30年），認知症の人が自らの意思に基づいた日常生活・社会生活を送ることを目指すために公表されている[11]。このように，身体疾患の予防や治療はもちろんであるが，精神的支援やQOLの向上は不可欠である。

Ⓖ 老年期うつ病

　うつ病は，アメリカ精神医学会が作成したDSM-5（精神疾患の分類と診断の手引き）のうつ病の診断基準に基づいて，症状から診断される[12]。

A. 以下の症状のうち5つ以上が2週間存在して機能変化を起こしていること。
　(1) 抑うつ気分
　(2) 興味・喜びの喪失
　(3) 体重減少／増加，食欲減退／増加
　(4) 不眠／過眠
　(5) 精神運動焦燥／制止
　(6) 疲労感，気力減退
　(7) 無価値観，罪責感
　(8) 思考力や集中力の減退，決断困難
　(9) 自殺念慮，自殺企図（症状には(1)または(2)が含まれることが必要）
B. 症状により臨床的，社会的に障害を引き起こしている。

C．物質の影響，他の医学的疾患によるものでない。
　D．精神病性障害（統合失調症および類縁疾患）ではうまく説明できない。
　E．躁病／軽躁病エピソードが存在したことがない。

　老年期のうつ病の主な要因となるものは，いわゆる喪失体験である。重要な他者との死別（配偶者，家族，友人）を経験する機会が多くなるため，喪失体験からくる抑うつ感が持続する。老年になれば，それまでの成人期まで獲得してきた社会的，人的，物的資源の喪失を体験することがやむを得なくなる。また，急性の身体疾患，家族や隣人とのトラブル，転居や施設入所，経済的危機などがあげられる。それに伴う否定的な心理的変化の代表的なものが老年期うつ病である[13]。

文献

1）日本産科婦人科学会編：産科婦人科用語集・用語解説集，第4版，2018，p.330.
2）エリクソン，E.H. 著，仁科弥生訳：幼児期と社会2，みすず書房，1980.
3）ハヴィガースト，R.J. 著，荘司雅子監訳：人間の発達課題と教育，玉川大学出版部，1995.
4）エリクソン，E.H.，エリクソン，J.M. 著，村瀬孝雄，近藤邦夫訳：ライフサイクル，その完結〈増補版〉，みすず書房，2001.
5）日本産科婦人科学会，日本産婦人科医会編：産婦人科診療ガイドライン；婦人科外来編2020，p.212-213.
6）前掲5）．
7）前掲5）．
8）日本産科婦人科学会，日本産婦人科医会編・監：産婦人科診療ガイドライン　婦人科外来編2020，日本産科婦人科学会事務局，2020，p.212-213.
9）荒井秀典：フレイルに関する日本老年医学会からのステートメント．https://www.jpn-geriat-soc.or.jp/info/topics/pdf/20140513_01_01.pdf（最終アクセス日：2018/1/4）
10）厚生労働省：認知症施策．https://www.mhlw.go.jp/stf/seisakunitsuite/bunya/hukushi_kaigo/kaigo_koureisha/ninchi/index.html（最終アクセス日：2022/6/1）
11）厚生労働省：認知症の人の日常生活・社会生活における意思決定支援ガイドライン，2018.
12）American Psychiatric Association：DSM-5 精神疾患の分類と診断の手引，医学書院，2014，p.90-91.
13）鈴木映二，他監訳：高齢者うつ病診療のガイドライン，南江堂，2003，p.5-39.

参考文献

・高齢者の定義と区分に関する，日本老年学会・日本老年医学会：高齢者に関する定義検討ワーキンググループからの提言（概要）（2017年1月5日付）．
・長谷川和夫・賀集竹子：老人心理へのアプローチ，医学書院，1975.
・井上勝也，長嶋紀一編：老年心理学；現代の心理科学，朝倉書店，1980.
・エリクソン，E.H. 著，仁科弥生訳：幼児期と社会1，増補第2版，みすず書房，1977.
・エリクソン，E.H. 著，仁科弥生訳：幼児期と社会2，みすず書房，1980.
・ハヴィガースト，R.J. 著，荘司雅子監訳：人間の発達課題と教育，玉川大学出版部，1995.
・医療情報科学研究所編集：婦人科・乳腺外科〈病気がみえる vol.9〉，メディックメディア，2018，p.102-113.
・女性医学学会編：女性医学ガイドブック；更年期医療編2014年度版，金原出版，2014.
・山本恭代，金山博臣：女性の骨盤臓器脱・尿失禁の最新治療，四国医誌，69（5,6）：207-210，2013.
・日本排尿機能学会，過活動膀胱ガイドライン作成委員会：過活動膀胱診療ガイドライン，2015.
・日本産科婦人科学会，日本産婦人科医会編：産婦人科診療ガイドライン；婦人科外来編2020，2020，p.212-213.
・荒井秀典：フレイルの歴史，概念，Modern Physician，35（7）：821-822，2015.
・野藤悠，他：フレイルとは；概念や評価法について，地域医学，32（4）：312-320，2018.

第1章

リプロダクティブ・ヘルス／ライツにおける概念と動向

この章では

● リプロダクティブ・ヘルス／ライツにおける主要な概念を理解する。

● リプロダクティブ・ヘルス／ライツにかかわる近年の動向を理解する。

I リプロダクティブ・ヘルス／ライツとは

A リプロダクティブ・ヘルス／ライツの意味

リプロダクティブ・ヘルス／ライツとは，1994年にエジプトのカイロで開催された国際人口開発会議において公式に定義され，1995年に北京の第4回世界女性会議でその重要性が示された概念である。人間の生殖システム，その機能と過程のすべての面において，単に疾病がない，病的状態ではないというだけではなく，身体的・精神的・社会的に完全に良好な状態であることを**リプロダクティブ・ヘルス**という。それは，セクシュアル・ヘルス（性に関する健康）をも含み，子どもを産むか産まないか，産むとすればいつ何人産むかを自分で決める権利，すなわち**リプロダクティブ・ライツ**をもつことをも意味する。

B リプロダクティブ・ヘルス／ライツが提唱された経緯

1960年代以降「人口爆発は貧困をもたらす」との考えが世界の主流となるなか，1967年に国連人口基金が設立され，世界的に体系的な人口政策が取り組まれることとなった。各国で人口抑止政策が採られた一方で，アメリカでは，女性の性と生殖に関する権利獲得運動を背景として，アメリカから開発途上国へ輸出される避妊具のリスクが指摘されるとともに，開発途上国の女性への強制的避妊が人権侵害として問題視されるようになった。

1980年代後半以降は，人口抑止を第一の目的に据えた政策を肯定しつつも，女性の人権として性と生殖の健康を保障する機運が高まり，健康の概念としてリプロダクティブ・ヘルス／ライツが提唱されることとなった。

C セクシュアル・ヘルス（性に関する健康）とセクシュアル・ライツ（性に関する権利）

セクシュアル・ヘルス（sexual health）とは，「人々が安全で満ち足りた性生活を営むことができる」ことであり，リプロダクティブ・ヘルスに含まれる。**セクシュアル・ライツ**（sexual rights）とは，「すべての人がもつ生まれながらの自由・尊厳・平等に基づく普遍的な権利」であり，第14回国際性科学会（World Association for Sexology：WAS，1999年，香港）で採択された「性の権利宣言」において提唱された概念である。2014年に改訂され，性に関する基本的かつ普遍的な権利として，「性に関する自己決定と身体保全に関する権利」「科学的に正しく理解可能な性に関する情報を得る権利」「包括的性教育を受ける権利」ほか16項目が示されている（表1-1）。

表1-1 性の権利宣言におけるセクシュアル・ライツ（性に関する権利）16項目

① 平等と差別されない権利
② 生命，自由，および身体の安全を守る権利
③ 性に関する自己決定と身体保全に関する権利
④ 拷問や残酷な非人道的な，あるいは品位を傷つける扱いや罰を受けない権利
⑤ 暴力や強制・強要を受けない権利
⑥ プライバシーが守られる権利
⑦ 性を楽しみ，満足できる安全な性的経験をすることのできる最高の性の健康を含む健康を享受する権利
⑧ 科学的進歩とその応用の恩恵を享受する権利
⑨ 性に関する情報を得る権利
⑩ 教育を受ける権利，包括的性教育を受ける権利
⑪ 平等で自由な同意に基づいた婚姻あるいはほかの似たタイプの関係を開始したり解消したりする権利
⑫ 子どもをもつかどうか，子の数と間隔を決める権利とそのための方法に関する情報を得る権利
⑬ 思想・意見・表現の自由をもつ権利
⑭ 組織づくりや平和的な集会を行う権利
⑮ 公的かつ政治的なことに参加する権利
⑯ 法的措置や救済措置を求める権利

出典／World Association for Sexual Health：Declaration of Sexual Rights（著者訳）．

D セクシュアリティ

セクシュアリティは，sex の形容詞である sexual からつくられた名詞で，人間の性がもつ幅広い意味を示す用語である。

1 セクシュアリティの定義

世界保健機関（WHO）とアメリカ性情報教育協議会（Sex Information and Education Council of the United States；SEICUS）のセクシュアリティの定義を表1-2 に示す。

SEICUS は 1964 年に設立され，当時の女性解放運動や少数派の人々の人権獲得運動を背景に，それまでの性に関する否定的かつ消極的，画一的なとらえ方から，肯定的かつ積極的で多様性を認め，個人の意思を尊重する姿勢への変容と，そのために必要な情報提供と支援を行うという考えのもとで性教育を普及・促進させる活動を展開してきた。

SEICUS の創始者であるカルデローン（Calderone, M. A.）とカーケンダール（Kirkendall, L. A.）が「セックスとは両脚の間（性器）にあるものだが，セクシュアリティは両耳の間（脳）にあるものだ」と述べているように，セクシュアリティとは生物学的な性だけでなく，心理・社会・文化的要素も含む幅広い概念であり，人が性的能力・性的欲求・性的感情をも

表1-2 セクシュアリティの定義

機関	定義
世界保健機関（WHO）	人間であることの中核的な特質の一つで，生物学的性，性自認，ジェンダー役割，性的指向，エロティシズム，幸福感，親密感，生殖を含む。
アメリカ性情報教育協議会（SEICUS）	人間の身体の一部としての性器や性行動のほかに，他人との人間的な触れ合いすべてを包含するような幅広い概念で，愛情，友情，融和感，思いやり，包容力など，人間関係における社会的・心理的側面やその背景にある成育環境なども含む。

ち，性愛の対象を求め，性行為をすることを示す用語である。

さらに，国際連合教育科学文化機関（UNESCO）は出版物の『国際セクシュアリティ教育ガイダンス』の序論で，セクシュアリティはジェンダー（社会的性別）との関連なしには理解できないこと，多様性を基盤とすること，性的行動は文化によって規定されることを指摘している[1]。

2 セクシュアリティの意義

人間のセクシュアリティの意義には，生殖性，連帯性，快楽性の3つの要素がある。生殖性は子孫に命をつなぐことであり，連帯性は愛情や融和感，思いやりなどの感情を伴うことであり，快楽性は身体，特に肌と肌との触れ合いにより快感を伴うことである。生殖性はすべての生物が，快楽性は人間以外の霊長類も有する。連帯性が人間の特徴といえる。

3 セクシュアリティに関する要素

❶ セックス

生物学的な性別。染色体，生殖器，性器，ホルモンなど，男女の身体的および生理学的特性の違いを指す。

❷ ジェンダー

社会的な性別であり，社会で構築された性別に基づく役割・責任，規範などのことである。社会や文化集団によって異なり，時代とともに変容する。家庭，地域社会，職場などにおける同性または異性との接し方をはじめ，女性・男性としてどのような言動を期待されているかということを指す。

❸ 性自認（ジェンダー・アイデンティティ）

身体的特徴や社会的性別役割にかかわらず，自分自身が持続的に強くそう思っている性別のことである。心の性であり，出生時に割り当てられた性別（セックス）と一致する性自認をもつ人を「シスジェンダー」，自分の性別は男女どちらでもない，あるいはどちらでもあるという人を「エックスジェンダー」という。

❹ 性的指向（セクシュアル・オリエンテーション）

性愛の対象として好きになる相手の性別を下記にまとめる。

- 異性愛（ヘテロセクシュアル）：自分とは異なる性別を好きになる。
- 同性愛（ホモセクシュアル）：自分と同じ性別を好きになる。
- 両性愛（バイセクシュアル）：異性・同性の両方を好きになる。
- 無性愛（A［エイ，ア］セクシュアル）：どちらの性別も好きにならない。

どちらの性別かを判断するのは性自認（心の性）に基づく。たとえば，生物学的性が女性であろうと男性であろうと，性自認が男性であれば，生物学的性がどちらの性別であろうと性自認が女性の人を好きになった場合は異性愛（ヘテロセクシュアル）となる。

❺性別表現：ジェンダー・エクスプレッション

　外観の性別のことであり，服装，髪型，化粧，立ち居振る舞い，しぐさ，言葉遣いなど見た目で判断される「男性らしさ」「女性らしさ」のことである。

4 性の多様性

❶グラディエーションと多様性

　性に関する要素はいくつもあるが，どれも，男性型と女性型の性別二分法ではなく，要素ごとに連続する**グラディエーション**になっている。個人は各要素についてどこかに位置しており，各要素の組み合わせは多様である。また，同じ人でも，これらの性別の要素は揺れたり変化したりすることがある。

　性的指向（sexual orientation）と性自認（gender identity）の頭文字を組み合わせたSOGIという言葉があり，性指向に関しては，異性愛の人々（ヘテロセクシュアル）から同性愛（ホモセクシュアル）や両性愛の人々（バイセクシュアル），無性愛（ア・セクシュアル，エイ・セクシュアル）の人々まで，2つの軸の上で配置して示されることが多い。しかし性に関する要素は，性指向と性自認のみではないため，そのほかの要素で少数者である人々を説明することはできない。なお，SOGIに性別表現（expression）の要素を加えてSOGIEと表現する場合もある。

❷セクシュアル・マイノリティ（性的少数者）

　自分が自分であるために大切な性的存在・行動・欲求に関する側面が，セクシュアル・マジョリティ（性的多数者）とは異なる人たちのことである。LGBT，あるいはLGBTにQを加えてLGBTQという場合もある。

　性自認も性的指向も自分で選ぶものではなく，「そのように生まれつく」ものである。生物学的性と性自認が一致するシスジェンダーで，性的指向が異性愛である人は「多数の」者であるが，「正しい」者というわけではない。

- L（lesbian）：レズビアン，女性同性愛者
- G（gay）：ゲイ，男性同性愛者
- B（bisexual）：バイセクシュアル，両性愛者
- T（transgender）：トランスジェンダー，性自認が生物学的性あるいは出生時に割り当てられた性別と異なる人。自分の身体の性を強く嫌い，その反対の性に強く惹かれる「性別違和感」をもつ。医療機関でホルモン療法や手術療法を受けることで身体の性を性自認に近づけることができれば，生活の質（QOL）が向上することがある。医療を求めて受診したトランスジェンダー当事者への診断名として，「性同一性障害（gender identity disorder：GID）」がある。国内でホルモン療法や外科手術を受けたり，戸籍上の性別を変更したりする場合には，医師による性同一性障害の診断が必要である。この場合，性的指向は問わない。

　また，性自認と生物学的性が異なる人々は，

- FTM（female to male）：性自認は男性，身体の性は女性であるトランスマン
- MTF（male to female）：性自認は女性，身体の性は男性であるトランスウーマン

の2つがある。

- DSDs，性分化疾患*（disorders of sex development または differences of sex development）の人。多くは男性，女性のいずれかの性自認をもち，身体の一部がその性と異なる。LGBTと同じ枠組みでとらえられることを好まない当事者もいる。
- Q（queer, questioning）：上記のいずれにも当てはまらない人。queer（クイア）とはセクシュアル・マイノリティ（性的少数者）全般を表す言葉で，questioning（クエスチョニング）は自分の性別をはっきりと決められない，迷う，あるいは，決めたくない人々をいう。

❸ 日本のLGBTの人々の置かれた現状

LGBTの人の割合については，全国の20〜59歳の男女6万人を対象に電通が実施した「LGBT調査2018」によれば，8.9%（11人に1人）であり，左利きの人と同じ割合と報告されている[2]。さらにLGBTを「セクシュアル・マイノリティの総称の一つ」と知っている者は68.5%と，2015（平成27）年の前回調査37.6%よりも大幅に増え，日本では法律で認められていない同性婚については78.4%が賛成と回答していた[3]。

性自認も性的指向も生まれながらのものであり，自分の意思で変えようとしても変えられない。無理に変えるよう強制されることは自尊感情の低下を招き，抑うつや自殺念慮など精神疾患につながる場合もある。ゲイ，バイセクシュアルの男性の自殺未遂はヘテロセクシュアル（異性愛）の男性の約6倍，10歳代のゲイ，バイセクシュアル男性の自傷行為の経験率は17%で，首都圏の男子中高生の約2倍と報告されている[4]。

❹ トランスジェンダー（性同一性障害／性別違和／性別不合）

（1）性同一性障害の名称・分類の変更

性同一性障害者の性別の取扱いの特例に関する法律（2004［平成16］年）では，**性同一性障害**を「生物学的には性別が明らかであるのにもかかわらず，心理的にはそれとは別の性別（他の性別）であるとの持続的な確信をもち，かつ，自己の身体的および社会的に他の性別に適合させようとする意思を有する者であって，そのことについてその診断を的確に行うために必要な知識および経験を有する二人以上の医師の一般に認められている医学的知見に基づき行う診断が一致しているものをいう」と定義している。

2013年5月にアメリカ精神医学会が出版した『精神疾患の分類と診断の手引き（DSM-5）』では，性同一性障害（Gender Identity Disorder；GID）という診断名はなくなり，gender dysphoria（**性別違和**）という疾患カテゴリーとして残された。また，2018年6月に世界保健機関（WHO）が公表した国際疾病分類（ICD-11）では，性同一性障害（GID）という名称を**性別不合**（gender incongruence；GI）に改め，個人が経験する性（＝ジェンダー）と

＊ 従来，半陰陽やインターセックスという用語が使われていたが，差別的用語であるとして，現在は使われていない。

生物学的性の不一致が顕著で持続的であることが特徴としている。また，分類は「精神疾患」から「性の健康関連の病態」に変更されている。

（2）トランスジェンダー（性同一性障害／性別違和／性別不合）当事者への現状と対応

　当事者の半数以上が，小学校入学前に性別違和感を自覚するという[5]。学校生活では制服など男女の区別がある物や男女別の活動が多いため，違和感を自覚する機会が増えることになる。また，第2次性徴をみる年齢になると，性自認と異なる身体の変化にとまどいや嫌悪感を抱く状態となること，恋愛の問題に悩むなどして，学校生活がさらに苦痛となり，その結果，不登校になることもある。

　このような状況のなか，文部科学省は2015（平成27）年4月30日に「性同一性障害に係る児童生徒に対するきめ細かな対応の実施等について」を通知し，翌年には「性同一性障害や性的指向・性自認に係る児童生徒について　教職員向け手引き」を配布した。そこでは，表1-3のような対応の先行例をあげつつ，当事者である児童生徒が求める支援は性別違和感の強弱などに応じ様々であるとともに，性別違和感は成長に従い減ずることもあるため，先入観をもたず，その時々の児童生徒の状況などに応じた支援を行うことが必要であると記している。

　思春期のホルモン療法は，自殺念慮や二次的精神疾患発症を予防し，不登校を回避して学歴を確保することにもつながる。第2次性徴抑制療法としてのホルモン療法の開始年齢について，FTM（性自認は男性で身体の性は女性）では，第2次性徴が現れた後でも男性ホルモン（アンドロゲン製剤）投与を行えば，髭が生え，声が低くなり，月経はなくなる。他方，MTF（性自認は女性で身体の性は男性）では，第2次性徴（髭が生え，声が低くなり，筋肉質な男性体形となる）が現れた後で女性ホルモン（エストロゲン製剤）を投与しても，変化は少ない。そのため特にMTFでは第2次性徴の発現前にホルモン療法を開始することが望ましく，2012（平成24）年に，それまで18歳以上であったホルモン療法開始年齢が，条件付きで15歳以上に改正された[6],[7]。

表1-3　性同一性障害に係る児童生徒に対する学校における支援の事例

項目	学校における支援の事例
服装	• 自認する性別の制服・衣服や，体操着の着用を認める
髪型	• 標準より長い髪型を一定の範囲内で認める（戸籍上男性）
更衣室	• 保健室・多目的トイレなどの利用を認める
トイレ	• 職員トイレ・多目的トイレの利用を認める
呼称の工夫	• 校内文書（通知表を含む）を児童・生徒が望む呼称で記す • 自認する性別として名簿上扱う
授業	• 体育または保健体育において別メニューを設定する
水泳	• 上半身が隠れる水着の着用を認める（戸籍上男性） • 補習として別日に実施，またはレポート提出で代替する
運動部の活動	• 自認する性別に係る活動への参加を認める
修学旅行など	• 1人部屋の使用を認める。入浴時間をずらす

資料／文部科学省：性同一性障害に係る児童生徒に対するきめ細かな対応の実施等について．2015．http://www.mext.go.jp/b_menu/houdou/27/04/1357468.htm（最終アクセス日：2020/6/1）.

表1-4　戸籍上の性別を性自認と同じ性別に変更するための5つの要件

❶ 18歳以上であること
❷ 現に婚姻をしていないこと
❸ 現に未成年の子がないこと
❹ 生殖腺がないことまたは生殖腺の機能を永続的に欠く状態にあること
❺ その身体について他の性別に係る身体の性器に係る部分に近似する外観を備えていること

（3）トランスジェンダー（性同一性障害／性別違和／性別不合）当事者の性別変更要件と性別適合手術

　当事者が戸籍上の性別を性自認と同じ性別に変更するためには，2004（平成16）年に施行された性同一性障害者の性別の取扱いの特例に関する法律（性同一性障害特例法）に規定されている表1-4の5つの要件を満たさなければならない。

　そのなかには，「生殖腺がないことまたは生殖腺の機能を永続的に欠く状態にあること」「その身体について他の性別に係る身体の性器に係る部分に近似する外観を備えていること」が含まれており，性別適合手術を受けることが必要となる。この要件が違憲であると提訴した訴訟で，2019（平成31）年1月に最高裁は「現時点では合憲」とする判決を下したが，個人の自由を制約する面があり，そのあり方は社会の変化に伴い変わるものとして「合憲かどうかは継続的な検討が必要」との指摘が加えられた。

❺ 性分化疾患（DSDs）

　染色体，生殖器，性ホルモン分泌などの性にかかわる身体的特徴が非定型的であり，一致しない状態，あるいは性別を特定できない状態のこと。生物学的性に焦点を当てるものであり，性自認，性的指向は問わない。

　性分化疾患の児を出生した場合，出生届の問題が生じる。戸籍法では出生届の期限を生後14日と定めており，出生届の遅延に対する罰則規定もある。しかし，医師の証明があれば出生届の性別と名前を空欄で提出しておき，性別が明らかになった後に届け出を完了する「追完」という方法をとることができる。他方，すでに戸籍に登録された性別を変更するには家庭裁判所の判断が必要になるため，性別の決定は必要な検査などを行い，慎重になされるべきである[8]。

　性同一性障害特例法により性別変更をした場合は，戸籍上の記載から性別変更をしたことがわかる。しかし，性分化疾患のために出生時の性別の判断が誤りであったとする申し立てが認められれば，出生時にさかのぼって戸籍の性別が訂正される。また性分化疾患では，出生時に判別された性別に基づく戸籍上の性別と性自認が異なるがゆえに苦痛を生じる者がいる一方で，割り当てられた性別で違和感なく生活している者も多くいるため，性分化疾患の児に対して一律に，性自認が確定する思春期頃まで性別の決定が保留とされるより，個々に適した対応がなされることが望ましい[9]。

Ⅱ リプロダクティブ・ヘルス／ライツにかかわる近年の動向

A 日本のリプロダクティブ・ヘルス／ライツにかかわる現状と課題

1 優生保護法によりリプロダクティブ・ライツを侵害された人々

日本では，「不良な子孫の出生防止」と「母性の生命健康の保護」を目的として優生手術（不妊手術）と堕胎（人工妊娠中絶）の許可条件を定めた優生保護法（1948［昭和23］～1996［平成8］年）のもと，遺伝性疾患，知的障害，精神障害などを有する者が，本人の同意なしに不妊手術や人工妊娠中絶手術を受けさせられていた。

1994年のカイロ国際人口開発会議と並行して開催された民間フォーラムにおいて，障害のある日本人女性が優生保護法の問題を訴えたことを契機に，海外からの日本の優生保護法への批判が高まり，1996（平成8）年に優生保護法から優生的文言・条項が削除されて母体保護法へと改正された。

2018（平成30）年1月には，旧優生保護法のもとで本人の同意なしで不妊手術を受けさせられた軽度知的障害のある女性2人が，個人の尊厳や幸福追求権を追求する憲法に違反しているとして，国に謝罪と補償を求める国家賠償責任訴訟を起こした。続いて全国各地で同様の訴訟が起こされた。日本弁護士連合会によれば，旧優生保護法のもと，48年間に全国で約2万5000人の障害者らに不妊手術が行われ，うち1万6500人は本人の同意のない不妊手術であった。都道府県などに手術の記録が残っている者は約3000人で，最年少者は9歳，手術の記録のない者が8割に及ぶと報告されている[10]。2019（平成31）年4月に「旧優生保護法に基づく優生手術等を受けた者に対する一時金の支給等に関する法律」が成立し，手術の記録がある被害者はもちろん，手術の記録が残っていない者についても本人や家族の証言，手術痕などの間接証拠により認定し，補償金を支給することが決

Column ハンセン病患者のリプロダクティブ・ライツ

ハンセン病患者・元患者については，らい予防法による強制隔離，優生保護法による強制不妊手術と人工妊娠中絶手術を人権侵害であったとする2001（平成13）年の熊本地裁判決での原告勝訴を受けて，国はハンセン病患者・元患者に謝罪し，補償給付，人権回復に向けた啓発活動が実施されることとなった。

定した[11]。

2 | 避妊法の選択肢

　国連経済社会局人口部が公表した「World Contraceptive Use 2021」は，2020 年 2 月時点で入手可能な推定値を含む調査データに基づく国別の避妊実施率の現状を示している（表 1-5）。日本は海外先進国に比べて避妊の実施率そのものが低い。また，避妊法の主流は男性用コンドームであり，現在世界的に推奨されている長時間作用型可逆的避妊法（long acting reversible contraception：LARC）（表 1-6）に含まれる皮下埋没法，注射法，皮膚貼付法，プロゲスチン単剤ピル（ミニピル）は，国内では未認可である。さらに，日本で認可されている子宮内避妊具（IUD）とプロゲスチン付加子宮内避妊システム（IUS）は，ノバ T® とミレーナ® の 2 種類のみである。海外では IUD/IUS の小型化が進められ，複数の製品があり，未産婦，若年者にも適用されている。女性が自ら主体的に実施できる安全・確実・安価な避妊法の選択肢が著しく少ないことが日本の特徴である。海外先進国同様に，より多くの LARC の認可が望まれる。

3 | 人工妊娠中絶

❶中絶方法

　日本の妊娠初期（妊娠 12 週未満）の人工妊娠中絶は，子宮内掻爬あるいは吸引，または両者の併用による器械的方法である。器械的方法は子宮穿孔，大量出血，子宮内の癒着によるアッシャーマン症候群などのリスクを伴う。海外では，妊娠 10 週までの人工妊娠中

表 1-5 日本と海外の避妊実施率 （%）

国名	調査年	対象年齢	避妊の実施率	近代的避妊法*の実施率	女性不妊手術	男性不妊手術	IUD	埋没法	注射法	ピル	男性用コンドーム	女性用コンドーム	腟バリア法1)	伝統的避妊法*の実施率	リズム法2)	腟外射精
日本	2015	20〜49 歳	39.8	33.1	1.0	0.1	0.4	—	—	0.9	30.8	—	—	6.7	1.3	7.1
スウェーデン	1996	18〜44 歳	75.2	64.8	—	—	16.2	—	0.0	27.4	16.4	—	0.7	10.4	2.6	7.8
米国	2015〜17	15〜49 歳	75.9	67.7	18.7	8.3	11.3	2.0	1.4	11.4	12.7	—	—	8.2	2.8	5.3
豪州	2015〜16	18〜45 歳	66.9	64.7	5.1	14.0	6.0	4.3	0.7	16.7	17.0	—	0.4	2.3	0.8	1.5
英国	2008	16〜49 歳	84.0	84.0	8.0	21.0	10.0	1.0	2.0	28.0	27.0	1.0	1.0	8.0	2.0	6.0
タイ	2015〜16	15〜49 歳	78.4	75.5	24.3	0.4	0.4	1.1	14.0	32.8	2.5	—	—	2.8	1.3	1.5

1) ペッサリー，子宮頸部キャップ，避妊用スポンジ。現在日本では販売されていない。
2) 基礎体温法，オギノ式，頸管粘液法をいう。
* 近代的避妊法：手術，薬剤，器具，装置などを用いた効果の高い避妊法。不妊手術と LARC をいう。
* 伝統的避妊法：リズム法と腟外射精ほか。
出典／国連経済社会局人口部：World Contraceptive Use 2021. を参考に作成。https://www.un.org/en/development/desa/population/publications/dataset/contraception/index.asp（最終アクセス日：2022/6/20）

表1-6 長時間作用型可逆的避妊法（LARC）

第1選択	子宮内避妊具 （IUD）	子宮腔内にポリエチレン製の器具を挿入することで子宮内に無菌性炎症反応が生じ，殺精子作用が生じる。銅付加IUDでは，銅イオンがさらに殺精子作用を増強する
	子宮内避妊システム （IUS）	ポリエチレン製の器具にプロゲスチンが付加されたものをいう。無菌性炎症反応に加えて，子宮内膜を脱落膜化することにより避妊作用が高まる
第2選択	注射法	プロゲスチン（メドロキシプロゲステロン酢酸エステル：MPA）を3か月に1回注射する。骨粗鬆症のリスクが高まるため，10歳代や2年以上の長期投与は慎重にする必要がある。長期投与で乳がん，子宮頸がん，HIVのリスクを高めるとの報告がある
	皮膚貼付法	エストロゲンとプロゲスチンを含有しており，ホルモンを徐々に放出し，避妊効果を維持する。週に1回，3回貼り換え，1回休薬し，消退出血が起こる
	皮下埋没法	プロゲスチン（レボノルゲストレル：LNG）を含んだカプセルを6本皮下に移植する方法。5年間有効で，避妊効果も高い。最近では1本用も開発されている
	腟内リング	ドーナツ型の形状で，プロゲスチン単独あるいはエストロゲンとプロゲスチンを持続的に放出することによって避妊効果を維持する。3週間リングを挿入し，1週間休む。休薬期間に消退出血をみる
第3選択	経口避妊薬 （oral contraception ：OC，ピル）	エストロゲンとプロゲスチンを含有し，性腺刺激ホルモンの分泌を抑制することにより排卵を起こさない。子宮内膜を脱落膜床にし，受精卵の着床を防ぐ。子宮頸管粘液が濃厚粘稠になり，精子の子宮への侵入を防ぐ
	ミニピル	プロゲスチンのみが含有されている錠剤を1日1錠毎日服用する。休薬期間あるいはプラセボ錠はない。授乳中の女性も服用できる。高度肥満など心臓病や脳卒中のリスクがある女性にとっても，より安全な選択肢と考えられている
	コンドーム	ラテックスあるいはポリウレタン製の薄い筒型の袋をペニスにかぶせる。海外では，ポリウレタン製の袋で腟内を覆う女性用コンドームが販売されているが，現在日本では販売されていない
緊急避妊法 （emergency contraception：EC）		性交後に服薬などによって大量のプロゲスチンを摂取することにより，受精卵の子宮内への着床を防ぐ

絶では黄体ホルモン遮断作用のミフェプリストン（RU486）の内服による方法が主流である。ミフェプリストン（RU486）（ミフェプレックス200mg）を服用，24〜48時間後に子宮収縮薬ミソプロストール（サイトテック800mg）を服用し，1〜2週間後に超音波断層法検査（エコー）と血液検査を実施して妊娠が終結していることを確認する。製薬会社はミフェプリストンの国内の治験結果をもとに，2021（令和3）年12月に経口中絶薬として国に承認申請を行った。

　人工妊娠中絶は，母体保護法に基づき母体保護法指定医により施行される。日本では中絶要件に胎児条項は設けられていない。胎児条項を設けることは，命の選別，優生思想を認める姿勢に結びつくとの生命倫理上の批判があるからである。出生前診断にて胎児異常が判明し，当該妊婦が人工妊娠中絶を決断した場合，経済条項が適用されるのが一般的である。このような人工妊娠中絶を，**選択的人工妊娠中絶**とよぶ。

　妊婦から採血した静脈血を用いて行うスクリーニング検査である無侵襲的出生前遺伝学的検査（non-invasive prenatal genetic testing：NIPT）が，一般診療となり普及した現在，経済条項を用いて中期中絶が多く行われている。これは，女性が自分の子をもつかもたないか，もつとすればいつ何人，どれくらいの間隔でもつのかを決定する権利であるリプロダクティブ・ライツに，胎児異常を理由とする選択的人工妊娠中絶の権利が含まれるかどうか，という議論をもたらしている。

❷ 妊孕性教育と婚活事業

(1) 妊孕性教育

　妊娠する力を妊孕性あるいは妊孕力という。今日，日本の不妊カップルは 5.5 組に 1 組といわれているが，一つの大きな要因として年齢があげられている。女性の妊孕性は 35 歳を過ぎると急速に低下することが明らかになっており，その原因の一つに卵子の数の減少と質の低下がある。産科的合併症や周産期死亡の発生率も 30 歳代後半以降では高率である。また，男性については，従来精子の質は年齢に関係しないといわれてきたが，40 歳を過ぎると精子の遺伝子異常や運動率の低下が認められることなどにより，妊娠出産を希望する場合には年齢を考慮する必要がある。

　10 歳代から自身のライフプランに妊娠出産を組み込み，その実現が可能となるよう，中学・高校に助産師などを講師として派遣し，正確な科学的情報を提供する妊孕性教育事業を展開している地方自治体が全国に多くみられる。昨今は，プレコンセプションケアに包含されるものとして取り組まれつつある。

(2) 生涯未婚率と婚活事業

　2015（平成 27）年の国勢調査時に男性 23.4 ％，女性 14.1 ％であった**生涯未婚率**[*]は，2020（令和 2）年には男性 25.7 ％，女性 16.4 ％と，それぞれ上昇している[12), 13)]。2015（平成 27）年の結果に基づく推計では，これまでの未婚化・晩婚化の流れが変わらなければ，今後も生涯未婚率の上昇が続くと予測されている[14)]。今日，少子化の抑止は日本社会の重要な課題として掲げられているが，日本においては妊娠・出産は結婚と結びついているため，公費を投入して若者に結婚相手との出会いの場を提供する事業（婚活事業）を展開する地方自治体が全国各地にみられる。

❸ 性教育

(1) 若者の性行動

　日本性教育協会の「青少年の性行動―わが国の中学生・高校生・大学生に関する第 8 回調査報告―」によれば，大学生および高校生の性行動（性交，キス，デート）の経験率は，いずれも 2005（平成 17）年をピークに減り続けている（表 1-7）。また，中学生の性行動の経験率は横ばいである。性行動が低年齢化している若者が一部にいる一方で，性行動に消極的な若者が増加しているといえる。

　若者の性行動離れの要因として，労働環境の変化や SNS 社会，現代の若者の特性などがあげられているが，日本においては元来，性を卑猥なものととらえる風潮があることに加え，性教育で性感染症の恐さや中絶の後遺症を強調し，性に対する否定的な印象を助長してきたことがあげられよう。

　性教育では，命の大切さ，恋愛，愛情，人を好きになること，つき合うこと，触れ合うこと，妊娠，出産，命のつながり，ライフプランなど，人としての生き方を基盤に据え，

＊ 生涯未婚率：50 歳時の未婚の割合。45〜49 歳の未婚率と 50〜54 歳の未婚率の平均。

表1-7 青少年の性行動の経験率の推移 (%)

経験		2005年	2011年	2017年
性交	中学生男子	3.6	3.7	3.7
	中学生女子	4.2	4.7	4.5
	高校生男子	26.6	14.6	13.6
	高校生女子	30.3	22.5	19.3
	大学生男子	63.0	53.7	47.0
	大学生女子	62.2	46.0	36.7
キス	中学生男子	15.7	13.9	9.5
	中学生女子	19.2	12.4	12.6
	高校生男子	48.4	36.0	31.9
	高校生女子	52.2	40.0	40.7
	大学生男子	73.7	65.6	59.1
	大学生女子	73.5	62.2	54.3
デート	中学生男子	23.5	24.7	27.0
	中学生女子	25.6	21.8	29.2
	高校生男子	58.8	53.1	54.2
	高校生女子	62.2	57.7	59.1
	大学生男子	80.2	77.1	71.8
	大学生女子	82.4	77.0	69.3

出典／日本性教育協会：青少年の性行動；わが国の中学生・高校生・大学生に関する第8回調査報告，2018，p.16．を参考に作成．

妊孕性，性行為，避妊，中絶などに関する科学的知識を教授する包括的性教育を実施することがますます重要になっている。

B リプロダクティブ・ヘルス／ライツにかかわる世界の動向

1 避妊を取り巻く世界の現状

「世界の出生と家族計画2020」によると[15]，避妊の使用は1990〜2019年にかけて，世界中のすべての地域で増加し，2019年には生殖年齢（15〜49歳）の全女性の49％が何らかの形で避妊をしている。サハラ以南のアフリカにおける生殖年齢の女性の避妊の使用率は13％（1990年）から29％（2019年）に，オセアニアでは20％から28％に，西アジアと北アフリカでは26％から34％に，中央・南アジアでは30％から42％に，ラテンアメリカとカリブ海地域では40％から58％に増加した。1990年までに，北アメリカとヨーロッパは57％（1990年）から58％（2019年）に，東アジアと東南アジアは51％から60％に，オーストラリアとニュージーランドは56％から58％に上昇するなど，ほかのすべての地域はすでに避妊の普及率が50％以上に達している。加えて，2019年，世界の生殖年齢の女性の44％が近代的な避妊法を使用しており，これは全避妊法使用者の91％を占め，残りの9％のみが伝統的な避妊法を使用している。

2 家族計画サミット2017

2012年にロンドンで第1回の家族計画サミットが開催され，世界の発展のために女性

のエンパワメントと家族計画が重要であることが確認された。2017年に同市で開催された「家族計画サミット2017」では，37の参加国の政府，16の民間企業，11のパートナー組織が，家族計画を人権として位置づけ，家族計画プログラムを進展させ，2020年までに避妊の実行を必要とする低所得国の1億24万人の女性と少女に近代的避妊法を入手可能にすることを決議した。これが「家族計画2020」である。現在は，後継の「家族計画2030」が取り組まれている[16]。

3 国際人口開発会議25周年ナイロビ・サミット

2019年11月12〜14日に，国際人口開発会議25周年ナイロビ・サミットが開催され，1994年のカイロ国際人口開発会議で採択された行動計画を最終的に確実に実行するという政治的宣言が全会一致で承認された。そして，予防可能な妊産婦死亡をなくすために不可欠な対策の実施に1155億ドル，家族計画のニーズを満たすために685億ドル，ジェンダーに基づく暴力を撤廃するために420億ドル，女性性器切除（female genital mutilation；FGM，または，female genital cutting；FGC）を撤廃するために24億ドル，児童婚を撤廃するためには350億ドル必要で，これらの資金は調達可能であることが確認された。「持続可能な開発目標（sustainable development goals；SDGs）」においては，目標3と目標5に関連する目標が掲げられている（表1-8）。

4 児童婚，若年妊娠と貧困

児童婚は，法律上は禁止されていても慣行としてなされている国や地域が世界中にあり，国連児童基金（UNICEF）によれば20〜24歳の既婚女性のうち21%が18歳までに，5%が15歳までに結婚している[17]。これまでに15歳未満で結婚した女性は推定2億5000万人に上るとされている[18]。児童婚では思春期に妊娠・出産することが多く，10歳代では妊娠・出産における異常・合併症が高率であり，思春期の女児の死因の1位を占めている[19]。社会的には，教育の機会が奪われることにより貧困を招き，若くから妊娠・出産をするため子だくさんとなり，次世代にも貧困の連鎖が生じることになる。貧困の多くの親は，少女である娘を結婚させることが娘を守ることになると信じている。花嫁が持参金を持ってい

表1-8 「持続可能な開発目標：SDGs」の目標3と目標5

目標3「あらゆる年齢のすべての人々の健康的な生活を確保し，福祉を推進する」
● 達成基準 3.1「2030年までに世界の妊産婦死亡率を70（10万対）まで減少させる」
● 達成基準 3.7「2030年までに，誰もが性と生殖のケアに関するサービスを受けられることを保証する」
● 達成基準 3.8「すべての人々に対する財政保障，質の高い基礎的な保健サービスへのアクセス，および安全で効果的，かつ質が高く安価な必須医薬品とワクチンへのアクセスを含む，ユニバーサル・ヘルス・カバレッジ（UHC）を達成する」
目標5「男女平等を達成し，すべての女性および女児のエンパワメントを図る」
● 達成基準 5.3「未成年者の結婚，早期結婚，強制結婚，および女性器切除など，あらゆる有害な慣行を撤廃する」
● 達成基準 5.6「国際人口開発会議（ICPD）の行動計画および北京行動綱領，およびこれらの検討会議の成果文書に従い，リプロダクティブ・ヘルス／ライツへの普遍的アクセスを確保する」

資料／外務省：持続可能な開発のための2030アジェンダ　仮訳，一部抜粋.

く慣習のある国や地域では，若いほうが少ない持参金でよいからということもある。多くの場合，児童婚では少女自身が結婚相手を選ぶ権利は保証されていない。国連人口基金（UNFPA），国連児童基金（UNICEF）は，児童婚を撤廃するために，政府や市民活動グループなどと連携し，政策や法律制定の支援，および少女たちへの教育プログラムを展開している。

5 | 女性性器切除

女性性器切除（FGM/FGC）は，医学的でない理由で腟，小陰唇，大陰唇，クリトリス（陰核）などを切除・切開したり，腟口を縫合したり，小陰唇に穴をあけたりするものである。世界中で，少なくとも2億人の女性が何らかの形の女性性器切除を受けていると推定されている。不衛生な環境，物品で行われることも多く，出血，疼痛によるショック，感染・敗血症による死亡，膀胱腟瘻，直腸腟瘻，精神疾患などの後遺症をきたす場合も多い。女性に対する人権侵害として，国連や人権擁護団体などがその排除に向けた活動を展開してきた。

「持続可能な開発目標：SDGs」では，目標5において女性性器切除，児童婚の撲滅が掲げられている（表1-8参照）。女性性器切除を撤廃することは，SDGsの実現に向けた重要なステップに位置づけられている。

2018年7月，国連は2月6日を「女性性器切除撤廃の日」と定め，女性生殖器切除の撤廃のための世界規模での取り組みを実施している。

女性性器切除は特に，経済的に貧しく女性の地位や教育レベルが低い地域や集団において存続している。そのような社会では，女性は結婚して男性に養ってもらう以外に生きる方法がないため，女性の通過儀礼として根強く行われている。女性性器切除の目的は，クリトリス切除については女性の性欲を低下させるため，クリトリスは男性のペニスに相当するものであり切除して男女の違いを際立たせるため，腟口の縫合・封鎖については処女性を保持するため，などがある。民間伝承としては「クリトリスが出産時に新生児の頭に触れると児は死んでしまう」「性交時にクリトリスが男性のペニスに触れると健康な子ができない」「切除されないとクリトリスはペニスのように伸びる」などがある。女性性器切除によって結婚まで処女性を保ち，男性に従順な女性であることを誓う。これを行わない女性は，ふしだらとみられ結婚できないばかりか，女性の家族も部落や集団のなかで村八分にされる場合もあるという。そのため，女性性器切除によって苦痛を味わった母親自身が，娘にそれを受けさせることを望むという。今日問題となっているのは，経済的に豊かな集団に属する女性が医療施設で，現代の医学教育を受けた医師により麻酔下で性器切除を施されていることである。

文献

1) ユネスコ編，浅井春夫，他訳：国際セクシュアリティ教育ガイダンス；教育・福祉・医療・保健現場で活かすために，明石書店，2017.
2) 電通ダイバーシティ・ラボ：LGBT 調査 2018, 2019. http://www.dentsu.co.jp/news/release/2019/0110-009728.html（最終アクセス日：2022/6/20）
3) 前掲 2).
4) 前掲 2).
5) 中塚幹也：思春期の性同一性障害，臨床婦人科産科，67（7）：712-716，2013.
6) 日本精神神経学会・性同一性障害に関する委員会：性同一性障害に関する診断と治療のガイドライン，第 4 版，精神神経学雑誌，114（11）：1250-1256，2012.
7) 中塚幹也：性同一性障害（GID），産科と婦人科，86（suppl）：190-195，2019.
8) 中塚幹也：性同一性障害（吉沢豊予子編：ウィメンズヘルス〈助産師基礎教育テキスト 2022 年版 第 2 巻〉），日本看護協会出版会，2022，p.215-238.
9) 前掲 8).
10) 日本弁護士連合会：旧優生保護法下において実施された優生思想に基づく優生手術及び人工妊娠中絶に対する補償等の適切な措置を求める意見書，2017. https://www.nichibenren.or.jp/library/ja/opinion/report/data/2017/opinion_170216_07.pdf（最終アクセス日：2022/6/20）
11) 厚生労働省：旧優生保護法による優生手術等を受けた方へ．https://www.mhlw.go.jp/stf/kyuuyuuseiichijikin_04351.html（最終アクセス日：2022/6/20）
12) 総務省統計局：令和 2 年国勢調査．https://www.e-stat.go.jp/stat-search/files?page=1&toukei=00200521&tstat=000001136464（最終アクセス日：2022/6/20）
13) 内閣府：令和 3 年版少子化社会対策白書，2021，p.12. https://www8.cao.go.jp/shoushi/shoushika/whitepaper/measures/w-2021/r03pdfhonpen/pdf/s1-3.pdf（最終アクセス日：2022/6/20）
14) 前掲 12).
15) 国連事務局経済社会局人口部：World Fertility and Family Planning 2020 Highlight, 2020. un.org/development/desa/pd/sites/www.un.org.development.desa.pd/files/files/documents/2020/Aug/un_2020_worldfertilityfamilyplanning_highlights.pdf（最終アクセス日：2022/6/20）
16) FP2030：About FP2030. https://fp2030.org/about（最終アクセス日：2022/6/20）
17) 国連人口基金：Child marriage. https://www.unfpa.org/child-marriage（最終アクセス日：2022/6/20）
18) 前掲 17).
19) 前掲 17).

参考文献

・宇田川妙子，中谷文美編：ジェンダー人類学を読む；地域別・テーマ別基本文献レヴュー，世界思想社，2007.
・根村直美編著：ジェンダーで読む健康/セクシュアリティ，明石書店，2003.
・World Health Organization：HRP ANNUAL REPORT 2017. http://apps.who.int/iris/bitstream/handle/10665/260493/WHO-RHR-HRP-18.09-eng.pdf?sequence=18isAllowed=y（最終アクセス日：2022/6/20）

第 **2** 章

リプロダクティブ・ヘルス／ライツに関する課題

I リプロダクティブ・ヘルス／ライツの社会的課題

Ⓐ 国際化による社会的課題

1. 日本における母子保健の国際化の現状

　日本看護協会の看護職の倫理綱領では，「すべての人々は，その国籍，人種，民族，宗教，信条，年齢，性別，性的指向，性自認，社会的地位，経済的状態，ライフスタイル，健康問題の性質によって制約を受けることなく，健康を享受するという権利を有している」という前提のもと，「看護職は，対象となる人々に平等に看護を提供する」としている[1]。これに伴い，外国人女性に対しても，女性の文化・言語・個別的特性に配慮した看護の提供を行う必要がある。ここでは，日本の国際化および母子保健の現状について述べる。

1 ｜ 在留外国人数

　人口減と少子高齢化による人手不足を背景に，日本で働く外国人が増え続けている。経済協力開発機構（OECD）加盟35か国の外国人移住者統計（2018年）では，日本への流入者は前年比約9万2000人増の52万人となり，世界第4位の移民大国となっている[2]。

　また，日本政府観光局（JNTO）によると，2018（平成30）年の訪日外国人旅行者数が史上初の3000万人超えとなった[3]。なお，2022（令和4）年には383万2000人であった。

　日本の在留外国人の増加は，1989（平成元）年にバブル崩壊後の日本の労働市場を支えるために，出入国管理及び難民認定法を改正し，"定住者"の在留資格を創設したことによる。主に中南米などの日系人を受け入れた。2010（平成22）年までに213万人まで増加したが，リーマンショック，東日本大震災および福島第一原子力発電所の事故などにより一時期減少し，再び増加した（図2-1）。2022（令和4）年末には日本に暮らす在留外国人数

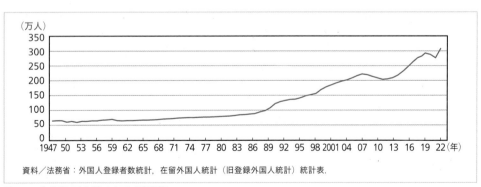

資料／法務省：外国人登録者数統計，在留外国人統計（旧登録外国人統計）統計表.

図2-1 在留外国人数の年次別推移

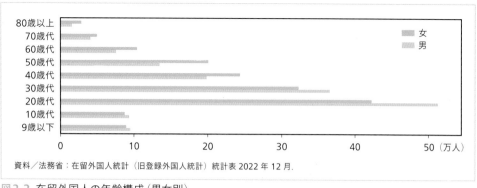

資料／法務省：在留外国人統計（旧登録外国人統計）統計表 2022 年 12 月.

図 2-2　在留外国人の年齢構成（男女別）

（中長期在留者と特別永住者）は 307 万 5213 人となり初めて 300 万人を超えた。男女別にみると，男性 152 万 8185 人（49.7％），女性 154 万 7027 人（50.3％）となっている[4]。

2 | 在留外国人の国籍・年齢構成・居住地域

　法務省出入国在留管理庁の 2022（令和 4）年の調査によると，在留外国人の国籍は，アジアが 259 万人で全体の 84％，次いで南米が約 27 万人で 9％であり，アジアと南米で 9 割以上を占める。国別にみると，中国（約 76 万人），ベトナム（約 49 万人），韓国（約 41 万人），フィリピン（約 30 万人），ブラジル（約 21 万人），ネパール（約 14 万人）と続いている。近年は，南米の出身者が減少しており，アジアの出身者が増加している。2007（平成 19）年までは韓国・朝鮮が最も多かったが，新たな移民の減少により，今日は中国籍の人が最も多くなった。アジアでは，中国，ベトナム，台湾，インドネシア，ネパール，タイが増えている。年齢は，男女計では若い世代が多く，20 歳代が 93 万 4776 人，次に 30 歳代が 68 万 7123 人，40 歳代が 44 万 1480 人と続いている。男女別の比率では，30 歳代までは男性が多いが，40 歳代以降は女性の割合が多い（図 2-2）。2022（令和 4）年の東京では，20 歳代の 10 人に 1 人が外国籍であった。居住地域は，東京都，愛知県，大阪府と続いており，大都市に多い。東京都は中国，韓国，ベトナム，フィリピンなどの出身者が上位となっている。一方，愛知県はブラジル出身者の比率が中国の出身者よりも高いなど，居住地域によって国籍の比率は異なる。

2. 在留外国人の母子保健

　日本で暮らす在留外国人は，特に 20 歳代の若い世代が多い。また，2021（令和 3）年の日本における外国人（両親とも外国籍の者，または嫡出でない子のうち母が外国籍の者）の出生数は 1 万 8435 人であり，母の国籍では中国，フィリピン，韓国・朝鮮の順に多い[5]。このように，日本で出生する在留外国人が増えると，妊婦健診・出産・予防接種・乳幼児健診などを日本で行う外国人が増加することになり，日本における外国人に対する母子保健へのニーズの高さが予測できる。

在留外国人の母子保健上の課題は，①言語・コミュニケーション，②異文化理解（習慣・風習・宗教・主義），③サポートの不足（実家が海外で，産後のサポートが受けられないなど），④医療制度や社会保障，経済的な問題などがあげられる。

❶言語・コミュニケーション

言語・コミュニケーションに関しては，日本語を母国語とせず，話せない外国人に対しては，医療通訳など通訳の確保が必要である。ただし，人材不足や費用負担など難しい場合もあるため，翻訳された資料やインターネットを用いた無料の翻訳ソフトなどを準備し，医療者が状況に応じて選択し利用することを検討する（表2-1）。

コミュニケーションを円滑に行うには，言語のみならず，積極的な姿勢，身振り手振り，絵を用いた説明など，伝えようとする姿勢が大切である。五十嵐らの日本在住外国人の褥婦に対するケアの満足度調査によると，「同じ言語を話すことよりも伝えようとする姿勢を求めている」という結果が満足度を高めていた[6]。五十嵐によると，外国人を拒否していないという態度を医療者が示すことが大切であり，その手段としては，「やさしい日本語」でゆっくりと話しかけることを意識して対応するとよいという[7]。

❷異文化理解（習慣・風習・宗教・主義），サポートの不足

妊娠・出産，育児に関しては，国によって文化，習慣や風習が異なることが多くある。イスラム教徒では女性が家族以外の男性の前で肌を露出することを嫌うことが多いため，女性スタッフを配置するといった配慮が必要である。

入院中の食事に関しては，パン食，米食が選択できる病院や，菜食（ベジタリアン）やハラル食（イスラム教の律法に則した食べ物）を提供する病院も出てきている。また，入院期間における患者への宗教的配慮として，礼拝をする部屋が確保されていることがある。

中国に伝わる「月子（ユエズ）」という習慣では，産後1か月ほど療養する。その間は，入浴や洗髪，冷たい飲み物や食べ物が禁止されている。また，中国では家族・親族を軸とした育児ネットワークを活用するため，日本で親族の手助けを得られない場合は，初めての育児を一人で行い，相談できる人もいない状況の母親もいる[8]。相手の文化を尊重した

表2-1 母子保健に関する多言語資料

- 厚生労働省：すこやかな妊娠と出産のために（13言語：英語，フランス語，スペイン語，ロシア語，ポルトガル語，ドイツ語，イタリア語，韓国語，ベトナム語，タイ語，インドネシア語，タガログ語，中国語）
  https://www.mhlw.go.jp/bunya/kodomo/boshi-hoken10/
- 多文化医療サービス研究会：ママとあかちゃんのサポートシリーズ（9言語：英語，中国語，フランス語，韓国語，ポルトガル語，タガログ語，ベトナム語，タイ語，ドイツ語）
  http://www.rasc.jp/momandbaby/
- 国土交通省：多様な食文化・食習慣を有する外国人客への対応マニュアル
  http://www.mlit.go.jp/common/000059331.pdf
- 多言語音声翻訳アプリ Voice Tra
  http://voicetra.nict.go.jp/

ケアが必要である。

❸**医療制度や社会保障**

日本では，3か月以上日本に滞在する外国人は公的保険に加入する。また，母子保健法，児童福祉法，労働基準法，感染症法，精神保健法を準拠とする公的負担制度は，公的保険の加入の有無，在留期間にかかわらず適用される。特に，外国人母子がオーバーステイ（超過滞在，非正規滞在）であっても母子保健制度が適用される[9]。

日本は 1994（平成 6）年に「子どもの権利条約」に批准し，すべての子どもの生きる権利，守られる権利，育つ権利，参加する権利を保障している。また，2016（平成 28）年には，児童福祉法が約 70 年ぶりに改正され，児童の福祉を保障するための理念として，「全て児童は，児童の権利に関する条約の精神にのっとり，適切に養育されること，その生活を保障されること，愛され，保護されること，その心身の健やかな成長及び発達並びにその自立が図られることその他の福祉を等しく保障される権利を有する（児童福祉法第 1 条）」をあげている。日本に暮らすすべての外国人母子に対しても，健康的な生活を確保し，福祉を推進する必要がある。

B ワークライフバランス

1. ワークライフバランスとは

1 ワークライフバランスへの取り組み

内閣府男女共同参画局によると，**ワークライフバランス**とは，「仕事と生活の調和」のことを指し，ワーク・ライフ・バランス憲章では「仕事と生活の調和が実現した社会は，国民一人ひとりがやりがいや充実感を感じながら働き，仕事上の責任を果たすとともに，家庭や地域生活などにおいても，子育て期，中高年期といった人生の各段階に応じて多様な生き方が選択・実現できる社会」としている[10]。具体的には，就労による経済的自立が可能な社会，健康で豊かな生活のための時間が確保できる社会，多様な働き方・生き方が選択できる社会を目指すべきとされ，それぞれ行動指針を定め 2020（令和 2）年までの数値目標が設定・評価された（図 2-3）。就業率，フリーターの数，第 1 子出産前後の女性の継続就職率などは達成が見込まれているが，時間当たり労働生産性の伸び率や自己啓発を行っている労働者の割合は進捗していない[11]。

この背景としては，安定した仕事に就けず経済的に自立することができないことや，オーバーワークによる心身の疲労から健康を害する場合や，仕事と子育てや家族の介護との両立に悩む場合など，仕事と生活の間で問題を抱える人が多くみられる。これらの問題が，少子化による人口減少や，高齢化社会における不安につながっており，これまでの働き方を官民一体で見直す必要がある。政府は，ワークライフバランスの推進のために，労働基

仕事と生活の調和が実現した社会	

仕事と生活の調和が実現した社会は,3つの柱で構成され,それぞれに数値目標が示されています。

仕事と生活の調和が実現した社会

国民一人ひとりがやりがいや充実感を感じながら働き,仕事上の責任を果たすとともに,家庭や地域生活などにおいても,子育て期,中高年期といった人生の各段階に応じて多様な生き方が選択・実現できる。

構成する3つの柱

就労による経済的自立が可能な社会

経済的自立を必要とする者とりわけ若者がいきいきと働くことができ,かつ経済的に自立可能な働き方ができ,結婚や子育てに関する希望の実現などに向けて,暮らしの経済的基盤が確保できる。

主な数値目標(最新値／目標値)

★就業率
<20〜64歳> 82.2%(2020)／ 2020年 80%
<25〜44歳女性> 77.3%(2020)／ 2020年 77%
<60〜64歳> 71.0%(2020)／ 2020年 67%
★フリーターの数
約136万人(2020)／ 2020年 124万人

健康で豊かな生活のための時間が確保できる社会

働く人々の健康が保持され,家族・友人などとの充実した時間,自己啓発や地域活動への参加のための時間などを持てる豊かな生活ができる。

★週労働時間60時間以上の雇用者の割合
5.1%(2020)／ 2020年 5%
★年次有給休暇取得率
56.3%(2019)／ 2020年 70%

多様な働き方・生き方が選択できる社会

性や年齢などにかかわらず,誰もが自らの意欲と能力を持って様々な働き方や生き方に挑戦できる機会が提供されており,子育てや親の介護が必要な時期など個人の置かれた状況に応じて多様で柔軟な働き方が選択でき,しかも公正な処遇が確保されている。

★第1子出産前後の女性の継続就業率
53.1%(2010〜2014年)／ 2020年 55%
★男性の育児休業取得率
7.48%(2019)／ 2020年 13%
★男性の育児・家事時間
83分/日(2016)／ 2020年 2時間30分/日

資料／内閣府:仕事と生活の調和(ワーク・ライフ・バランス)レポート 2020, p. 6.

図2-3 ライフワークバランスを構成する3つの柱と主な数値目標

準法,育児・介護休業法,次世代育成支援対策推進法といった法整備を進めている。

2 | 時間制約と労働生産性

ワークライフバランスへの取り組みには,経済のグローバル化に伴い優秀な人材を確保するために,労働生産性を向上させる目的もある。労働者が,仕事上の責任と,仕事以外の生活で取り組みたいことや取り組む必要があることを両立できない状態を,**ワークライフコンフリクト**という。ワークライフコンフリクトが起きないように,企業によるワークライフバランス支援の基本は,「時間制約をもった労働者がいることを前提とした管理」の実現である。

労働者のライフスタイルや価値観が多様化するなかで,育児や介護,自己啓発や社会貢献など,様々な理由で仕事以外のことに時間を使いたいという人が増えている。時間に制約があっても,労働生産性を上げることで質の高い成果をあげることができる。そのため

表2-2 ワークライフバランスの実現に向けた「10の実践」

❶会議のムダ取り	会議の目的やゴールを明確にする。参加メンバーや開催時間を見直す。必ず結論を出す。
❷社内資料の削減	事前に社内資料の作成基準を明確にして，必要以上の資料の作成を抑制する。
❸書類を整理整頓する	キャビネットやデスクの整理整頓を行い，書類を探すための時間を削減する。
❹標準化・マニュアル化	「人に仕事がつく」スタイルを改め，業務を可能な限り標準化，マニュアル化する。
❺労働時間を適切に管理	上司は部下の仕事と労働時間を把握し，部下も仕事の進捗報告をしっかり行う。
❻業務分担の適正化	業務の流れを分析した上で，業務分担の適正化を図る。
❼担当以外の業務を知る	周りの人が担当している業務を知り，業務負荷が高いときに助け合える環境をつくる。
❽スケジュールの共有化	時間管理ツールを用いてスケジュールの共有を図り，お互いの業務効率化に協力する。
❾「がんばるタイム」の設定	自分の業務や職場内での議論，コミュニケーションに集中できる時間をつくる。
❿仕事の効率化策の共有	研修などを開催して，効率的な仕事の進め方を共有する。

資料／内閣府：ワーク・ライフ・バランスの実現に向けた「3つの心構え」と「10の実践」，p.2.

には，会議の時間の短縮化，資料の削減・標準化，優先順位づけ，仕事の見える化，情報共有やタスクシフティングなどを実施し，残業を前提とした働き方を変えていく必要がある（表2-2）。特に，看護師にとって重要な学びの場である研修や委員会活動は，就業時間が終わってから開催される傾向にあるが，すべての職員が参加しやすい時間帯（就業時間内）に研修や委員会活動を実施し，難しい場合には内容を共有できるようにする（録画したDVDの配布など）努力が必要である[12]。

2. 女性のキャリア支援

1 キャリアとは

　もともと，「キャリア」の語源は，ラテン語の「carrus（車輪の付いた乗り物）」であるといわれており，車輪の通った跡（轍）を意味する。キャリアとは仕事の経歴のみならず，学び，趣味，家族など人生そのものの歩みである。キャリア研究の第一人者であるスーパー（Super, D. E.）は，キャリアとは「人生のそれぞれの時期で果たす役割の組み合わせである」と定義し，人生のそれぞれの時期＝「5つのライフステージ」，果たす役割＝「9つのライフロール」と位置づけている（表2-3）。

　ライフステージの一連の段階の中に各ライフロールを位置づけて虹を描いた概念図が「キャリアレインボー」（図2-4）である。人間は，それぞれのライフステージにおけるライフロールを果たしながら発達し続ける。女性のキャリア支援をするうえで，どのようなライフステージにおり，どのようなライフロールを抱えているかを知ることは重要である。

2 世界ジェンダー格差指数と日本の現状

　男女の格差を数値化したGGGI（global gender gap index，世界ジェンダー格差指数）は，日本は2023（令和5）年，146か国中，総合で125位，経済（給料，就労状況，地位［ポスト］）121位，政治（議員数など）138位，教育（基礎教育の普及と女性に対する高等教育水準）47位，健康（出生率や寿命に関するもの）59位であった[13]。男女の格差が少ないほど指数が小さく，

表2-3 「5つのライフステージ」と「9つのライフロール」

5つのライフステージ	9つのライフロール	
❶ 第1ステージ：成長段階（0〜15歳）	❶ 子ども	❻ 配偶者
❷ 第2ステージ：探索段階（16〜25歳）	❷ 学ぶ人	❼ 家庭人
❸ 第3ステージ：確立段階（26〜45歳）	❸ 余暇を楽しむ人	❽ 親
❹ 第4ステージ：維持段階（46〜65歳）	❹ 市民	❾ 年金生活者
❺ 第5ステージ：衰退段階（66歳以降）	❺ 働く人	

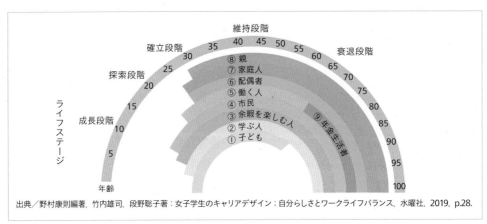

出典／野村康則編著，竹内雄司，段野聡子著：女子学生のキャリアデザイン：自分らしさとワークライフバランス，水曜社，2019，p.28.

図2-4 キャリアレインボー（ドナルド・スーパーによる）

順位は上位となる。日本の女性は，充実した保健医療制度があり，高等教育を受けているものの，政治経済的な活動では男女格差において世界的に下位のほうにランクされ，その能力を発揮できてはいない。GGGI総合の上位3か国は，アイスランド，ノルウェー，フィンランドであった。

　日本は，アンペイドワーク（育児・家事など）の90％以上を女性が担っており，他国と比べてその割合が高い。女性の活躍には，男女雇用機会均等法，男女共同参画社会基本法，育児休業制度などの制度面とともに，女性が働きやすい環境としてキャリアを支援するソフト面でのサポートも重要である。女性の管理職割合を30％にするというのが日本の目標[14]であるが，2022（令和4）年度における企業の女性課長担当職以上（役員を含む）における女性の割合は12.7％であり，上昇してはいるが目標とはかけ離れているのが現状である[15]。さらに女性の管理職を増やすなど，女性が活躍できる職場づくりが離職率を低下させるためにも必要である。

3 ┃ ポジティブ・アクション

　ポジティブ・アクションとは，厚生労働省によると，固定的な性別による役割分担意識や過去の経緯から，男女労働者の間に事実上生じている差があるとき，それを解消しようと，企業が行う自主的かつ積極的な取り組みのことである[16]。能力や成果に基づく公正な評価を徹底することは，女性社員の労働意欲と能力発揮を促進することになる。少子高齢化が

進んでいる日本では，労働力不足が見込まれており，女性の活躍が期待される。ポジティブ・アクションを積極的に実施する企業は，優秀な人材から選ばれることになり，幅広い人材のなかから質の高い労働力を確保することができる。

II リプロダクティブ・ヘルス／ライツの倫理的課題

A 生殖補助医療と倫理的課題

　生殖とは，私たちの生命を次世代に引き継いでいくことであり，子どもを産み育てるということは，生命が次世代に脈々とつながっていくことでもある。それは，リプロダクティブ・ヘルス／ライツに影響しており，近年の生殖補助医療技術の進展により，以前は妊娠が不可能であった女性でも自分の子どもが誕生する可能性が広がった。また，それに伴い代理出産や出生前診断などが社会的問題として取り上げられ，生殖補助医療をどこまで適応するかについては，倫理的課題を含めて考えていく必要がある。

1. 生殖補助医療とは

　卵子を採取する**採卵**，体腔外での卵子と精子の**体外受精**（in vitro fertilization：**IVF**）や**顕微授精**（卵細胞質内精子注入法，intro cytoplasmic sperm injection：**ICSI**），培養後の受精卵を子宮内に移植する**胚移植**などを含む医療技術を総称して，**生殖補助医療**（assisted reproductive technology：**ART**）とよぶ。

　配偶者間人工授精（artificial insemination with husband's semen：**AIH**）や，非配偶者間人工授精（artificial insemination with donor's semen：**AID**）は除外する。

1 ARTの適応範囲

　日本産科婦人科学会は，「体外受精・胚移植に関する見解」（2014［平成26］年6月改定）（表2-4）を公表している。体外受精の適応については，これ以外の治療によっては妊娠の可能性がないか極めて低いと判断される者，および施行することが被実施者またはその出生児に有益であると判断される者を対象としている。

❶体外受精の適応

▶ 卵管性不妊症　卵管閉塞もしくは狭窄，卵管周囲癒着などにより，卵管の通過障害や機能障害がある場合に適応となる。両側性の場合は絶対的適応となるが，片側の場合でも，子宮内膜症や骨盤内感染性疾患既往後など高度な癒着が予測される場合には，相対的適応となる。

表2-4 体外受精・胚移植に関する見解

> 　体外受精・胚移植（以下，本法と称する）は，不妊の治療，およびそのほかの生殖医療の手段として行われる医療行為であり，その実施に際しては，わが国における倫理的・法的・社会的基盤に十分配慮し，本法の有効性と安全性を評価した上で，これを施行する。
>
> 1. 本法は，これ以外の治療によっては妊娠の可能性がないか極めて低いと判断されるもの，および本法を施行することが，被実施者またはその出生児に有益であると判断されるものを対象とする。
> 2. 実施責任者は，日本産科婦人科学会認定産婦人科専門医であり，専門医取得後，不妊症診療に2年以上従事し，日本産科婦人科学会の体外受精・胚移植の臨床実施に関する登録施設において1年以上勤務，または1年以上研修を受けたものでなければならない。また，実施医師，実施協力者は，本法の技術に十分習熟したものとする。
> 3. 本法実施前に，被実施者に対して本法の内容，問題点，予想される成績について，事前に文書を用いて説明し，了解を得た上で同意を取得し，同意文書を保管する。
> 4. 被実施者は，挙児を強く希望する夫婦で，心身ともに妊娠・分娩・育児に耐え得る状態にあるものとする。
> 5. 受精卵は，生命倫理の基本に基づき，慎重に取り扱う。
> 6. 本法の実施に際しては，遺伝子操作を行わない。
> 7. 本学会会員が本法を行うにあたっては，所定の書式に従って本学会に登録，報告しなければならない。
>
> （平成26年6月改定）

出典／日本産科婦人科学会：体外受精・胚移植に関する見解，日産婦誌，71（8）：1163，2019.

▶ **男性不妊症**　男性因子では，乏精子症や精子無力症，精子奇形症などの症例で，精液を濃縮した人工授精を5回以上反復しても妊娠に至らない場合に適応となる。

▶ **免疫性不妊症**　女性では抗精子抗体*に伴う，頸管（けいかん）粘液不適合による子宮頸管通過障害，卵子への結合障害，受精障害，胚の発育障害がある。

▶ **原因不明不妊症**　タイミング法やAIHを施行しても妊娠に至らない場合に適応となる。

▶ **重症子宮内膜症**　重症化した子宮内膜症では，癒着による骨盤内臓器の解剖学的異常や卵管輸送などの機能的異常，腹水貯留による骨盤内循環の悪化などにより，一般不妊治療による妊娠が難しい場合に適応となる。

❷ 顕微授精の適応

　重症乏精子症，重症精子無力症，無精子症で顕微鏡下精巣内精子回収法（microdissection testicular sperm extraction：**micro-TESE**）にて精子が回収された場合や，精子の運動性が良好であるにもかかわらず，通常の体外受精で受精を認めない受精障害の症例が適応となる。具体的には，運動精子濃度が2×10^6個/mL以下，抗体価が10倍以上の抗精子抗体陽性による不妊，体外受精（IVF）での反復する受精障害，治療不可能な男性精路閉鎖，奇形精子が95％以上，精子と卵の受精障害をきたす精子異常などがあげられる。

2 ┃ ARTの合併症

　体外受精による妊娠率の向上に伴い，排卵誘発剤による卵巣過剰刺激症候群（ovarian hyperstimulation syndrome：**OHSS**）や多胎妊娠の増加，異所性妊娠（子宮外妊娠）などが問題視されるようになった。現在では，単一胚移植率が80％前後に増加したことにより，多胎妊娠発生率が改善された。

---

* **抗精子抗体**：男性では自己抗体（自己の成分に対し病的な免疫反応の結果産生される抗体）として，女性では精子に対する病的な免疫反応の結果産生される抗体で，ともに生殖において抑制的に作用する。

❶卵巣過剰刺激症候群

排卵誘発剤の使用により卵巣が過剰反応を引き起こし，卵巣腫大，血液濃縮，腹水，胸水の貯留を認め，重症化すると生命の危機にかかわるため注意を要する。

❷異所性妊娠（子宮外妊娠）

頻度は，胚移植による妊娠の1～3％とされ，90％は卵管因子や異所性妊娠の既往のある症例である。

2. 生殖補助医療の現状

日本では，1980年代前半に，体外受精・胚移植（in vitro fertilization-embryo transfer：IVF-ET）の不妊症治療への臨床応用が開始された。世界保健機関（World Health Organization：WHO）では，一組のカップルが1年間の不妊期間をもつ場合を**不妊症**としている。ここ数十年の間，カップルの10組に1組が不妊症といわれていたが，今ではその割合が上がり，5.5組に1組が不妊症であるといわれている。女性のライフスタイルの変化や晩婚化に伴い，妊娠・出産の年齢が上昇してきたことが影響しており，この割合は今後ますます上がっていくといわれている。

生殖補助医療の進歩に伴い，現在では体外受精を含む不妊治療は特別なものではなくなってきている。不妊治療における妊娠方法には，タイミング法，配偶者間人工授精（AIH），体外受精を含む生殖補助医療（ART）がある。近年では，年間5万人以上の子どもが生殖補助医療によって出生しており，年間総出生数からみると14人に1人の割合（2019年）となっている。

1 ┃ 体外受精の実際

❶排卵誘発

排卵誘発では，内因性黄体化ホルモン（LH）サージを抑制して複数の卵胞を発育させる調節卵巣刺激法と，クロミフェン内服により卵胞発育を促す低卵巣刺激法がある。調節卵巣刺激法を用いるのは，複数の卵子獲得を目指す場合である。また，低卵巣刺激法を用いるのは，女性のからだの負担軽減を目的にする場合，卵巣過剰刺激症候群（OHSS）のリスクが高い場合，卵巣予備能が低く調節卵巣刺激法で採取卵子数が少なかった場合である。これらの排卵誘発方法は，女性の年齢や卵巣予備能，不妊原因，希望や環境などを考慮して決定する。

❷採卵

採卵法は，体外受精のなかでも核となる手技である。腹腔鏡下で行っていた従来の採卵とは異なり，現在では経腟超音波下で容易に行うことができ，多くは入院を必要としない。

排卵誘発剤（FSH製剤またはHMG製剤）を連日使用すると，5～10個，多くて20個程度の卵胞が発育する。卵胞の直径を計測し，18～20mmとなったところでFSHの使用を中止し，ヒト絨毛性ゴナドトロピン（hCG）5000単位を投与する。hCGの投与から36時間

後に排卵が起こるため，そのタイミングで採卵を行えるよう調節する。

❸ 通常の体外受精

体外受精は，卵子と精子を採取し，試験管内で卵子と精子を出合わせる方法である。通常の体外受精（conventional in vitro fertilization；**c-IVF**）を行うのは，精子の所見が良好な場合であり，そうでない場合は顕微授精を選択する。

▶ **採精・精子の調整** 採精・精子の調整のための精子処理法には，スイムアップ（swim-up）法と密度勾配法がある。スイムアップ法は，精子自身の運動性により良好運動精子を回収する方法で，精液性状が正常な場合に行われる。また，密度勾配法は，精液中に混在する死滅精子や奇形・未熟な精子，白血球などの不純物との比重の違いを利用して，良好精子だけを選別する方法である。

▶ **媒精** 採卵後，数時間の前培養を行い，媒精を実施する。スイムアップ法または密度勾配法により得られた精子を，卵子1個あたり最終密度5～10万個/mLになるように調整し，試験管の卵子に加える。精子密度を高くすれば多精子受精率*も高くなるので，卵子の状態や精子の運動性・数をみながら適した濃度で媒精を行う。

❹ 顕微授精

顕微授精は，卵子と精子を採取し，顕微鏡で見ながら卵子に精子を直接注入する方法である。ホールディングピペットで卵子を把持し，インジェクションピペットを卵子細胞膜に刺入して，細胞質内にゆっくりと1個の精子を注入する。

❺ 胚移植

胚移植は，受精卵が3日目の8細胞期から5日目の胚盤胞期に至ったところで，専用カテーテルを用いて少量の培養液とともに子宮底付近に移植する方法である（図2-5）。胚移植は生殖補助医療において排卵誘発，採卵，受精と同様に重要な工程であり，適切に移植がされたか否かにより妊娠率に大きく影響を及ぼす。

以前は，妊娠率を上げるために，1回の胚移植につき多数の胚が移植され，多胎妊娠率

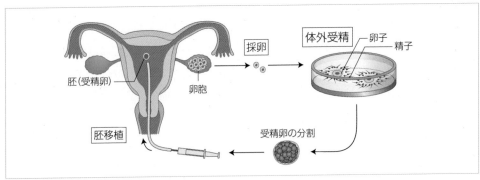

図2-5 体外受精・胚移植

＊ **多精子受精率**：1つの卵子に1個の精子が侵入することにより，卵子の透明体が硬化し余剰の精子は卵子に侵入できなくなり，多精子侵入が阻止される（透明体反応）。多精子受精は，1つの卵子に複数の精子が侵入する状態であり，体外受精では，卵子の加齢による影響および受精を促すために多数の精子を必要とするため，多精子受精が引き起こされる。

の上昇が問題とされていた。日本産科婦人科学会の会告「多胎妊娠に関する見解」（1996［平成8］年2月）では，移植胚数は3個以内とされ，2008（平成20）年4月の会告「生殖補助医療における多胎妊娠防止に関する見解」では，移植する胚は原則として単一とする（ただし，35歳以上の女性，または2回以上続けて妊娠不成立であった場合は，2胚移植を許容する）ことが示された。この複数胚移植の禁止と同時期に凍結胚の技術革新があり，移植胚の制限による妊娠率の低下はなく，多胎率は大きく低下した。

2 | 胚・卵子・卵巣組織の凍結保存

2008（平成20）年に移植胚の個数が1個に制限されたため，多数の移植に用いられない「余剰胚」が得られることになり，凍結技術の進歩とともに，これらの胚を**凍結保存**する機会が大幅に増加した。また近年，簡便で解凍後の生存率が高いガラス化凍結法が主流となり，通常の体外受精における胚凍結だけでなく，未受精卵子の凍結保存も十分可能となっている。

2013年にアメリカ生殖医学会（American Society for Reproductive Medicine：**ASRM**）の示した卵子凍結保存に関するガイドラインに続き，日本生殖医学会は2013（平成25）年に「未受精卵子および卵巣組織の凍結・保存に関するガイドライン」を発表している。このガイドラインでは，卵子保存の医学的適応および社会的適応についても言及し，「加齢等の要因により，性腺機能（卵巣）の低下をきたす可能性を懸念する場合には，未受精卵子あるいは卵巣組織を凍結保存することができる」とし，対象は成人女性で40歳までに採取・凍結保存し，45歳までに使用することを推奨している。また，日本産科婦人科学会も「医学的適応による未受精卵子，胚（受精卵）および卵巣組織の凍結・保存に関する見解」（2016［平成28］年6月改定）を発表している。

卵子凍結保存だけでなく，近年ではがん患者に対する妊孕性温存法として，卵巣組織の凍結保存の重要性が認識され，化学療法あるいは放射線療法を受ける前のがん患者に対して，腹腔鏡手術による卵巣摘出および卵巣組織の凍結保存が試みられ，凍結卵巣組織の移植による出産例が報告されている。

▌ 3. 生殖補助医療の倫理的課題

周産期医療とともに生殖補助医療が進歩したことにより，命の誕生という自然の営みに人為的操作を加えて受胎を助ける医療の関与がどこまで許されるのかという倫理的な問題，また，女性のからだへの侵襲などの医学的問題，子どもの出自を知る権利，親や家族の関係や価値観に影響を及ぼす社会的な問題が指摘されている。

1 | 女性の身体への侵襲などの医学的問題

不妊治療は，治療を受ける本人の健康状態の回復を目指す一般の治療とは異なり，子どもを授かることが目的であり，不妊治療を受ける対象の多くは女性である。妊娠・出産と

いう女性がもつ身体的特性ゆえに，不妊治療の検査や処置，治療的介入は，女性に重大な心身の負担や苦痛を及ぼす。排卵誘発剤の使用や，体外受精した受精卵を複数個子宮に移すことにより，多胎妊娠（たたい）の発生率は自然妊娠よりも高くなり，母体や胎児にとって生命や健康上のリスクが生じる。

2 ｜ 代理出産をめぐる問題

現在，日本では厚生労働省も日本産科婦人科学会も，**代理出産**を認めていない。日本では，「分娩（ぶんべん）した女性が母親であり，その女性の配偶者を父親とする」という民法772条により，親子関係の確定においては，代理出産を依頼したカップルが養子手続きをとらない限り，出生した子との親子関係は成立しない。また，有償での代理出産は，児の売買やからだの商品化にあたるとして，医療技術が商業主義を助長する道具となることへの批判もある。

その一方で，不妊で悩むカップルのうち，経済的に余裕のある者しか代理出産を依頼することができず，お金がなければ医療技術の恩恵にあずかれないという経済格差による問題もある。さらに，妊娠・出産は予測不可能な要素やリスクを伴うため，それを引き受ける代理母に何らかの健康被害が生じる可能性も考えられる。

3 ｜ 子どもの出自を知る権利に関する問題

スウェーデンなどの諸外国では，精子・卵子の提供者の身元情報まで開示するとして，生殖補助医療で生まれた子どもの出自を知る権利を認めている国もあるが，日本ではいまだ法制化には至っていない。厚生労働省は「精子・卵子・胚の提供等による生殖補助医療のあり方についての報告書」（2000［平成12］年12月）で，提供者の部分的な情報の開示しか認めていなかったが，2003（平成15）年4月，「精子・卵子・胚の提供等による生殖補助医療制度の整備に関する報告書」では，提供者を特定できる情報まで開示することを認める方針を示した。この報告書では，提供された精子・卵子・胚による生殖補助医療により生まれた子ども，または，自らがそれにより生まれたかもしれないと考えている者で，15歳以上の者は，提供者の情報のうち，氏名，住所など，提供者を特定できる情報を含め，その開示を請求することができる，としている。子どもの福祉の観点や，体外受精で生まれた子どもの追跡調査の開始などに連動して，子どもの出自を知る権利を認める必要性が検討されるようになってきている。

Ⓑ 出生前診断と倫理的課題

▌ 1. 出生前診断とは

子どもに発生する疾病，先天異常，遺伝子異常，染色体異常，またその性別を出生前に診断することを，**出生前診断**（prenatal diagnosis）とよぶ。生殖補助医療の進歩に伴い，

診断においては倫理的課題を踏まえて慎重な対応が求められる。2011（平成23）年2月，日本医学会による「医療における遺伝学的検査・診断に関するガイドライン」（表2-5）が公表され，遺伝情報の特性に十分留意し配慮したうえで，適切かつ効果的に実施する必要性と実施の際に留意すべき基本的事項と原則が示された。また，日本産科婦人科学会による「出生前に行われる遺伝学的検査および診断に関する見解」（2013［平成25］年6月改定），『「着床前診断」に関する見解』（2019［平成31］年4月改定）（表2-6）が示され，検査に関する正確な情報提供や遺伝カウンセリングの必要性が強調されている。

表2-5 医療における遺伝学的検査・診断に関するガイドライン

- **本ガイドラインの適用範囲**

  本ガイドラインの主な対象は，遺伝子関連検査のうち，個人の遺伝情報を扱う上で，その特性に基づいた配慮が求められる遺伝学的検査 [分子遺伝学的検査（DNA/RNA 検査），染色体検査，遺伝性化学的検査，等] と，それを用いて行われる診断である。本ガイドラインにいう遺伝学的検査はヒト生殖細胞系列における遺伝子変異もしくは染色体異常に関わる検査，およびそれらに関連する検査を意味している。医療の場において実施される遺伝学的検査には，すでに発症している患者の診断を目的とした検査のみならず，保因者検査，発症前検査，易罹患性検査，薬理遺伝学検査，出生前検査，先天代謝異常症等に関する新生児マススクリーニングなどが含まれる。一方，がん細胞などで後天的に起こり次世代に受け継がれることのない遺伝子変異・遺伝子発現の差異・染色体異常を明らかにするための検査・診断においても，生殖細胞系列の遺伝情報が関係する可能性がある場合には，本ガイドラインを参照する必要がある。

- **出生前診断**

  出生前診断には，広義には羊水，絨毛，そのほかの胎児試料などを用いた細胞遺伝学的，遺伝生化学的，分子遺伝学的，細胞・病理学的方法，着床前診断，および超音波検査などを用いた画像診断的方法などがある。しかしながら，出生前診断には，医学的にも社会的および倫理的にも留意すべき多くの課題があることから，検査，診断を行う場合は日本産科婦人科学会等の見解を遵守し，適宜遺伝カウンセリングを行った上で実施する。

  （平成 23 年 2 月）

出典／日本医学会：医療における遺伝学的検査・診断に関するガイドライン，2011．一部抜粋．

表2-6 「着床前診断」に関する見解

- **適応と審査対象および実施要件**

  検査の対象となるのは，重篤な遺伝性疾患児を出産する可能性のある遺伝子変異ならびに染色体異常を保因する場合，および均衡型染色体構造異常に起因すると考えられる習慣流産（反復流産を含む）に限られる。遺伝性疾患の場合の適応の可否は，日本産科婦人科学会において審査される。

- **診断情報および遺伝子情報の管理**

  診断する遺伝学的情報は，疾患の発症にかかわる遺伝子・染色体に限られる。遺伝情報の網羅的なスクリーニングを目的としない。目的以外の診断情報については原則として解析または開示しない。また，遺伝学的情報は重大な個人情報であり，その管理に関しては「ヒトゲノム・遺伝子解析研究に関する倫理指針」，「人を対象とする医学系研究に関する倫理指針」および遺伝医学関連学会によるガイドラインに基づき，厳重な管理が要求される。

- **遺伝カウンセリング**

  本法は遺伝情報を取り扱う遺伝医療に位置づけられるため，十分な専門的知識と経験に基づく遺伝カウンセリングが必要である。この遺伝カウンセリングは，実施施設内における説明・カウンセリングに加え，客観的な立場からの検査前の適切な遺伝学的情報提供と，クライエントの医学的理解や意思の確認などを含めるものとし，原則として着床前診断実施施設以外の第三者機関において，臨床遺伝専門医，認定遺伝カウンセラー等の遺伝医療の専門家によって行われるものとする。また，検査後は，着床前診断実施施設が遺伝子・染色体解析データのすべてを受けとり，遺伝子（染色体）解析の専門家により診断，解釈を加え，着床前診断実施施設がクライエントに解析結果を情報提供し，改めて適切な遺伝カウンセリングを行う。

  （平成 30 年 6 月改定）

出典／日本産科婦人科学会：「着床前診断」に関する見解，日産婦誌，71（8）：1193-1194，2019．一部抜粋．

1 ｜ 出生前診断の方法

　出生前診断には，絨毛検査（chorionic villi sampling：**CVS**）と羊水検査（amniocentesis）があり，妊娠中，定期的に行われる超音波検査は，胎児の状態を診断するため，広義で出生前診断に分類される。出生前診断は，検査を受ける本人の自由意志で行われるものであり，事前に検査内容とリスクなどについて十分なインフォームドコンセントを得て，必要に応じて遺伝カウンセリングを実施する。

2 ｜ 着床前診断

　出生前診断のうち，顕微授精後，子宮に着床して妊娠が成立する前に初期胚の一部の染色体や遺伝子情報を分析し，異常の有無を診断することを**着床前診断**（preimplantation genetic diagnosis：**PGD**）という。妊娠中の出生前診断と比べて，検査による胎児や母体への侵襲度が低いこと，妊娠前に行うため人工妊娠中絶を回避できることによる精神的・身体的負担の軽減が考えられる。しかし，胚盤胞を操作することによる出生後の長期的リスクについては，現在まだ十分明らかにされていない。

❶着床前診断の適応

　着床前診断は，重篤な遺伝性疾患児を出産する可能性のある，遺伝子ならびに染色体異常を有する場合，あるいはカップルのどちらかの均衡型染色体構造異常に起因すると考えられる習慣流産を対象としている。これまでに着床前診断が報告されている遺伝性疾患は，原因遺伝子が特定されているデュシェンヌ（Duchenne）型筋ジストロフィー，筋硬直性ジストロフィー，オルニチントランスカルバミラーゼ欠損症，リー（Leigh）症候群などの単一遺伝子疾患である。診断においては，遺伝カウンセリングを実施したのち，日本産科婦人科学会倫理委員会が個々の症例を審査し承認された場合に限り，認定を受けた医療機関でPGDを実施することができる。倫理審査の申請から承認まで半年以上の期間を要する。

❷着床前診断の方法

　着床前診断の検査は，体外受精後，4〜8細胞期になった胚の一部を抜き取り染色体や遺伝子診断を行い，異常のない胚だけを選択して子宮に移植し，妊娠を成立させる。

▌2. 出生前診断の状況

　日本では，年間で約90万件の分娩がある。国内の分娩を取り扱っている多くの医療機関で羊水検査，絨毛染色体検査，血清マーカー検査，胎児超音波検査などの出生前検査が行われている。また，2013（平成25）年にスタートした母体血を用いた**無侵襲的出生前遺伝学的検査**（non-invasive prenatal testing：**NIPT**）は，遺伝カウンセリングが確実に提供できる施設に限定して，日本医学会で許可された施設で実施されている。しかし，2016（平成28）年度後半から，認定を受けていない施設でのNIPTの実施が明らかになり，また，NIPT実施認定施設の地域的偏在が指摘されるようになった。その結果，全国の妊婦が希

望に応じて，適切な NIPT にかかわる遺伝カウンセリングを受けて，NIPT 受検の可否を判断できる環境を整えることが喫緊の課題となった。このような NIPT 実施の現状を踏まえ，2020（令和 2）年 5 月，日本産科婦人科学会は「母体血を用いた出生前遺伝学的検査（NIPT）に関する指針」を改訂し，新たに加えた 7 項目の内容について厚生労働省の検討結果を経て運用予定としている。出生前の確定診断を目的とする検査の多くは，遺伝学的検査である。**出生前遺伝学的検査**には，確定的検査と非確定的検査がある。

1 | 確定的検査

　確定的検査には，羊水検査や絨毛検査があり，胎児由来の細胞を侵襲的に採取してその解析を直接行うものである。日本においては，出生前の羊水検査や絨毛検査では G バンド（G-band）法での染色体分析が主に行われている。出生前遺伝学的検査の対象となる疾患は，羊水・絨毛染色体検査では，21 トリソミーなどの染色体疾患一般である。

　出生前診断としての羊水・絨毛検査の適応は，遺伝医学関連学会による「遺伝学的検査に関するガイドライン」（2003［平成 15］年 8 月）によると，染色体異常・遺伝疾患の出生前診断として，①夫婦の両方あるいは片方が染色体異常の保因者，②染色体異常児を分娩した既往のある者，③高齢妊娠（出産時に 35 歳以上），④妊娠初期超音波検査や母体血清マーカー検査で胎児染色体異常が疑われる場合，⑤重篤な X 連鎖遺伝病の保因者，⑥重篤な先天代謝異常症の保因者，⑦重篤な胎児異常の可能性がある場合，である。羊水検査や絨毛検査はその手技が流産の原因になることがあり，胎児の染色体疾患を心配するすべての妊婦が受ける検査ではない。

　また，日本医学会による「医療における遺伝学的検査・診断に関するガイドライン」（2011［平成 23］年 2 月）では，出生前検査・診断を行う場合，日本産科婦人科学会等の見解を遵守し，適宜，遺伝カウンセリングを行ったうえで実施することが強調されている。

❶羊水検査の方法

　羊水検査は経腹的に穿刺して羊水を採取し，羊水中の胎児由来の細胞を用いて染色体分析，DNA 分析，生化学分析を行う（図 2-6）。妊娠 15〜17 週頃に実施するが，妊娠初期は羊水量が少なく流産のリスクが高いため，妊娠 14 週未満では行わない。

❷絨毛検査の方法

　絨毛検査は経腹的または経腟的にカテーテルを挿入して絨毛を吸引採取し，染色体分析を行う（図 2-7）。母体細胞の混入のリスクに注意を要する。妊娠 10 週以降で可能となるが，妊娠 11 週以降の実施が推奨されている。

2 | 非確定的検査

　非確定的検査には，無侵襲的出生前遺伝学的検査（non-invasive prenatal testing：**NIPT**），母体血清マーカー検査（クアトロテスト），コンバインド検査（one-step clinic for assessment of risk：**OSCAR**）などがある。

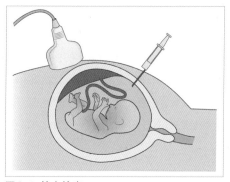

図2-6 羊水検査

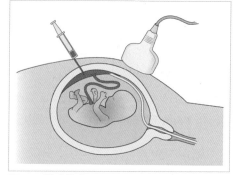

図2-7 絨毛検査

❶無侵襲的出生前遺伝学的検査（NIPT）

　2011年10月，NIPTはアメリカで臨床検査として開始されたが，日本ではNIPTを受け入れる社会的なコンセンサスが形成されていなかった。そこで，この検査の国内導入にあたり，適切に遺伝カウンセリングができる施設で臨床研究として開始し，適切な検査・遺伝カウンセリング体制のコンセンサスを得ることを目的として，2012（平成24）年8月，NIPTコンソーシアムが設立された。2013（平成25）年3月，日本産科婦人科学会は「母体血を用いた新しい出生前遺伝学的検査に関する指針」を公表し，同年4月からNIPTは臨床研究として始まった。

▶ **NIPTの対象となる妊婦**　日本産科婦人科学会による「母体血を用いた新しい出生前遺伝学的検査に関する指針」（2013［平成25］年3月）では，母体血を用いた新しい出生前遺伝学的検査を希望する妊婦のうち，次の①〜⑤のいずれかに該当する者とした。①胎児超音波検査で，胎児が染色体数的異常を有する可能性が示唆された者，②母体血清マーカー検査で，胎児が染色体数的異常を有する可能性が示唆された者，③染色体数的異常を有する児を妊娠した既往のある者，④高齢妊娠の者，⑤両親のいずれかが均衡型ロバートソン（Robertson）転座を有していて，胎児が13トリソミーまたは21トリソミー（ダウン症候群）となる可能性が示唆される者，である。

▶ **NIPTの実際**　NIPTは母体血を用いた胎児染色体検査であり，胎児由来の細胞フリーDNA断片量が上昇する妊娠10週以降に実施可能である。日本では，特定の染色体（13番，18番，21番）を対象とし，性染色体は除外されている。検査は，国内において日本医学会に認定された実施施設で，検査前に30分以上の遺伝カウンセリングを行い，検査を希望する妊婦を対象に実施される。検査結果は，受検施設で遺伝カウンセリングのもとに説明され，結果が陽性であった場合には，説明とともに羊水検査や絨毛検査が提示され，実施される。検査結果は再度遺伝カウンセリングを受けて説明され，希望に応じて継続的に遺伝カウンセリングが行われる。

　NIPTコンソーシアムの報告によると，2013（平成25）年4月〜2021（令和3）年3月末の受検者数は10万1218人で，検査結果が陽性の者は1827人（1.8%），判定保留が0.4%，

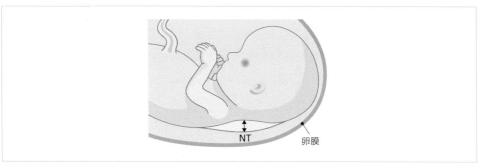

図2-8 胎児後頸部浮腫

残り 97.8％ が陰性であった。また陽性の内訳は，21 トリソミー 1100 人，18 トリソミー 559 人，13 トリソミー 166 人であり，確定検査実施後の陽性者的中率は，21 トリソミー 97.3％，18 トリソミー 88.0％，13 トリソミー 54.3％，全体では 90.8％ と報告されている。

❷ 母体血清マーカー検査（クアトロテスト）

　母体血清中の α-フェトプロテイン（AFP），ヒト絨毛性ゴナドトロピン（hCG），非結合型エストリオール（uE3），インヒビン A（inhibin A）の 4 つの成分を分析し，胎児の 18 トリソミー，21 トリソミー，開放性神経管奇形（二分脊椎，無脳症）のリスクを評価する検査で，妊娠 15 週以降に行われる。NIPT と同様，流産のリスクのない非侵襲的検査であるが，ほかの非確定的検査と比べると検出率は低く，実施時期も遅い。さらに，13 トリソミーのリスク評価ができないことなどが問題とされる。

❸ コンバインド検査（NT＋血清マーカー）

　コンバインド検査は，妊娠初期（妊娠 11 週 0 日から妊娠 13 週 6 日まで）に胎児後頸部浮腫（nuchal translucency：NT，図 2-8），母体血清中の free β-hCG と PAPP-A，母体年齢，妊娠週数，体重から 21 トリソミー，18 トリソミー，13 トリソミーのリスクを評価する検査である。検出率は血清マーカー検査より高く，より早期に実施可能という特長がある。超音波検査と血液検査による非侵襲的検査であるが，正確な NT 測定が必須となる。

3. 出生前診断の倫理的課題

1 リプロダクティブ・ヘルスと選択的人工妊娠中絶

　妊娠中，出生前診断により胎児に重篤な先天性疾患や染色体異常などが判明した場合，在胎 22 週未満までは人工妊娠中絶が選択される症例が多いと考えられる。母体保護法に規定されている人工妊娠中絶の適応では，胎児条項による中絶は認められていないが，現状では，人工妊娠中絶の適応として「妊娠の継続又は分娩が身体的又は経済的理由により母体の健康を著しく害するおそれのあるもの」（母体保護法第 14 条）を理由に，重篤な胎児疾患が疑われた症例において人工妊娠中絶が選択されることがある。在胎 22 週未満の人工妊娠中絶を問題とする際，妊婦の自己決定権と胎児の生命権とが対峙することになるが，

日本においては多くの場合，妊婦の自己決定権が優先される。

　遺伝性疾患や染色体異常のある児を排除することは，優生思想に基づくものになっていないか，また，児の生命の軽視や生命の選別につながる可能性が考えられ，差別を助長することになるという批判もある。妊婦，および社会全体が遺伝的な多様性を理解し，多様性を支援する社会の形成に向けて，社会に存在する障害者差別をなくす努力をすることが求められる。

2 ｜ 出生前診断を受ける者の権利

　出生前診断では，どのような先天性疾患や染色体異常のある子が生まれないようにするかという観点から議論がされ，人工妊娠中絶により胎児の生命を抹消することが前提となることが多いと考えられる。したがって，医療者には，適切な生命倫理観をもって対応することが求められる。また，出生前診断を受ける妊婦に対して，胎児や検査について正しい医学的情報が提供され，選択肢が示され，妊婦自身が自己決定できる環境が整えられることが重要である。そして，検査を受けない権利や偶然見つかった異常を知らされない権利，また，異常が見つかっても妊娠継続する権利などが保障されるべきである。現在，遺伝カウンセラーなどによるサポート体制はまだ不十分であるが，遺伝カウンセリング体制を整え，遺伝カウンセラーによる適切なサポートを受ける権利が保障される必要がある。

C 自己決定の尊重

　これまでの長い歴史のなかで，医療は医師を中心として患者に提供され，治療に関する意思決定は医師にお任せするというパターナリズムの構造が続いてきたが，現在では，医療における意思決定は患者の意思を尊重するべきであるという考えに基づき，患者中心の医療が普及してきた。

1. 自己決定とは

　1964年，第18回世界医師会総会で「ヘルシンキ宣言」が採択され，臨床研究・試験に伴う自由意思と同意を確保する原則が示された。1981年，第34回世界医師会総会で患者の権利宣言となる「リスボン宣言」が採択され，良質の医療を受ける権利，医師を選ぶ権利，自由に医師の診療を受ける権利，自己決定を行ううえで必要な情報を得る権利，治療の承諾あるいは拒否の権利，秘密保持に関する権利，尊厳死の権利，健康教育を受ける権利などが示された。その後，さらにリスボン宣言の原則として11項目（表2-7）が提示され，患者の自己決定の権利が明示された。

　医療における**自己決定**とは，医療や看護に関して開示された情報や説明されたことを患者自身が理解し，判断して決定することである。女性の自己決定は，特に性と生殖に関する権利として取り上げられることが多く，具体的には避妊方法や人工妊娠中絶，不妊手術

表2-7 リスボン宣言の原則－11項目

❶良質の医療を受ける権利　　　　　❼情報に対する権利
❷選択の自由の権利　　　　　　　　❽守秘義務に関する権利
❸自己決定の権利　　　　　　　　　❾健康教育を受ける権利
❹意識のない患者　　　　　　　　　❿尊厳に対する権利
❺法的無能力者の患者　　　　　　　⓫宗教的支援に対する権利
❻患者の意思に反する処置・治療

出典／日本医師会訳：患者の権利に関するWMAリスボン宣言, 2015. https://www.med.or.jp/doctor/international/wma/lisbon.html（最終アクセス日：2022/6/1）

の選択，妊娠する権利・妊娠しない権利，産む権利・産まない権利，出生前診断を受ける権利・受けない権利，不妊治療を受ける権利・受けない権利など，女性自身が様々な選択肢のなかから自分の価値に基づいて選択し決定することである。医療を受ける患者にとって，自己決定の権利はだれでもが保障されるべきものであるが，女性は社会的弱者であることから，経済的・社会的・文化的・政治的な状況による影響を受けやすく，女性自身が自己決定をすることが難しい場合もある。患者が自己決定できるためには，医療者からの十分な情報提供と説明，話し合いが必要不可欠である。

2. 倫理的課題に直面した際の自己決定支援

　医療者は様々な医療場面において人々の自己決定を尊重し，患者や家族の意向に沿って医療や看護を提供している。1970年代から現在まで，医療専門職がどのような医療行為を行うべきか，良い医療行為とは何かを判断する指針として，生命倫理学者のビーチャム（Beauchamp, T. L.）とチルドレス（Childress, J. F.）が提唱した**倫理原則**（**自律の尊重，善行，無害，公正・正義**）が広く活用されている。また，これに加えて看護倫理学者であるフライ（Fry, S. T.）は，**誠実・忠誠**を重要な要素としてあげている。医療者は患者が自己決定し選択することを尊重し，患者にとって良いことを行い，害が加わることのリスクを防ぎ，あるいは減らし，患者に対して誠実で正直であること，約束を守ること，適切かつ公平な医療や看護を提供することが求められている。

1 看護実践における倫理的課題

　医療現場の様々な状況には多くの人が関係し，異なる価値が内在しており，医療者は多くの倫理的課題に直面する。倫理原則に照らして看護師がどのような行為を行うかを考えるとき，どの原則に従えばよいのか，また，1つの倫理原則と別の倫理原則が対立する場合があり，そのようなときに医療者は倫理的ジレンマを感じることがある。たとえば，妊娠中に胎児に何らかの異常が発見された場合，妊娠を継続するかどうかを悩む場面がある。この場合，胎児への無害（胎児の生命や尊厳を守ること）の原則と女性の自律の尊重（産むか産まないかの女性の判断を尊重すること）の原則とが対立していることがわかる。医療者は，その問題に関係している人々はだれか，関係する人々がもっている価値観や思い，関係する

人々の価値の対立は何か，多様な選択肢とその道徳的な善悪，それを選択することで結果として何が起こるか，医療者がもっている価値観や倫理的ジレンマは何か，などを考えていくことが大切である。

　日本看護協会は，看護職がとるべき行動の指針として，「看護職の倫理綱領」を公表している。医療現場での倫理的課題は，医療技術の進歩や人々の価値観の多様化，権利意識の高揚などにより，ますます深刻化し解決が困難なことも多い。日本看護協会は，看護職が直面する倫理的問題として，インフォームドコンセントに関すること，個人情報の保護に関すること，終末期医療に関すること，多職種連携に関すること，患者・家族との信頼関係に関すること，高齢者や子どもの意思決定支援，臓器移植医療に関すること，妊娠・出産に関すること，安全確保と身体拘束に関すること，自然災害時の行動指針に関すること，などをあげている。

　倫理的課題を考えるうえでは，患者や家族が何を望んでいるのかを知り，何をすることが良いことなのかを判断する必要がある。そして，看護職が倫理的な判断力を養うために，これらの倫理原則や倫理綱領などを考え方の指針として活用し，個々の事例をていねいに分析して経験を積み重ねていくことが重要である。また，一人ひとりの看護職が倫理的課題に取り組むだけでなく，組織全体で医療職の倫理的行動を支援できるシステムづくりと，それを十分に機能させることが，質の高い医療や看護を提供することになる。

2 ｜ 看護実践における倫理的意思決定のためのモデル

　看護師が倫理的課題に直面したとき，思考のプロセスを促すための意思決定モデルがいくつか示されている。ジョンセン（Jonsen, A. R.）らは，医学的適応，患者の選好，QOL，外的要因の4つの枠からなる4分割表（4トピックス・チャート）を用いて，個々の事例を整理することを提案している（表2-8）。これは，その事例の個別の事情を把握するために，個々の事象を4つの枠に区分けして記入し，問題ごとに対処法を考えるプロセスをとおして倫理的課題を整理することに活用できる。

　また，国際看護師協会（International Council of Nurses：ICN）は，4つのステップからなる意思決定のためのモデルを示している。このモデルでは，ステップ1は全体の状況把握と問題の明確化，ステップ2は問題の分析・整理，ステップ3は行動の選択肢の列挙，ステップ4はとるべき行動の選択，の順番に考えていく。

　どのモデルにおいても，倫理的課題に直面したときの倫理的意思決定までのプロセスとして，①事実を正確に把握すること，②倫理的に問題となるものは何かを見極めること，③問題を分析し優先させるべきことを判断すること，④解決策を決定すること，などがあげられる。倫理的課題となる事例をいろいろな角度から見直すなかで，関係する人々の価値観や思いを理解し，医療者がもっている価値観や主観的な解釈，判断に気づくことができる。医療の現場では，短時間のうちに判断して行動することが求められることがあるが，倫理的課題については絶対的に正しい1つの答えがすぐに得られるわけではなく，時間を

表2-8 **4トピックス・チャート（ジョンセン，シーグラー，ウィンスレイド）**

医学的適応	患者の選好
• 患者の医学的問題 　急性／慢性　重篤度　可逆性　緊急性　終末期か • 治療の目的 • 治療が適応とされない場合の事情 • 治療の選択肢とその治療が成功する見込み • 治療および看護ケアから得られる利益　危害の回避策	• 治療の利益とリスクについて知らされているか • 情報についての理解と同意の有無 • 精神的法的対応能力の有無　無能力の証拠 • （対応能力がある場合）治療に対する選好 • （無能力の場合）かつて選好を表明していたか • （無能力の場合）代理人として適任者は誰か • 患者は治療に非協力的か　その理由は何か
QOL	**外的要因**
• 治療した／しなかったときの転帰の予測 • 治療で損なわれる精神的身体的社会的要素 • QOL低下が予測されるときの根拠 • 医療者によるQOL評価を歪ませるような要因があるか • QOL向上を図ることでどんな倫理問題があるか • QOL評価が治療計画の変更上の問題を生むか • 延命治療の差し控えの計画とその理由 • 自殺をめぐる法的・倫理的状況	• 患者の利益と相反するような非／専門家側の利益があるか • 家族など，利害がからむ関係当事者がいるか • 第三者の正当な利益を守るうえで秘密保持上の制約が患者にあるか • 利益の対立を招くような経済的問題はあるか • 医療資源配分にかかわる問題はあるか • 信仰上の問題はあるか • 法的問題はあるか • 臨床研究および教育にかかわる事項があるか • 公衆衛生および医療安全上の問題はあるか • 組織・機関内に患者にかかわる利益相反の問題はあるか

出典／服部健司，伊東隆雄編著：医療倫理学のABC，第4版，メヂカルフレンド社，2018，p.161.

かけて検討していくことが大切である。

3. リプロダクティブ・ヘルス／ライツに関する自己決定の倫理的課題

1 女性の自己決定における制約と限界

　リプロダクティブ・ヘルス／ライツは，人々が安全で満足な性生活を営むことができ，生殖能力をもち，子どもを産むか産まないか，産む時期や何人産むかを決める自由をもつこと，差別・強制・暴力を受けることなく生殖に関する決定を行うことができる権利をもつこと，そのために適切なヘルスケアを受けられる権利をもつことなどを示している。したがって，性と生殖に関する自己決定権を自己選択できる自由と権利，リプロダクティブ・ヘルスケアを享受できる権利の2つを含んでいる。

　性と生殖に関する自由と自己決定の権利としては，子どもを産まないという選択の場面では，避妊や人工妊娠中絶などの技術の進歩による「産まない権利」が議論の的になり，子どもを産むという選択の場面では，体外受精などの生殖補助医療技術の進展と適応を受けて「産む権利」が取り上げられる。いずれにしても，性と生殖は当事者である女性のプライベートな問題であり，女性自身が選択して自己決定することが尊重されている。そして，その選択肢を選んだ女性自身が，その結果についても責任を負うものとされる。本来，生殖は個人の問題だけでなく社会的な意味合いをもつものであるが，パートナーである男性が不在のまま当事者である女性の問題として帰結し，社会的な問題として扱うことが難

しい一面もある。また，女性の経済・社会・労働面での問題が影響し，子どもを産みたくても産めないという現状もある。そして，妊娠・出産だけでなく，育児や家庭・労働環境，高齢化などの問題も含めて，女性のライフサイクルを通じた健康という視点からリプロダクティブ・ヘルスを考えることは，まだ社会に十分受け入れられているとはいい難い。

　このように考えると，リプロダクティブ・ヘルス／ライツに関する自己決定においては，社会的な制約により，女性の自己決定には限界があるといえる。

2 ┃ 女性の自己決定の権利と，母親に委ねられる胎児の生きる権利

　出生前診断や生殖補助医療技術の進展に伴い，より正確な胎児の情報を入手することが可能となり，妊婦が胎児情報を知ることは容易になってきている。このような状況において，それらの胎児情報を必要か必要でないか取捨選択することもないまま当事者に知らされることが起こり，あるいは多くの人が知りたいと思うことを知らないでいるということも起こり，胎児情報の選択や意思決定をすることが難しくなる。

　また，子どもを産むことについて，生殖補助医療や出生前診断などの場面で親の自由な選好に基づいて選択することが容認されることで，親の自由選択により子どもは操作可能なものとされる懸念がある。そして，女性の自己決定が強調されるあまり，胎児の生きる権利と女性の自己決定の権利があたかも相争うような構図がつくられる。生命倫理の基本原則には，2つの命に優劣をつけてはいけない「公正の原則」があるが，周産期医療においては，母親の命や生きる権利が，胎児の命や生きる権利より優先されることがある。周産期医療の現場では胎児の医療もすべて母親を介して行われるので，出生前診断を受けるか受けないか，子どもを産むか産まないかの判断をするのは母親であり，胎児の命や生きる権利は母親の手に委ねられている。

D プライバシーの保護

1. リプロダクティブ・ヘルス／ライツに関するプライバシーとは

　WHO は，リプロダクティブ・ヘルスの基本的要素として，①女性自らが受胎を調節し，抑制できること，②すべての女性が安全な妊娠と出産を享受できること，③すべての新生児が健康な小児期を享受できること，④性感染症のおそれなしに性的関係をもつことができること，などをあげている。

　また，リプロダクティブ・ライツの基本的要素として，①リプロダクティブ・ヘルスをライフサイクルに応じて享受する権利，②結婚や家族形態，子どもの数や子どもをもつ時期などの自己決定権および自己決定に必要な情報や手段を入手する権利（生殖に関する意思決定権），③性差による差別を受けることなく，十分に情報を得たうえで自由に選択できる権利（男女平等と公正の権利），④性暴力や性的抑圧を受けないことやプライバシーが保護さ

れる権利（性および生殖にかかわる安全保障の権利），などをあげている。

　したがって，リプロダクティブ・ヘルス／ライツに関するプライバシーとは，広くは女性が身体的・心理社会的に成長発達していく過程において，女性の性と生殖に関する健康問題や妊娠・出産，結婚，育児などのライフイベントを含む生活上での個人情報であるといえる。また，その個人情報は他者からの監視や干渉や圧力の及ばない私的なものであり，本人の許可なく勝手に情報を流されたり公開されたりしない自由を保障されるべきものである。

▌2. 個人情報保護

　2003（平成15）年5月，個人情報の保護に関する法律（**個人情報保護法**）が公布され，その施行に先立ち，厚生労働省は2004（平成16）年12月，「医療・介護関係事業者における個人情報の適切な取扱いのためのガイドライン」を発表した（2017［平成29］年4月改正）。2015（平成27）年，個人情報の保護に関する法律及び行政手続における特定の個人を識別するための番号の利用等に関する法律の一部を改正する法律（改正個人情報保護法等）の全面施行に伴い，2017（平成29）年5月，厚生労働省は「医療・介護関係事業者における個人情報の適切な取扱いのためのガイダンス」を発表した。

　このガイダンスでは，個人情報とは，「生存する個人に関する情報であって，当該情報に含まれる氏名，生年月日，そのほかの記述等により特定の個人を識別することができるもの（他の情報と容易に照合することができ，それにより特定の個人を識別することができることとなるものを含む。），又は個人識別符号が含まれるもの」とされ，「死者に関する情報が，同時に，遺族等の生存する個人に関する情報でもある場合には，当該生存する個人に関する情報」となる。

　したがって，記載された氏名，生年月日，そのほかの記述などにより特定の個人を識別することができることから，医療・看護・介護の分野では匿名化されたものを除き，次のものは個人情報に該当する。医療機関等における個人情報の例として，診療録，処方せん，手術記録，助産録，看護記録，検査所見記録，X線写真，紹介状，退院した患者に係る入院期間中の診療経過の要約，調剤録などがある。また，介護関係事業者における個人情報の例として，ケアプラン，介護サービス提供にかかる計画，提供したサービス内容などの記録，事故の状況等の記録などがある。

　また，このガイダンスが対象としている医療・介護関係事業者の範囲は，①病院，診療所，助産所，薬局，訪問看護ステーション等の患者に対し直接医療を提供する事業者（医療機関等），②介護保険法に規定する居宅サービス事業，介護予防サービス事業，地域密着型サービス事業等，および介護保険施設を経営する事業そのほか高齢者福祉サービス事業を行う者（介護関係事業者）とされている。個人情報保護に関するほかの法律や条例が適用される，国，地方公共団体，独立行政法人などが設置するものは除外されるが，これらの事業者もこのガイダンスに十分配慮すること，また，医療・介護関係事業者から委託を受けた業務

を遂行する事業者においても適切な安全管理措置を講ずることが求められている。

2017（平成29）年5月から，**改正個人情報保護法**（2020［令和2］年6月公布）が施行され，医療・看護・介護の分野において情報の取り扱いやデータの利活用などに関して，より慎重な取り扱いが求められるようになった。この改正個人情報保護法では，新たに「個人識別符号」と「要配慮個人情報」が規定された。個人識別符号は，「特定の個人の身体の一部の特徴を電子計算機の用に供するために変換した文字，番号，記号その他の符号であって，当該特定の個人を識別することができるもの」に該当するものとされている。また，要配慮個人情報は，「本人の人種，信条，社会的身分，病歴，犯罪の経歴，犯罪により害を被った事実その他本人に対する不当な差別，偏見その他の不利益が生じないようにその取扱いに特に配慮を要するものとして政令で定める記述等が含まれる個人情報」と定義されている。これらの議論の的になる個人情報には，遺伝子（ゲノム）にかかわる情報があり，遺伝子（ゲノム）情報の臨床応用の推進においても必要な法整備や社会環境の整備とともに，個人情報の慎重な取り扱いが求められる。

▌3. 家族をめぐる情報の記録

2018（平成30）年5月，日本看護協会は「看護記録に関する指針」を公表している。この指針では，「看護者の倫理綱領」と「看護業務基準2016年改訂版」に基づき，看護記録のあり方および看護記録の取り扱いについての具体的方法が示された。また，2021年には「看護職の倫理綱領」が示された。看護記録に記載される内容には，個人情報が含まれていることを念頭に置き，この点について「看護職の倫理綱領」では，「5. 看護職は，対象となる人々の秘密を保持し，取得した個人情報は適正に取り扱う。」とし，次のように説明している[17]。

> 看護職は，個別性のある適切な看護を実践するために，対象となる人々の秘密に触れる機会が多い。看護職は正当な理由なく，業務上知り得た秘密を口外してはならない。
> また，対象となる人々の健康レベルの向上を図るためには個人情報が必要であり，さらに，多職種と緊密で正確な情報共有も必要である。個人情報には氏名や生年月日といった情報のみならず，画像や音声によるものや遺伝情報も含まれる。看護職は，個人情報の取得・共有の際には，対象となる人々にその必要性を説明し同意を得るよう努めるなど適正に取り扱う。家族等との情報共有に際しても，本人の承諾を得るよう最大限の努力を払う。

医療の現場では，患者のからだや病気の部分だけをみるのではなく，その人の置かれている状況や生活環境なども含めて，患者を多面的にとらえた医療や看護が提供されている。そのなかで，患者に関する様々な情報が集められ，個人の生活状況を知るうえで家族やサポートシステムに関する情報も必要な情報として記録される。たとえば，褥婦の記録のなかに夫や子ども，兄弟姉妹・実父母・義父母の情報が必要な情報として記録されていく。このように，看護記録に記載される内容には，患者だけでなく家族の個人情報も含まれている。安全で適切な医療や看護を提供するためには，できるだけ多くの情報をチームで共有

し方針を統一することが求められるが，家族に関する情報も患者の個人情報として，家族の知り得ないところで勝手に取り扱われ，記録されていることを意識しておく必要がある。

患者の個人情報として知り得た家族の情報を，もし第三者に開示する場合，だれの許可を得る必要があるだろうか。どのように情報を開示していけばよいだろうか。家族の情報も含めて患者の個人情報を守り，一人の人として患者や家族を尊重するためには，本当に必要な情報を選択していくことが求められる。

4. プライバシー保護の倫理的課題

1 個人情報の第三者提供の例外における問題

医療現場の様々な状況には多くの人が関係し，異なる価値が内在しており，看護師は「個人情報保護法」では，あらかじめ本人の同意を得ないで個人データを第三者に提供してはならないとして，第三者提供の制限が規定されている。しかし，「医療・介護関係事業者における個人情報の適切な取扱いのためのガイダンス」（厚生労働省，2017）では，例外として，本人の同意がなくても第三者に個人情報を提供してもよいことが示されている。その主な例を表2-9に示す。

プライバシー保護を過度に重視することにより，たとえば，児童虐待事例についての関係機関との情報交換などにおいて，必要な情報提供が遅れたり，情報共有が困難な状況が生じたり，結果的に人命にかかわる事態に陥ることが問題として取り上げられることがある。プライバシー保護の観点からみると，個人の情報を本人の許可なく第三者に開示することは，医療者の守秘義務に反することになるが，児童や高齢者虐待など本人への危害が大きいと見込まれる場合や，守秘義務を解除することで危害が回避できる場合は，通報や

表2-9 個人情報の第三者提供の例外

次に掲げる場合については，本人の同意を得る必要はない。
1. 法令に基づく場合
   - 介護保険法に基づく不正受給者に係る市町村への通知，児童虐待の防止等に関する法律に基づく児童虐待に係る通告等，法令に基づいて個人情報を利用する場合
2. 人の生命，身体又は財産の保護のために必要がある場合であって，本人の同意を得ることが困難であるとき
   - 意識不明で身元不明の患者を関係機関に照会，家族等からの安否確認に対応する場合
   - 意識不明患者の病状や重度の認知症高齢者の状況を家族等に説明する場合
   - 大規模災害等で被災者の家族からの安否確認に対応する場合
3. 公衆衛生の向上又は児童の健全な育成の推進のために特に必要がある場合であって，本人の同意を得ることが困難であるとき
   - 健康増進法に基づく地域がん登録事業による国又は地方公共団体への情報提供
   - 児童虐待事例についての関係機関との情報交換
   - 医療安全向上のための医療事故等に関する情報提供
4. 国の機関若しくは地方公共団体又はその委託を受けた者が法令の定める事務を遂行することに対して協力する必要がある場合であって，本人の同意を得ることにより当該事務の遂行に支障を及ぼすおそれがあるとき
   - 一般統計調査に協力する場合
   - 災害発生時，公共の安全と秩序の維持の観点から警察が照会する場合

資料／厚生労働省：医療・介護関係事業者における個人情報の適切な取扱いのためのガイダンス，2017改正，一部抜粋.

報告を行うことが法的に定められていることがある。本人が不利益をこうむらないことを前提として，個人の情報をどのように守るのか，何のために守るのかを考えてプライバシー保護に努めると同時に，第三者への個人情報提供の適切な判断ができることが求められている。

2 医療情報システム上での個人情報の管理における問題

現在では，患者の医療情報は電子カルテによって管理され，医療者は患者情報を容易に入手することが可能となり，情報の共有も簡単にできるようになっている。その利便性の一方で，電子化された情報は漏えいなどの事態が生じた場合，一瞬にして大量に情報が漏えいする可能性が高いこと，また医療従事者が情報の取り扱いの専門家とは限らないため，その安全な保護に慣れていないことも考えられ，目的外利用についても大きな問題となっている。2017（平成29）年5月，厚生労働省は「医療情報システムの安全管理に関するガイドライン第5版」を公表している。このガイドラインでは，医療情報システムの安全管理や医療情報の適切な取り扱いについて必要な対策が示され，併せて「医療・介護関係事業者における個人情報の適切な取扱いのためのガイダンス」を十分理解し，医療情報の適切な取り扱いのための措置を講じることが強調されている。

III リプロダクティブ・ヘルス／ライツの医学的課題

A 遺伝による課題

現在，遺伝要因がかかわるすべての疾患を対象とする**遺伝医学**は日々進歩し，医療の現場においても，診断や治療に幅広く応用されている。人間の性と生殖や生命の誕生にかかわる立場から，ここでは，遺伝に関する基礎知識をもとに，母子の健康にかかわる遺伝による課題について学習する。

1. 遺伝子とDNA

生物は細胞で構成され，ヒトは約60兆個の細胞から成り立っているといわれている。細胞は，DNAからつくり出されるアミノ酸が組み合わされたたんぱく質からできている。1953年にワトソン（Watson, J. D.），クリック（Crick, F.）らにより，DNAは二重らせん構造をしていることが発見された。DNAは，アデニン（A），グアニン（G），シトシン（C），チミン（T）の4つの塩基成分からなり，AとT，GとCが水素結合によりそれぞれペアとなる組み合わせで二重らせん構造となっている。遺伝子はそのDNA上にあり，生命現

象を司る遺伝情報を担い，様々な転写・複製のプロセスを経てたんぱく質が産生される。生物のもつ全遺伝情報をゲノム（genome）とよび，ヒトでは約30億個の塩基配列が分析できるようになり，どの部分に異常があるかを解明できるようになった。

2. 遺伝性疾患

遺伝性疾患とは，病態の発生転帰に遺伝子が関与する一群の疾患をいう。1種類の遺伝子の変化により発症する**単一遺伝子病**や，多数の遺伝因子から発症する**多因子遺伝病**などがある。

1 単一遺伝子病

❶常染色体顕性遺伝（優性遺伝）病

常染色体顕性遺伝（autosomal dominant：**AD**）の責任遺伝子は，常染色体上に座位する。常染色体顕性遺伝病の典型では，父あるいは母のどちらかがこの疾患に罹患しており，もう一方は非罹患者である。その両親の次世代に1/2の確率で疾患が垂直伝播し，罹患者の男女比は1：1である。

❷常染色体潜性遺伝（劣性遺伝）病

先天性代謝異常症の多くは常染色体潜性遺伝（autosomal recessive：**AR**）であり，責任遺伝子は多因子遺伝病上に存在する。

❸X連鎖顕性遺伝病

X連鎖遺伝病は，X染色体上に存在する遺伝子の変異により生じる疾患で，顕性遺伝形式をとる場合は，女性患者が典型的な症状を示し，男性患者は重症か致死的となる。

❹X連鎖潜性遺伝病

X連鎖遺伝病は，X染色体上に存在する遺伝子の変異により生じる疾患で，その多くは潜性遺伝形式をとり，潜性遺伝形式の場合は，男性患者が典型的な症状を呈し，女性患者は典型的には保因者となる。

❺ミトコンドリア遺伝病

ミトコンドリア遺伝子上に存在する37遺伝子のすべてに病因となる点変異が100か所以上報告され，様々な構造異常が明らかになっている。ミトコンドリアは，ほぼすべての細胞に存在しているため，あらゆる臓器に機能低下がみられ，様々な症状を呈する。

2 多因子遺伝病

複数の遺伝子変異と環境要因が影響して生じる疾患で，先天奇形，糖尿病，高血圧，高脂血症，肥満，がんなどが含まれる。

3 染色体異常

先天性の状態として遺伝子検査が必要なものとして**染色体異常**があり，出生頻度は1％

以上と推定される。先天性異常は，染色体の数的異常（異数性，倍数性）と構造異常（形の異常）に分類され，その多くは配偶子形成過程の染色体の複製や分配のエラーに起因する。一般に，数的異常となる染色体の過不足は母親由来が多く，構造異常は父親由来が多い。常染色体の数的異常は，21 トリソミー（ダウン［Down］症候群），18 トリソミー（エドワーズ［Edwards］症候群），13 トリソミー（パトウ［Patau］症候群），性染色体の数的異常は，ターナー（Turner）症候群（女性），クラインフェルター（Kleinfelter）症候群（男性）などがある。

▌3. 遺伝性疾患における倫理的課題

遺伝情報（ゲノム）の研究が進歩し，医療現場で確定診断として遺伝子検査が行われるようになってきた。発症リスクのある人に対する発症前診断，保因者診断，胎児の出生前診断などの遺伝子検査の精度は年々高まり，医療者は遺伝情報の特性を十分理解して対応することが求められている。日本医学会は，「医療における遺伝学的検査・診断に関するガイドライン」（2011［平成 23］年）に遺伝情報の特性を明記し，遺伝学的検査およびその結果に基づいてなされる診断を行う際には，これらの特性を十分考慮する必要性を示している（表 2-10）。

また，日本産科婦人科学会は，「出生前に行われる遺伝学的検査および診断に関する見解」（2013［平成 25］年）で，出生前に行われる遺伝学的検査・診断は，適正な遺伝カウンセリングが提供できる体制下で実施すべきとしている。したがって，遺伝学的検査により診断を受けることで，被検者およびその血縁者が社会的な不利益をこうむらないよう十分配慮する必要がある。また，検査の実施においては，適切な医学的情報を提供し，被検者の理解や意思決定を支援するプロセスが重要である。そのためには，遺伝カウンセリングの体制を整備することや，遺伝子情報を適切に管理することが求められる。

表 2-10 遺伝学的検査・診断を実施する際に考慮すべき遺伝情報の特性

- 生涯変化しないこと
- 血縁者間で一部共有されていること
- 血縁関係にある親族の遺伝型や表現型が比較的正確な確率で予測できること
- 非発症保因者（将来的に発症する可能性はほとんどないが，遺伝子変異を有しており，その変異を次世代に伝える可能性のある者）の診断ができる場合があること
- 発症する前に将来の発症をほぼ確実に予測することができる場合があること
- 出生前診断に利用できる場合があること
- 不適切に扱われた場合には，被検者および被検者の血縁者に社会的不利益がもたらされる可能性があること

出典／日本医学会：医療における遺伝学的検査・診断に関するガイドライン，2011，一部抜粋．

文献
1) 日本看護協会編：看護職の倫理綱領，日本看護協会，2021.
2) OECD：OECD International Migration Database. Inflows of foreign population. https://www.oecd.org/els/mig/keystat.htm（最終アクセス日：2022/6/1）
3) 日本政府観光局：報道発表資料，平成 30 年 12 月 19 日. https://www.jnto.go.jp/jpn/news/press_releases/pdf/181219.pdf（最終アクセス日：2021/4/28）
4) 法務省出入国在留管理庁：令和 2 年末現在における在留外国人数について. http://www.moj.go.jp/isa/publications/press/13_00001.html（最終アクセス日：2023/9/25）

5) 厚生労働省：令和 3 年（2021）人口動態統計（確定数）の概況. https://www.mhlw.go.jp/toukei/saikin/hw/jinkou/kakutei21/dl/15_all.pdf （最終アクセス日：2023/9/25）

6) Igarashi Y, Horiuchi S, Porter SE：Immigrants' Experiences of Maternity Care in Japan. Journal of Community Health, 38（4）：781-790, 2013.

7) 五十嵐ゆかり：外国人妊産褥婦のケア, 助産雑誌, 71（3）：220-226, 2017.

8) 川崎千恵：地域に暮らす在日中国人の母親の育児と必要な支援, 保健師ジャーナル, 69（10）：808-813, 2013.

9) 李節子：「国際人流時代」における母子保健医療の課題, 小児内科, 49（6）：804-808, 2017.

10) 内閣府男女共同参画局：仕事と生活の調和（ワーク・ライフ・バランス）レポート 2020. http://wwwa.cao.go.jp/wlb/government/top/hyouka/report-20/zentai.html （最終アクセス日：2022/6/1）

11) 前掲 10).

12) ナーシングビジネス編集室編：看護のワークライフバランスマネジメント実践集, メディカ出版, 2013.

13) The Global Gender Gap Report 2023. https://www.weforum.org/reports/global-gender-gap-report-2023/in-full （最終アクセス日：2023/9/25）

14) 内閣府男女共同参画局：「2020 年 30％」の目標の実現に向けて. http://www.gender.go.jp/kaigi/renkei/2020_30/index.html （最終アクセス日：2021/4/28）

15) 厚生労働省：令和 4 年度雇用均等基本調査 03 調査の概要（企業）. https://www.mhlw.go.jp/toukei/list/dl/71-r04/02.pdf （最終アクセス日：2023/9/25）

16) 厚生労働省：ポジティブ・アクションのための提言, 2002. https://www.mhlw.go.jp/houdou/2002/04/h0419-3.html （最終アクセス日：2022/6/1）

17) 日本看護協会編：看護職の倫理綱領. https://www.nurse.or.jp/home/publication/pdf/rinri/code_of_ethics.pdf （最終アクセス日：2022/11/7）

参考文献

・井部俊子監：医療倫理学の ABC, 第 3 版, メヂカルフレンド社, 2015.

・河合蘭：出生前診断；出産ジャーナリストが見つめた現状と未来, 朝日新聞出版, 2015.

・窪田昭男, 他編：周産期医療と生命倫理入門, メディカ出版, 2014.

・厚生労働省：医療・介護関係事業者における個人情報の適切な取扱いのためのガイダンス, 2017.

・厚生労働省：医療情報システムの安全管理に関するガイドライン 第 5 版, 2017 年 5 月.

・厚生労働省：精子・卵子・胚の提供等による生殖補助医療制度の整備に関する報告書（2003 年 4 月）. http://www.mhlw.go.jp/shingi/2003/04/s0428-5a.html （最終アクセス日：2022/6/1）

・サラ・T・フライ, メガン・ジェーン・ジョンストン著, 片田範子, 山本あい子訳：看護実践の倫理；倫理的意思決定のためのガイド, 第 3 版, 日本看護協会出版会, 2010.

・杉谷藤子, 川合政恵監, 医療人権を考える会著：ケアを深める看護倫理の事例検討, 日本看護協会出版会, 2011.

・柴原浩章, 他編著：図説よくわかる臨床不妊症学 生殖補助医療編, 第 3 版, 中外医学社, 2018.

・シリーズ生命倫理学編集委員会編, 浅井篤, 高橋隆雄責任編集：臨床倫理〈シリーズ生命倫理学 13〉, 丸善出版, 2012.

・シリーズ生命倫理学編集委員会編, 菅沼信彦, 盛永審一郎責任編集：生殖医療〈シリーズ生命倫理学 6〉, 丸善出版, 2012.

・シリーズ生命倫理学編集委員会編, 浜鍋辰二, 宮脇美保子責任編集：看護倫理〈シリーズ生命倫理学 14〉, 丸善出版, 2012.

・堤治：授かる, 朝日出版社, 2004.

・特集／遺伝子検査による早期診断, 周産期医学, 44（2）, 2014.

・特集／出生前診断と生命倫理；染色体異常を中心として, 周産期医学, 45（5）, 2015.

・特集／生殖医療；知っておきたい最新トピックス, 産科と婦人科, 85（3）：247-327, 2018.

・仁志田博司：出生と死をめぐる生命倫理；連続と不連続の思想, 医学書院, 2015.

・日本医学会：医療における遺伝学的検査・診断に関するガイドライン, 2011.

・日本遺伝医学関連学会：遺伝学的検査に関するガイドライン, 2003.

・日本看護協会編：看護に活かす基準・指針・ガイドライン集, 日本看護協会出版会, 2020.

・日本看護協会：看護師が直面する倫理的問題とその考え方. https://www.nurse.or.jp/nursing/practice/rinri/text/basic/problem/index.html （最終アクセス日：2022/6/1）

・日本産科婦人科学会：出生前に行われる遺伝学的検査および診断に関する見解, 2013.

・日本産科婦人科学会：「着床前診断」に関する見解, 2019.

・日本産科婦人科学会：母体血を用いた新しい出生前遺伝学的検査に関する指針, 2013.

・日本産科婦人科学会ホームページ. http://www.jsog.or.jp/ （最終アクセス日：2022/6/1）

・日本生殖医学会ホームページ. http://www.jsrm.or.jp/ （最終アクセス日：2022/6/1）

・日本人類遺伝学会編：コアカリ準拠 臨床遺伝学テキストノート, 診断と治療社, 2018.

・野村康則編著, 竹内雄司・段野聡子著：女子学生のキャリアデザイン；自分らしさとワークライフバランス, 水曜社, 2017.

・宮脇美保子：事例検討から学ぶ；看護実践のための倫理と責任, 中央法規, 2014.

・宮脇美保子：身近な事例で学ぶ看護倫理, 中央法規, 2008.

第 **3** 章

リプロダクティブ・ヘルス／ライツに関する看護の実際

この章では

- 性感染症がリプロダクティブ・ヘルスに与える影響について理解し，罹患状況と予防法を学ぶ。
- 予期せぬ妊娠を防ぐための受胎調節法を知り，女性が自己の責任において性に関する意思決定ができるよう支援の視点を学ぶ。
- 人工妊娠中絶と看護を学び，現状を理解する。
- 性暴力被害者の現状を知り，その看護を学ぶ。
- 児童虐待の実態を知り，その予防と対応について学ぶ。

I 性感染症と予防

A 性感染症とは

性感染症（sexually transmitted infection：**STI**）とは，性器，口腔などによる性行為，あるいは性行為に類似する行為によって感染する病気のことをいう。性行為に類似する行為とは，口と口，口と性器，口と肛門との接触あるいは肛門性交などを指す。これまで STD（sexually transmitted disease）が使われていたが，自覚症状を伴わない性感染症も多いことから，2008（平成 20）年 12 月に日本性感染症学会は STD から STI へと名称変更している。

感染症の予防及び感染症の患者に対する医療に関する法律（1998［平成 10］年法律第 114 号）は，感染症の予防および感染症の患者に対する医療に関する措置を定めた法律である。感染症の特徴に応じて 1～5 類に分類され，届出と報告の義務が医師に課されている。生殖年齢にある男女の罹患者数が多い性器クラミジア感染症，性器ヘルペスウイルス感染症，尖圭コンジローマ，梅毒および淋菌感染症は，5 類感染症に規定されている。

日本性感染症学会のガイドラインには，上記の疾病以外に，後天性免疫不全症候群（HIV/AIDS），性器カンジダ症（真菌症），腟トリコモナス症，細菌性腟症，性器伝染性軟属腫，ケジラミ症，軟性下疳，A 型肝炎，B 型肝炎，C 型肝炎，赤痢アメーバ症があげられている。

B 主な性感染症

主な性感染症の病原体，潜伏期，症状，妊娠や胎児・新生児への影響を表 3-1 に示す。母子感染には，胎内感染，産道感染，母乳感染がある。次に主要な疾患についての解説と検出法，治療について記す。

1. 淋菌感染症

病原体は淋菌（*Neisseria gonorrhoeae*［*gonococci*]）である。1 回の性交渉による感染伝達率は約 30% と高い。20 歳代の年齢層に最も多い。

▶ 臨床症状　男性は主として尿道炎を呈し，2 ～9 日の潜伏期を経て黄白色の分泌物が出現し，排尿時に疼痛を生じる。放置すると前立腺炎，精巣上体炎となる。後遺症として尿道狭窄が起こる。一方，女性は，子宮頸管炎や尿道炎を起こすが，自覚症状のない場合が多い。感染が上行すると子宮内膜炎，卵管炎などの骨盤内炎症性疾患を起こし，発熱，下腹部痛をきたす。後遺症として不妊症が起きる。

▶ 検出法　グラム染色標本の検鏡，分離培養法，核酸増幅法などがある。女性の場合は，子宮頸管擦過検体をスワブで採取し，病原体を検出する。淋菌感染症の 20～30% はクラ

表3-1 主な性感染症の症状と妊娠・分娩・新生児に及ぼす影響

性感染症	病原体		潜伏期	主な症状	妊娠, 胎児・新生児への影響
淋菌感染症	細菌	淋菌	2〜9日	男性：尿道炎，排尿時痛。放置すると前立腺炎，精巣上体炎となる。 女性：下腹部痛，子宮頸管炎，卵管炎，骨盤内炎症。 無症状のことも多い。	子宮頸管炎，卵管炎，骨盤内炎が原因で不妊となることもある。胎内感染，産道感染により，新生児淋菌性結膜炎を引き起こす。
梅毒	細菌	梅毒トレポネーマ	3〜6週間	初期硬結，硬性下疳（潰瘍）が形成される。好発部位は，男性では冠状溝，包皮，亀頭部，女性では大小陰唇，子宮頸部である。無痛性の鼠径部リンパ節腫脹がみられる。	流・早産を引き起こす。胎内感染，経胎盤感染により，先天梅毒となる。
性器クラミジア感染症	細菌	クラミジア－トラコマチス	1〜3週	男性：尿道炎，精巣上体炎 女性：下腹部痛，子宮頸管炎，卵管炎，骨盤内炎症 無症状・無症候のままで卵管障害や腹腔内癒着を形成することもある。	卵管妊娠や卵管性不妊症の原因となる。絨毛膜羊膜炎により流産・早産を引き起こす。胎内感染，産道感染により，新生児結膜炎，新生児肺炎を発症。
性器ヘルペスウイルス感染症	ウイルス	単純ヘルペスウイルス1型，2型	2〜10日	女性：大陰唇や小陰唇から，腟前庭部，会陰部にかけて，潰瘍性，水疱性病変が多発する。疼痛が強く，発熱を伴うこともある。	胎内感染，産道感染により，新生児ヘルペスとなる。
エイズ（後天性免疫不全症候群）	ウイルス	ヒト免疫不全ウイルス	数年〜十数年	罹患後2〜6週間に初感染症状として50〜90％に発熱，リンパ節腫脹，咽頭炎，皮疹，筋肉痛／関節痛，頭痛，下痢，悪心・嘔吐などが認められる。	胎内感染，産道感染を起こす。分娩時に母体の血液，羊水などから，30〜40％の出生児に感染が起こる。
尖圭コンジローマ	ウイルス	ヒトパピローマウイルス	2〜3か月	男性：陰茎の亀頭，陰嚢などに腫瘍が好発する。 女性：大小陰唇，会陰，腟前庭，腟，子宮頸部，肛門周辺に腫瘍が好発する。疼痛や瘙痒あり。	産道感染により，新生児が感染すると喉頭乳頭腫を認める。
B型肝炎	ウイルス	B型肝炎ウイルス	急性肝炎発症までは1〜6か月	倦怠感，食欲不振，赤褐色尿，黄疸などを伴うこともある。	ワクチンにより，母子感染が防止できる。
C型肝炎	ウイルス	C型肝炎ウイルス	発症まで平均7週間	自覚症状はからだが少しだるい，食欲がないという程度。ウイルスに感染してから2〜3か月間で，急性の肝障害を起こす。	母子感染を引き起こす。
腟トリコモナス症	原虫	腟トリコモナス	1〜2週間	男性：排尿時痛 女性：帯下の増加，外陰部の瘙痒感	卵管炎を起こし，不妊の原因となることがある。

ミジア感染を合併しているため，クラミジア検査も同時に行う。

▶ 治療　抗菌薬は高い耐性率をもつことから，経口抗菌薬のみでの治療は推奨されていない。セフトリアキソンの静脈注射，スペクチノマイシンの筋肉注射が有効とされている。

2. 梅毒

　病原体は，梅毒トレポネーマ（*Treponema pallidum subspecies pallidum*）であり，皮膚や粘膜の傷から侵入することによって感染し，数時間後に血行性に全身に広がる慢性感染症

である。1967（昭和42）年以降減少傾向にあったが，2013（平成25）年より増加傾向にあり，特に20歳代の女性の増加が著しい。

▶ **臨床症状**　感染後3～6週間程度の潜伏期を経て，経時的に様々な臨床症状が出現する。

- **第I期**：感染後3～6週間程度の潜伏期の後に感染局所に初期硬結，硬性下疳（潰瘍），が形成される。好発部位は，男性では冠状溝，包皮，亀頭部，女性では大小陰唇，子宮頸部である。無痛性の鼠径部リンパ節腫脹がみられる。無治療でも数週間で軽快する。
- **第II期**：感染後3か月を経過すると皮膚や粘膜に梅毒性バラ疹や丘疹性梅毒疹，扁平コンジローマなどの特有な発疹がみられる。発熱，倦怠感などの全身症状に加え，泌尿器系，中枢神経系，筋骨格系の多彩な症状を呈することがある。無治療でも数週間～数か月で症状は軽快する。

無治療の場合，数年～数十年で非特異的肉芽腫様病変（ゴム腫），進行性の大動脈拡張を主体とする心血管梅毒，進行麻痺，脊髄癆などに代表される神経梅毒に進展する。

▶ **検出法**　医師による診察と，血液検査（抗体検査）で判断する。第I期の最初の数週間は抗体検査をしても陽性反応が出ないことがあるため，感染してから約3週間を置いて，検査結果を確認する必要がある。

▶ **治療**　経口合成ペニシリンを第I期で2～4週間，第II期で4～8週間，長期投与することが推奨されている。

1 ｜ 先天梅毒

梅毒に罹患している母体からの胎内感染，胎盤感染によって胎児に伝播される多臓器感染症である。近年の梅毒患者数の増加に伴い，先天梅毒の報告数は2000（平成12）年8件，2015（平成27）年13件から2019（令和元）年は23件と，2000年以降最多となっている[1]。出生時は無症状で，生後まもなく水疱性発疹，斑状発疹，丘疹状の皮膚病変に加え，鼻閉，全身性リンパ節腫脹，肝脾腫，骨軟骨炎などの症状が認められる。晩期先天梅毒では，乳幼児期は症状を示さずに経過し，学童期以後にハッチンソン（Hutchinson）3徴候（実質性角膜炎，内耳性難聴，ハッチンソン歯）などの症状を呈する。

■ 3. 性器クラミジア感染症

クラミジア（*Chlamydia trachomatis*）は眼疾患のトラコーマの原因病原体でもある。性器クラミジア感染症は，性行為により感染し，眼瞼結膜と同質の円柱上皮がある尿道，子宮頸管，咽頭にも感染する。パートナー間で感染するため，カップルで治療が必要である。

▶ **臨床症状**　男性では尿道炎と精巣上体炎を，女性では子宮頸管炎と骨盤内炎症性疾患を発症する。無症状・無症候のままで卵管障害や腹腔内癒着を形成し，卵管妊娠や卵管性不妊症の原因となる。妊婦においては，絨毛膜羊膜炎の発症からプロスタグランジンが活性化され，子宮収縮を促し，流産・早産の原因にもなり得る。また，産道感染により，新生児結膜炎，新生児肺炎を発症することもある。

▶ 検出法　子宮頸管の分泌物か，擦過検体からクラミジア検出を行う。

▶ 治療　マクロライド系薬またはキノロン系薬のうち，抗菌力のあるもの，あるいはテトラサイクリン系薬を投薬する。

4. 性器ヘルペスウイルス感染症

　病原体は単純ヘルペスウイルス（*herpes simplex virus*：**HSV**）1型または2型で，感染によって，性器に浅い潰瘍性または水疱性病変を形成する疾患である。

▶ 臨床症状　性的接触の後，2〜10日間の潜伏期を置いて，大陰唇や小陰唇から，腟前庭部，会陰部にかけて，浅い潰瘍性または水疱性病変が多発する。疼痛が強く，38℃以上の発熱を伴うこともある。

▶ 検出法　HSVの分離培養法で検出，診断する。

▶ 治療　HSVの増殖を抑制する抗ヘルペスウイルス薬を投与する。

5. エイズ（後天性免疫不全症候群）

　病原体はHIV（human immunodeficiency virus）である。HIV感染症は，血液・体液などを介して感染する感染症である。日本における新規HIV感染者報告件数および新規後天性免疫不全症候群（acquired immune deficiency syndrome：**AIDS**）患者報告件数を図3-1，2

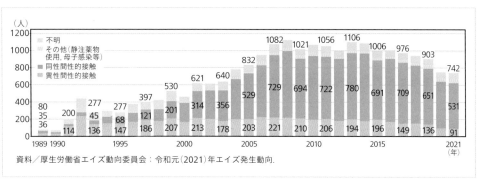

資料／厚生労働省エイズ動向委員会：令和元（2021）年エイズ発生動向.

図3-1 新規HIV感染者報告数の年次推移

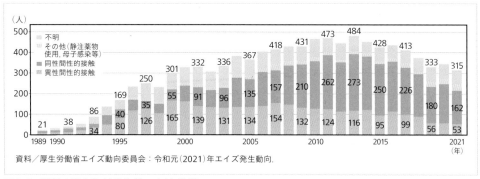

資料／厚生労働省エイズ動向委員会：令和元（2021）年エイズ発生動向.

図3-2 新規AIDS患者報告数の年次推移

に示すが，2021（令和3）年の両者を合わせた報告件数は1057件（前年1095件）であった。HIV感染者およびAIDS患者を合わせた新規報告件数に占めるAIDS患者の割合は，29.8％（前年31.5％）であった。ちなみに累計報告件数（凝固因子製剤による感染例を除いた2021年12月31日まで）はHIV感染者2万3231件，AIDS患者1万306件，計3万3537件となっている[2]。また，感染リスクは性的接触が中心であり，新規HIV感染者のうち同性間性的接触が71.6％，異性間性的接触が12.3％となっている。

▶ 臨床症状　HIV罹患後2〜6週間に，初感染症状として50〜90％の感染者に発熱，リンパ節腫脹，咽頭炎，皮疹，筋肉痛／関節痛，頭痛，下痢，悪心・嘔吐などが認められる。

▶ 検出法　2段階で実施される。まず，スクリーニング検査で抗HIV抗体とHIV抗原の両者を検出する。その際の偽陽性率は0.3％前後，簡易迅速抗体検査キットでの偽陽性率は1％程度と報告されている。HIV RNA量の測定またはウエスタンブロット法で確定する。

▶ 治療　抗HIV薬を長期投与する。耐性ウイルスの出現を防ぐために，内服を維持しなければならない。長期投与に伴う，QOLの低下，経済的負担，治療薬の副作用の問題が生じる。

6. 尖圭コンジローマ

　性器へのヒトパピローマウイルス（*human papillomavirus*；**HPV**）感染による性感染症の一つである。

▶ 臨床症状　男性では，陰茎の亀頭，陰嚢などに腫瘍が好発する。女性では，大小陰唇，会陰，腟前庭，腟，子宮頸部，肛門周辺に乳頭状腫瘍が好発する。一般に自覚症状はないが，大きさや発生部位などにより，疼痛や瘙痒がみられることもある。分娩時の垂直感染により，乳児が喉頭乳頭腫を発症することもある。

▶ 検出法　感染機会の有無の確認と，特徴的な疣贅の視診により診断が可能である。病巣範囲を決めるには，腟内や子宮頸部では3％，外陰部では5％酢酸溶液で処理後，コルポスコピーまたは拡大鏡で観察すると，感染部位が白変化して範囲が判明することもある。

▶ 治療　イミキモド5％クリームの外用による薬物療法，凍結療法，レーザー蒸散などによる外科的療法などの治療法がある。

7. B型肝炎（第6編‐第1章‐Ⅳ‐B‐6「B型肝炎」参照）

　B型肝炎ウイルス（hepatitis B virus；**HBV**）が感染して起こる状態の総称である。出生時や免疫低下状態における感染では持続感染（キャリア化）を高頻度に起こすが，免疫系が発達した成人では，一過性感染に終わることが多い。性交時にコンドームを使用することで予防することができるが，感染性は強い。

▶ 臨床症状　倦怠感，食欲不振，赤褐色尿，黄疸などである。

▶ 検出法　HBs抗原は血中から比較的速やかに消失するため，IgM型HBc抗体陽性を検出する。ウイルスそのものの測定法としては，HBV-DNAを用いる。

▶ 治療　多くの例が自然に軽快する。血清 ALT 値が 300IU/L を超える，あるいは，顕性(けんせい)黄疸が出る場合には，入院させて経過を観察する。

▌8. C型肝炎

　C型肝炎ウイルス（hepatitis C virus：HCV）キャリアは日本におよそ 100 万人存在すると推定されている。HCV は，これらキャリアからの血液が直接体内に入ることによって感染する。通常の感染で 60～70％が慢性化する。

▶ 臨床症状　自覚症状の多くは「からだが少しだるい，食欲がない」という程度で，黄疸も出にくいため，気がつかない人も多い。ウイルスに感染してから 2～3 か月間で，急性の肝障害を起こす。

▶ 検出法　感染初期（感染から 2～3 か月間）には HCV 抗体は陽性化しないため，HCV 抗体測定で C 型急性肝炎の診断をつけるのは難しい。HCV-RNA の測定によって診断を行う。

▶ 治療　30～40％は自然に治癒(ちゆ)し，HCV は消失するため，まずは経過を観察する。発症後12 週間を過ぎても HCV-RNA が陽性ならば，インターフェロンを中心とした治療を行う。

C 性感染症の罹患状況と予防方法

▌1. 罹患状況

　性器クラミジア感染症は，男女共に 2002（平成 14）年以降減少傾向にあるが，2013（平成 25）年以降ほぼ横ばいである。性器ヘルペスウイルス感染症と尖圭コンジローマ(せんけい)は，一貫してほぼ横ばいにある。男女別でみると，性器ヘルペスウイルスは女性が男性に比べて罹患率が高くなっており，淋菌感染症(りんきん)は男性が女性に比べて高い罹患率となっている。性

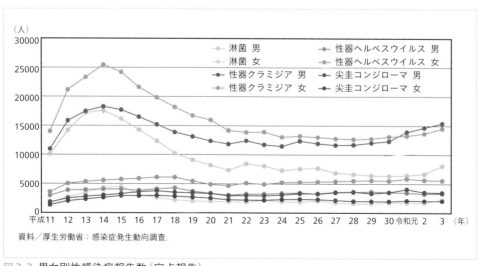

資料／厚生労働省：感染症発生動向調査.

図3-3　男女別性感染症報告数（定点報告）

器クラミジア感染症の罹患率は拮抗している（図3-3）。

　女性の性感染症の患者数を年齢別にみると，性器クラミジア感染症，性器ヘルペスウイルス感染症，淋菌感染症，尖圭コンジローマのすべてにおいて20歳代が最も多い（図3-4）。

　注目すべき性感染症に梅毒があり，2013（平成25）年以降，罹患者数が増えている。2021（令和3）年の梅毒総報告数は7978例であり，前年2020（令和2）年の総報告数5867例に対して増加し，2013（平成25）年の総報告数1228例に対しては6.5倍の増加となっている（図3-5）。男女共に20歳代の増加が著しい。

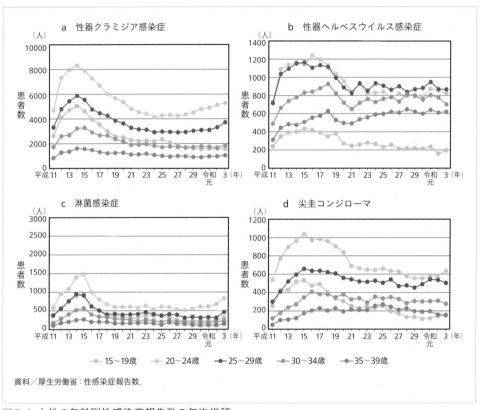

図3-4 女性の年齢別性感染症報告数の年次推移

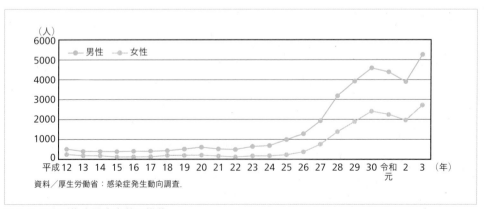

図3-5 男女別梅毒罹患者数の推移

2. 予防方法

性感染症は，早期発見および早期治療により，治癒，重症化の予防または感染の拡大防止が可能な疾患である。性感染症に罹患しないための正しい知識を身につけ，予防行動がとれることが重要である。インターネットの普及に伴い，だれもが容易に性感染症に関する情報にアクセスすることができる。なかには誤った情報も含まれていることから，自身で正しい知識をつけることが重要となる。

1 ┃ ワクチン接種

性感染症のうち，B型肝炎とHPV感染症の2つの疾患に有効なワクチンが開発されている。B型肝炎ワクチンは，世界の93％の国で小児の予防接種計画に組み込まれており，日本でもHBs抗原陽性の母親HBVキャリアの新たな発生の根絶を目指し，B型肝炎母子感染防止事業として，HBs抗原陽性の妊婦から出生した児に対するB型肝炎ワクチン接種が公費負担となっている。

2 ┃ コンドームの使用

性交時に男性が正しくコンドームを使用することにより，性感染症のリスクは低減する。コンドームの使用には男性の協力を得る必要があるため，コンドームを着けない無防備なセックスが双方の健康に及ぼすリスクをよく理解するとともに，セックスパートナー間で互いを思いやり，互いの健康を守ることの共通認識をもっておくことが重要となる。

3 ┃ 積極的な受診による早期発見と早期治療

感染症に罹患した可能性のある者は，直ちに医療機関や保健所を受診するよう指導し，早期発見と早期治療により性感染症の予防および感染拡大の防止を図る。特に若い世代の男女の感染が拡大していることから，性教育のなかで周知を図るとともに，公共の場でのポスター掲示をとおして若者の目に触れる機会をつくるなどの，啓発活動を積極的に行う。

性感染症の予防は，生殖年齢にある男女の重要な健康課題の一つにあげられている。次世代にも影響することから，社会全体で性感染症対策を実施していく必要がある。

D 性感染症がリプロダクティブ・ヘルス／ライツに与える影響

性感染症は，生殖年齢にある男女の大きな健康問題である。特に女性が罹患した場合，子宮内膜炎，卵管炎などの骨盤内炎症性疾患を起こし，不妊などの後遺障害や生殖器がんの発生リスクが高まる。母子感染のリスクも高く，妊娠中に罹患した場合は，異所性妊娠，流産，早産の原因となる。また，胎内感染により胎児発育不全，出生後の発育・発達遅延など，胎児および新生児の健康に危険を及ぼす（表3-1参照）。

性感染症の罹患(りかん)は生殖機能不全を引き起こすこともあるため，自身の健康障害のみならず，パートナーとの関係，将来の人生設計にも影響を及ぼすことになる。1回の性交渉，特定の人との性交渉であっても，過去に他の人と性的接触があれば過去のパートナーからの感染の可能性もある。同様に現在のパートナーにも過去の性的接触があれば性感染症のリスクは高まる。そのため，思春期の頃から健康教育，性教育をとおしてSTIに関する正しい知識を身につけ，自身でセルフケアができるようにする。思春期の子どもを支援する相談体制を整備することも重要である。

Ⅱ 受胎調節と家族計画

A 受胎調節と家族計画とは

1. 受胎調節と受胎調節実施指導員

受胎調節とは，人工的に妊娠の成立を一時的に避けることで，避妊ともいう。人工妊娠中絶が母体の生命および健康に及ぼす影響は相当に考慮すべきものがあることから，公衆衛生の見地から積極的に適切な受胎調節の普及を行い，国民の福祉および資質の向上を図るために用いられる方法と位置づけられている。

受胎調節は，**受胎調節実地指導員**によって行われる。受胎調節実地指導員は，母体保護法第15条に基づき，認定講習会の課程を履修したのち，各都道府県に申請をすることで取得できる資格である。女性に対して，厚生労働大臣が指定する避妊用の器具を用いて受胎調節指導ができる。ただし，子宮腔(くう)内に避妊用の器具を挿入することは医師でなければ行ってはならない。

2. 家族計画

家族計画とは，妊娠・出産に対し，どのくらいの間隔で何人の子どもを産み育てていくかを，年齢や経済状況，母児の健康状態を考慮し，自身とパートナーが望む家庭生活の実現を計画的に調整することを指す。望む妊娠，望まない妊娠を，女性とそのパートナーの話し合いによって計画的に選択していくことである。

B 主な受胎調節方法

妊娠の成立には，排卵，卵の卵管への移動，卵子の受精，受精卵の子宮壁への着床過程が必要となる。受精卵は排卵の約3日後に子宮腔に到達し，受精後6〜7日目に着床を開

始する。妊娠を望まない場合は，排卵の抑制，精子の膣内侵入の防止，精子の子宮内侵入の防止，着床の防止，月経周期の利用，不妊手術などで妊娠の成立を防ぐ。

選択する受胎調節方法（避妊法）には，確実性，簡便性，性感維持，安価，安全性，可逆性，女性の意思で決定できる，かつ性感染症を予防できることが求められる。女性自身が各避妊法の特徴を理解し，自身に適した方法を選択できることが重要となる。

┃ 1. 経口避妊薬

経口避妊薬（Combined Oral Contraception：COC，**ピル**）は，エストロゲン（卵胞ホルモン）とプロゲステロン（黄体ホルモン）の配合薬であり，これを服用することにより，視床下部－下垂体－卵巣内分泌系に作用し，卵胞刺激ホルモン（follicle stimulating hormone：**FSH**）および黄体化ホルモン（luteinizing hormone：**LH**）の分泌を減少させ，卵胞の発育および排卵を抑制する。

配合されるエストロゲンの量が$25\mu g$未満を超低用量ピル，$30\sim35\mu g$を低用量ピル，$35\mu g$以上を中用量ピルと分類される。血栓症などの副作用を考慮し，日本では低用量ピルが主に使用されている（図3-6a）。

▶ 特徴　女性主体で使用でき，使用方法が簡単である。内服中止後に妊娠が可能。ほかの避妊法に比べて妊娠率が低い。

ある避妊法を1年間用いた場合に妊娠する確率を**パール指数**といい，その指数が低いほど避妊効果が高いと評価できる。飲み忘れずに服用した場合の妊娠率は0.3%，飲み忘れを含めた場合の妊娠率は8%との報告がある[3]。避妊効果を高めるためにも服用方法を十分指導する必要がある。

▶ 副作用　一定の確率で副作用を発症する。

❶**静脈血栓症・塞栓症**：エストロゲンが肝臓で凝固因子合成を促進し，血液凝固能が亢進することから，血栓症の発症率が高くなる。

❷**心血管障害**：35歳以上で1日15本以上の喫煙者，あるいは高血圧や脂質代謝異常を

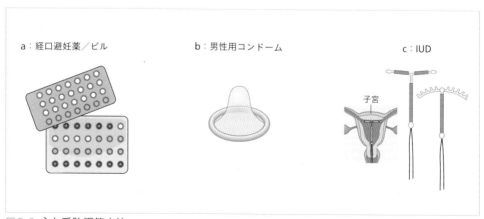

a：経口避妊薬／ピル　　　　　b：男性用コンドーム　　　　　c：IUD

子宮

図3-6 主な受胎調節方法

有する女性は心血管系の障害の発症リスクが高くなることから，該当者への処方は禁忌<ruby>禁忌<rt>きんき</rt></ruby>である。

❸**悪性腫瘍**：子宮頸部<ruby>頸<rt>けい</rt></ruby>浸潤がんは 5 年以上の服用で相対危険度が 1.9 上昇し，服用期間が長いほど増加，服用中止後はそのリスクは減少し，中止後 10 年以上で非使用者と同等のレベルまで減少することが報告されている[4]。

　乳がんとピルの関係については，1990（平成 2）年から 2009（平成 21）年までのコホート内症例対照研究では，ピル服用者の乳がんのリスクは非使用者に比べ 1.5 倍有意な上昇が報告されている[5]。ただし，低用量ではリスクが下がる可能性が示唆されている。乳がん家族歴がある女性に対しては，慎重投与とし，半年ごとの自己検診，開始時と 1～2 年ごとのマンモグラフィーか乳腺超音波断層法による乳房検診を行うことが望ましいとされている。

2. コンドーム

❶**男性用コンドーム**

　ゴムやポリウレタンの素材でできた薄いサックを男性の陰茎にかぶせ，射精しても精液が腟内に侵入するのを防止する方法である。使用が比較的簡単であること，市販されているため個人で購入できること，性感染症を予防できることから，最も使用されている。ただし，誤った装着法により避妊の失敗率が高くなる。使用にあたっては男性の協力が必要であり，女性はパートナーと避妊について相談できる関係にあることが重要となる（図3-6b）。

❷**女性用コンドーム**

　ポリウレタン素材でできたリングのついたサックを腟内に挿入する。女性自らの意思で選択でき，性感染症の予防ができる利点がある。ただし，国内では入手が困難であり，認知度も使用度も低いのが現状である。

3. IUD（子宮内避妊器具）

　IUD（intrauterine device：子宮内避妊器具）は，子宮内に挿入し，受精，精子の移動，卵子輸送，および着床を阻止する特徴をもつ避妊法である。子宮内に器具を挿入するため，未産婦には使用しにくく，経産婦に適している。1 度挿入すれば約 2 年間は留置したままでよく，性交のたびに避妊する必要がない。IUD 抜去後は妊孕<ruby>妊孕性<rt>にんようせい</rt></ruby>が回復するという長所をもつ。産後 6 週以降の女性，授乳中でも挿入が可能であることから，産後の女性にも適した避妊法である。副作用として不正出血，腹痛，経血量の増加などがある。挿入期間中は定期的な診察と血液検査が必要となる。パール指数は 0.6～0.8 である（図 3-6c）。

　IUD に薬剤を加えたもの（薬剤付加 IUD）に銅付加 IUD や LNG-IUS（レボノルゲストレル放出子宮内システム）がある。銅付加 IUD は銅イオンの作用により高い避妊効果をもち，緊急避妊（性交後 120 時間以内）にも用いられる。

またLNG-IUSは，装着後に黄体ホルモンの一種（レボノルゲストレル）を放出し，頸管粘液の性質を変えたり子宮内膜の増殖を抑制することで，精子の移動や着床を阻止する。

4. 月経周期を利用した方法

❶ オギノ式

1924（大正13）年に荻野久作医師が発表した，排卵期と受胎期についての学説である。月経周期の長短にかかわらず，排卵は次回月経の12〜16日前に起こり，これに精子の生存期間3日間を加えた次回月経の前12〜19日を受胎期とし，この期間の性交を控えて避妊する方法をオギノ式という。月経周期は変動するため，失敗率も高く，有効な避妊方法ではない。

❷ 基礎体温法

女性の基礎体温は，一般的に低温期（低温相）と高温期（高温相）の2相となる。排卵を境に低温期から高温期に，月経を境に高温期から低温期に移る。月経周期を利用し排卵の時期を予想し，この時期の性交を控えて避妊する方法である。毎日同じ時間に測定することが望ましい。ただし，基礎体温が2相性でなければ排卵を予測することは困難である。確実な避妊法ではないため，ほかの方法との併用が必要である。

5. そのほかの方法

ここでは緊急避妊薬，腟外射精法，不妊手術について述べる。

❶ 緊急避妊薬の投与

避妊をしないで性行為を行ったり，コンドームが破れるなど避妊の失敗が起こった場合などに，予期せぬ妊娠を防ぐ目的で緊急避妊薬を服用する。日本ではLNG（レボノルゲストレル）1.5mg製剤が唯一の緊急避妊薬として承認されている。性交後72時間以内にLNG単剤1.5mg錠を確実に1錠，できるかぎり速やかに服用するよう指導する（「緊急避妊法の適正使用に関する指針」［平成28年度改訂版］）。医療機関の受診と医師による処方せんの発行が必要となる。しかし，地域によっては医療機関を受診しにくい，デートレイプを含む性被害を受けた場合などにおいても対面診療にアクセスしにくいなど，迅速に対応ができない場合もある。

そこで，2018（平成30）年よりオンライン診療と院外処方が許容されている。初診からオンライン診療を行う医師は1錠のみ院外処方を行うこととし，受診した女性は薬局において研修を受けた薬剤師による調剤を受け，薬剤師の面前で内服することができる[6]。

❷ 腟外射精法

男性が射精の直前にペニスを抜去して腟の外に射精する方法である。失敗するケースが多く，確実な避妊法ではない。

❸ 不妊手術

永久的に妊娠を不可能にする方法である。母体保護法第3条のもと，妊娠または分娩が，

母体の生命に危険を及ぼすおそれのある者，現に数人の子を有し，かつ，分娩ごとに母体の健康度を著しく低下するおそれのある者は，不妊手術を受けることができる。女性の場合は卵管を全摘ないし切除または結紮する。男性の場合は精管を切断する手術が行われる。不妊手術後に妊娠を希望する場合は，再吻合による再建手術，体外受精も考慮される。

C 受胎調節方法と家族計画の考え方

　受胎調節指導員が受胎調節の指導をするにあたっては，リプロダクティブ・ヘルス／ライツの観点から，女性が安全に妊娠・出産を享受でき，カップルが健康な子どもをもつ機会が得られるよう支援することが基本である。また，女性の健康状態，経済状況，職業，年齢などを考慮し，カップルに最も適した避妊方法の紹介，その使用方法，避妊効果や副作用について十分な説明を行う必要がある。特に若年者に対しては，妊娠の成立のしくみや性感染症の危険性，母体や胎児，生まれてくる子どもへの影響も含めた知識の提供を行うとともに，女性が自己の責任において性に関する意思決定ができるよう支援する。

D 受胎調節と家族計画がリプロダクティブ・ヘルス／ライツに与える影響

　受胎調節と家族計画について，女性自身が性に関する意思決定ができない場合，リプロダクティブ・ヘルスを損なうリスクを有することとなる。たとえば，避妊に失敗し，予期せぬ妊娠に至り，その結果として人工妊娠中絶を受けることになった場合は，身体的・精神的なリスクを負うことにもなる。一方，妊娠を継続する場合でも，妊娠の受容，特に若年の場合は就学への影響，経済的，社会的因子が複雑にからまり，母体の健康を害する傾向にある。女性の健康は，経済的・社会的・文化的・政治的状況によって左右され，人生のあるライフステージの状態が次のライフステージにも深く影響し，同時に次世代へも影響する。したがって，女性の望む受胎調節と家族計画が遂行されることは，女性の生涯にわたるリプロダクティブ・ヘルス／ライツを保障することにつながる。

III 人工妊娠中絶と看護

A 人工妊娠中絶とは

　人工妊娠中絶とは，妊娠が診断された後に，妊娠の中断を望む場合に行う手術のことを指す。日本では，人工妊娠中絶に関連する法律として，刑法と母体保護法（**参考資料**）の2

つがある。刑法では，第214条に業務上堕胎罪を定めている。一方で，母体保護法第14条では，妊娠22週未満（21週6日）であれば，妊娠の継続または分娩が身体的または経済的理由により，母体の健康を著しく害するおそれがあるもの，暴行もしくは脅迫によって，または抵抗もしくは拒絶することができない間に姦淫されて妊娠した者に限り，母体保護法が適応され，人工妊娠中絶手術が受けられる。手術方法は妊娠12週未満では，掻爬術または吸引法が行われる。妊娠12週以降は，子宮頸管を拡張させ，子宮収縮薬を用いて人工的に陣痛を起こし，胎児を娩出させる。

B 人工妊娠中絶の状況

2021（令和3）年の人工妊娠中絶件数は約12万6000件で，2001（平成13）年以降は漸減傾向にある。すべての年齢階級において低下しており，低用量ピルやコンドームによる避妊が普及していることが関係している。

人工妊娠中絶実施率（女性人口千対）は2021（令和3）年は5.1となっており，年齢階級別にみると，「20〜24歳」が10.1，「25〜29歳」が8.4となっている（図3-7, 8）。20歳未満では，「19歳」が最も多く7.1，次いで「18歳」が4.5となっている（図3-8）。特に若年者の予期せぬ妊娠は，人工妊娠中絶を選択する結果となる。

C 人工妊娠中絶と倫理的課題

今日，多くの国で様々な条件のもと，中絶は認められ，合法的に行われている。日本でも女性の生命や健康を保護するものとして，妊娠22週未満の中絶が合法化されている。倫理的課題としては，妊娠が継続可能な場合，胎内で成長していくはずの胎児を恣意的に中断させることへの是非，胎児はいつから人として認められるか，人間の生命の始まりは

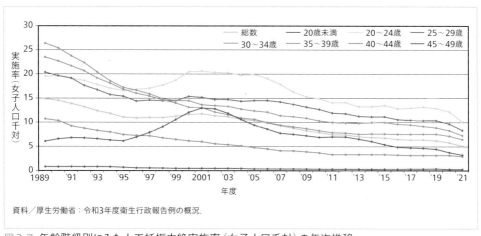

資料／厚生労働省：令和3年度衛生行政報告例の概況.

図3-7　年齢階級別にみた人工妊娠中絶実施率（女子人口千対）の年次推移

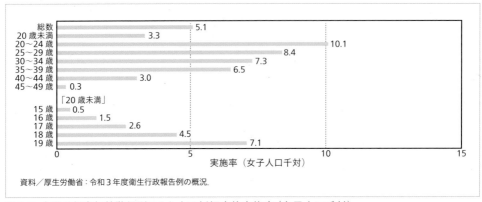

資料／厚生労働省：令和3年度衛生行政報告例の概況.

図3-8　令和3年度年齢階級別にみた人工妊娠中絶実施率（女子人口千対）

妊娠のどの時点からか，という点があげられる。医学的観点の基準を用いて，胎児が子宮外において生命を保持することができない妊娠22週未満の時期までは中絶を認めてよいということは一つの見解である。しかし，倫理的課題に関係なく，最終的には妊娠を継続するか否かの決定権は女性にあり，女性の自己決定を支えるのが看護者の役割となる。

Ｄ　人工妊娠中絶がリプロダクティブ・ヘルス／ライツに与える影響

　人工妊娠中絶は，女性の身体および心理・社会的にも様々な影響を及ぼす。身体的には，子宮損傷，穿孔（せんこう），出血，感染症，卵管閉塞（へいそく）などのリスクを伴い，その程度は妊娠12週以降で特に高く，母体への負担も大きい。月経異常や習慣性流産，不妊症などを併発することもある。

　予期せぬ妊娠により，罪悪感や失敗感，羞恥心（しゅうちしん）などを抱き，手術に対する不安・抑うつ症状，葛藤など心理面にもたらす影響も大きい。社会的にはパートナーとの関係，家族の不和などの問題が生じることもある。

Ｅ　人工妊娠中絶を受ける女性の看護

　人工妊娠中絶を受ける女性に対しては，安全に手術が終わることを目標に，手術の方法，手術に伴うリスクを説明し，理解度を確認する。また，手術後は感染などの予防に対する生活指導を行う。人工妊娠中絶の選択の自己決定ができずに精神的不安が強い女性や，人工妊娠中絶の決定に葛藤している女性に対しては，女性の自己決定を支えるカウンセリングが必要となる。人工妊娠中絶後は自己嫌悪や自責の念，喪失感や孤独感を感じるといわれていることから，必要時カウンセリングを行う。女性が自分の意思で妊娠の中断を決定した際は，看護者はその自己決定に従い，精神的支援をしていく。

女性にとって人工妊娠中絶という体験は，パートナーとの関係を振り返る機会ともなる。人工妊娠中絶を繰り返さないためにも性行為に伴うリスクを十分に理解させ，妊娠をコントロールできるよう避妊指導を行う。多くの避妊の手段はパートナーとなる男性の理解と協力が必要であることから，避妊に対する自己の考えをパートナーに伝える調整能力を女性自身が養えるよう支援することも，看護師の役割となる。

Ⅳ ドメスティックバイオレンスと看護

A ドメスティックバイオレンスとは

ドメスティックバイオレンス（domestic violence；**DV**）とは，配偶者・パートナー，恋人，内縁関係の間で，過去に親密な関係にあった人（元夫，元恋人，元婚約者）も含む，男女間で振るわれる暴力を指す。男性から女性への暴力だけでなく，女性から男性への暴力も対象となる。暴力の形態には，身体的暴力，精神的暴力，性的暴力があり，複合して起こる場合が多く，身体的暴行，心理的攻撃，経済的圧迫，性的強要の被害を受けるケースが多い（表3-2）。

B ドメスティックバイオレンスの特徴

DVにおける暴力は，相手を執拗にコントロールするための手段として用いられる。優位に立つ者が弱い立場の者に対し，暴力を用いて相手を支配しようとするため，女性が被害者になる場合が多い。DVの暴力のサイクルには，緊張形成期・爆発期・解放期（ハネムーン期）の3つの段階があり，それらを繰り返しながら暴力の程度は徐々に激しくなっていく。

暴力を振るう側は暴力を正当化し，心理的に相手をコントロールするようになり，その支配は長期化，慢性化する。一方，暴力を振るわれた側は，繰り返される暴力により，自尊心が低下し，無力感により支配者のいいなりとなってしまうケースも多い。身体的暴行，心理的攻撃などの被害を受けることで，強い恐怖とそこから逃げることができないという

表3-2 ドメスティックバイオレンスの形態

暴力の種類	詳細
身体的暴力	身体的な力を故意的に使い，外傷などの危害を及ぼす行為を指す。平手で打つ，足で蹴る，身体を傷つける可能性のある物で殴る，髪を引っ張る，首を絞める，引きずり回すなどの行為を含む。
精神的暴力	精神的な危害または苦痛となる行為，相手の心を傷つける行為を指す。大声でどなる，無視して口をきかない，おどす，人との交流を制限する，生活費を渡さないなどの行為を含む。
性的暴力	意志に反して性的な行為を強要する行為を指す。嫌がっているのに性的行為を強要する，中絶を強要する，避妊に協力しないなどの行為を含む。

無力感を体験することで，その記憶が恐怖とともによみがえる心的外傷後ストレス障害（post traumatic stress disorder：**PTSD**）を抱えることにもなり，重大な健康障害を引き起こす。

C ドメスティックバイオレンスの状況

1. ドメスティックバイオレンスの実態

日本では DV 被害者の増加に伴い，被害傾向の変化とその対応を目的に，内閣府男女共同参画局は全国の 20 歳以上の男女を対象に，1991（平成 3）年から 3 年ごとに配偶者からの暴力の被害経験，交際相手からの暴力の被害経験などを調査している。「配偶者」には，事実婚や別居中の夫婦，元配偶者（離別した相手，事実婚を解消した相手）を含んでいる。

1 配偶者からの被害の実態

2020（令和 2）年の調査では，配偶者からの暴力の被害経験があった女性は 25.9%，男性は 18.4% である。男女ともに身体的暴行が最も多く，次いで心理的攻撃，経済的圧迫，性的強要の順となっている（図 3-9）。配偶者からの暴力による命の危険を感じた経験をした女性は 18.2%，男性は 5.0% と，割合でみると女性は男性に比べて約 4 倍高い。被害を受けた女性の約 4 割，男性の約 6 割はだれにも相談していない（図 3-10）。配偶者から何らかの被害を受けていても，「子どもがいる（妊娠した）から，子どものことを考えたから」「経済的な不安があるから」などの理由から，配偶者と別れられないでいる。

被害を受けたことがある家庭の約 3 割に，子どもへの被害もみられている。家庭内で暴力を振るっている親の姿を目の当たりにして育った子どもは，恐怖心や不安，恐れ，悲しみなどの精神的なストレスだけでなく，その後の成長にも影響を与えるほどの PTSD を負うこと，友人に対して攻撃的な態度をとり，暴力を感情表現や問題解決の手段として使うことを学習してしまうことが報告されている[7]。また，暴力の加害者となる「暴力の世代間連鎖」も指摘されている[8]。DV は暴力を振るわれる大人だけではなく，その子どもの心身にも危害を及ぼすこと，子どもにとってもつらい体験となることから，子どもを含めた支援が必要となる。

2 交際相手からの被害の実態

DV は親密な交際相手からの暴力も対象となる。恋人間の暴力はデート DV ともよばれている。殴る，蹴るの暴力だけでなく，どなる，おどす，人前でばかにする，携帯電話やメール，交友関係などを細かくチェックし行動を制限する，性行為を強要するなど，相手を自分の思いどおりに支配しようとする行為が含まれる。2020（令和 2）年の調査では，女性の 16.7%，男性の 8.1% が交際相手から被害を受けている。女性の 39.2%，男性の 36.7% が同居（同棲）期間中に被害を受けており，被害を受けた女性の約 3 割，男性の約

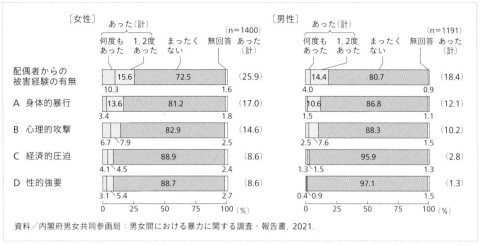

資料／内閣府男女共同参画局：男女間における暴力に関する調査・報告書，2021.

図3-9 配偶者からの被害経験の有無（性別）

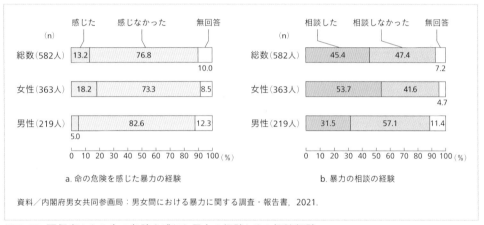

資料／内閣府男女共同参画局：男女間における暴力に関する調査・報告書，2021.

図3-10 配偶者からの命の危険を感じた暴力の経験とその相談経験

4割はどこにも相談していない。また，被害を受けた女性の約2割，男性の約1割が命の危険を感じた経験をしている。これらの結果は，日常的に深刻な暴力が男女間で振るわれているものの，助けを求められずにいる人たちが多くいることを示している。若年層を対象とした未然防止対策の強化が求められる。

▎2. 配偶者暴力防止法（DV防止法）

　配偶者からの暴力は「犯罪」となる行為をも含む人権侵害である。**配偶者からの暴力防止及び被害者の保護に関する法律**（通称配偶者暴力防止法またはDV防止法）は，配偶者からの暴力に係る通報，相談，保護，自立支援などの体制を整備し，配偶者からの暴力の防止および被害者の保護を図ることを目的に，2001（平成13）年に施行された。これまでに3回の法改正を経て，「配偶者」の対象を事実婚の相手，元配偶者，生活の本拠を共にする交際相手，元生活の本拠を共にする交際相手にまで拡大している。

DV被害者の相談場所として，各都道府県に**配偶者暴力相談支援センター**が設置されている。配偶者暴力相談支援センターでは，被害者からの相談または相談機関の紹介，カウンセリング，緊急時における安全の確保として，被害者および子ども同伴での一時保護業務や自立支援を行っている（図3-11）。また，新型コロナウイルス感染症に伴う生活不安やストレスなどによって，DV被害者の増加・深刻化が懸念されることから，2020（令和2）年4月に内閣府がDV被害者に対し，①24時間対応の電話相談，②オンライン・チャット（SNS）相談，③メール相談，④10言語に対応した外国語相談などの相談支援，⑤被害者の安全を確保し社会資源につなげるための同行支援，緊急保護などの支援を総合的に提供する「DV相談＋（プラス）」事業を開始している。相談件数は2014（平成26）年以降年間10万件を超えており，特に新型コロナウイルス感染症の発生後の2020（令和2）年では，前年度（2019［令和元］年度）の11万9276件から18万2188件と1.5倍に増加し，2021（令和3）年は17万6967件であった（図3-12）。

配偶者から身体暴力を受けている被害者，および脅迫を受けた者が裁判所に対し，保護命令の申し立てにより，裁判所が配偶者・加害者に対して保護命令を出すことになる。保護命令には，被害者および被害者の子または親族などに対する接近禁止命令，退去命令，電話等禁止命令がある。命令に違反すれば，1年以下の懲役または100万円以下の罰金が加害者に科せられることになる。

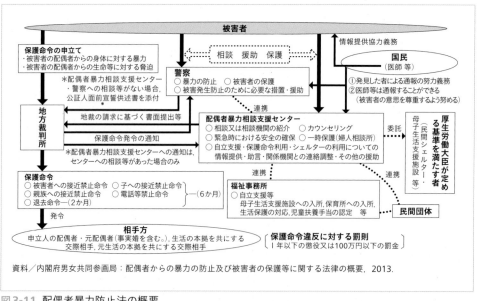

資料／内閣府男女共同参画局：配偶者からの暴力の防止及び被害者の保護等に関する法律の概要，2013.

図3-11 配偶者暴力防止法の概要

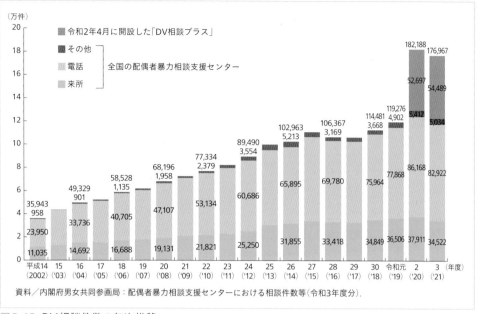

図 3-12 DV 相談件数の年次推移

資料／内閣府男女共同参画局：配偶者暴力相談支援センターにおける相談件数等（令和3年度分）.

D ドメスティックバイオレンスがリプロダクティブ・ヘルス／ライツに与える影響

　性的暴力は，リプロダクティブ・ヘルス／ライツに直接関係する暴力である。「嫌がっているのに性的な行為を強要された」「避妊に協力しない」「中絶を強要された」などの経験をもつ被害者も多くいる。女性の意思を尊重しない性交渉は，男性の性的欲望を満たす手段にすぎず，女性の人権の軽視，尊厳を傷つけるものであり，許される行為ではない。性的暴力は，性感染症，予期せぬ妊娠，繰り返される人工妊娠中絶による不妊のリスクを高めるだけではなく，女性の心身の健康を著しく害することにつながる。女性自身も性行為に伴うリスクを十分に理解したうえで，妊娠をコントロールするための予防策を講じる必要がある。

E ドメスティックバイオレンスを受けた女性の看護

　身体的外傷を負った DV 被害の女性の約半数が，医療機関を受診すると報告されている。そのため，DV の早期発見の役割が医療関係者に期待されている。DV を疑う場合は被害者の身体的所見や症状をボディマップに記録して残しておく。また，被害者の発言内容をできるだけ忠実に記録に残す。明らかな身体的暴行と認めた場合は，被害者に了解を得たうえで身体的所見の写真を撮影しておく。これらの記録は，保護命令の申し立てや離婚調

停などの裁判の際の有力な証拠となり，被害者に利益をもたらすこととなる。

1. DVスクリーニング

妊娠中の女性の約4人に1人にDV被害が疑われ，妊娠前から暴力を受けていた女性は，妊娠中・出産後も引き続き暴力を受けていたという報告がある[9]。

また，産後うつ病の発症との関連も調査されており，妊娠中に心理的暴力を受けた妊婦は，受けていない妊婦に比べ産後うつ病の発症が5倍も高い。身体的暴力を受けた妊婦の場合は，7倍も高いことが報告されている[10]。

これらの結果から，妊婦健診の場を活用し，全女性を対象にDVスクリーニングを実施することが強く勧められる。DVスクリーニングは7項目で構成され，短時間で回答が可能である（表3-3）。妊娠初期の問診で活用し，早期にDV被害者を抽出し，被害女性の安全の確保と支援につなげることが必要である。

2. DV被害者への対応

医師または医療関係者は，DV被害者と認めた者について，配偶者暴力相談支援センターまたは警察への情報提供，および本人の意思を尊重したうえで，DV法の規定により通報が義務づけられている。DVスクリーニングが陽性であり，身体的暴行を受けたDV被害者と認めた場合は，支持的で温かい態度で接する。DV被害者がパートナーからの暴力について被害状況を打ち明けるのは容易ではない。明らかに暴行を受けたとみられる外傷を確認した場合は，「このようなケガは暴力を振るわれたときにできやすいのですが，だれかに暴力を振るわれたことはありませんか」といった，女性が被害を打ち明けやすくする質問のしかたにも工夫が必要である。

支援環境としては，女性と1対1で話ができるプライバシーが確保された部屋で対応する。医療機関はDV被害者の支援の場所であることを示すために，部屋にはDV支援に

表3-3 女性に対する暴力スクリーニング尺度（Violence Against Women Screen：VAWS）

1	あなたとパートナーの間で，もめごとが起こったとき，話し合いで解決するのは難しいですか？	よくある	たまにある	まったくない
2	あなたは，パートナーのやることや言うことを怖いと感じることはありますか？	よくある	たまにある	まったくない
3	あなたのパートナーは，気に入らないことがあるとあなたを大きな声で怒鳴ったりすることがありますか？	よくある	たまにある	まったくない
4	あなたのパートナーは，気に入らないことがあると怒ったり壁をたたいたり，物を投げたりすることがありますか？	よくある	たまにある	まったくない
5	あなたは，気が進まないのにパートナーから性的な行為を強いられることがありますか？	よくある	たまにある	まったくない
6	あなたのパートナーは，あなたをたたく，強く押す，胸をぐいっと引っ張るなど強引にふるまうことがありますか？	よくある	たまにある	まったくない
7	あなたのパートナーは，あなたを殴る，けるなどの暴力をふるうことがありますか？	よくある	たまにある	まったくない

判定：1～7のうち，2つ以上「たまにある」，または「よくある」があればDV陽性者と判断。
出典／片岡弥恵子：女性に対する暴力スクリーニング尺度の開発，日本看護科学会誌，25（3）：51-60，2005.

関するポスターを掲示し，相談しやすい雰囲気をつくる。支援の基本は，女性の意思を尊重することであり，女性がパートナーからの暴力について医療者に話をしてもよい，もしくは話をしたいと思っているかの確認が必要である。女性から無理に聞き出したり，医療者の価値観を押し付けたりすることは避け，被害者の気持ちに寄り添い対応する。

V 性暴力被害者と看護

A 性暴力とは

性暴力とは，主に女性の合意を得ずに強要された男性からの性的行為を指す。リプロダクティブ・ヘルス／ライツを犯す暴力行為，犯罪であり，性に対する人権侵害である。加害者は，面識のない男性だけでなく，監護者である父親，兄弟，夫，パートナー，恋人，職場の上司・同僚など身近な男性となることもある。性暴力は性的虐待，レイプ，強制性交等，売買春，盗撮，痴漢，キス，ストーカー行為，ポルノ，など幅広い行為を含んでいる。

2017（平成29）年7月，性犯罪の刑法改正が1907（明治40）年の制定以来なされ，「強姦」は「強制性交等」に名称が変更された。処罰の対象として，姦淫のほか肛門性交，口腔性交の行為も性暴力に追加され，被害者についての性別は問わないとされた。また，18歳未満の者に対し，監督・保護する立場の親などが性的虐待を犯した場合，性犯罪として厳しく処罰されることになった。

B 性暴力被害と関連する事項の状況

1. 性暴力の被害状況

2020（令和2）年の内閣府男女共同参画局の調査では，女性の6.9％，男性の1.0％が無理やりに性交等をされた経験があると報告している[11]。女性では，加害者との関係は「交際相手・元交際相手」が31.2％，「配偶者・元配偶者」が29.6％，「まったく知らない人」が11.2％，「職場・アルバイト先の関係者」が8.0％の順になっている。被害を受けた18歳未満の女性のうち，8.6％は父親などの監護者からの被害を受けており，子どもの人権，尊厳を踏みにじる実態が明らかとなっている。性暴力を受けた女性の58.4％はどこにも相談しておらず，その理由としては，「恥ずかしくてだれにも言えなかったから」が49.3％を占めていた。また，32.9％は「自分さえ我慢すれば，何とかこのままやっていけると思ったから」と答えている。

インターネットの普及に伴い，インターネット上やソーシャル・ネットワーキング・サー

ビス（social networking service；SNS）上に，性的羞恥心を害する画像や動画を電子メール
で送信もしくは掲載・公開する性暴力の被害が増加している。SNS などを通じて知り合っ
た人から，裸の写真または動画を自分で撮影して送信させられる被害や，送信させられた
動画を SNS 上で本人の同意なく掲載・公開される被害である。一度 SNS 上に掲載された
画像を消去するのは容易ではなく，「家族や友人に知られ，人間関係に支障をきたしてい
る／支障をきたすのではないかとおびえている」「性的な行為等の画像や動画がインター
ネット上に流出し，回収できないことに困っている」「心身に不調をきたしている」など，
身体的・精神的苦痛を受け，生活にも支障をきたしている実態が明らかとなっている[12]。

2. 特定の相手からの執拗なつきまとい等の被害状況

　執拗なつきまとい等の行為とは，つきまとい，待ち伏せ，押しかけ，うろつき等を指す。
特定の者に対する恋愛感情その他の好意の感情，またはそれが満たされなかったことに対
する怨恨の感情を充足する目的で，その特定の者またはその家族等に対する行為である。
生活の安全と平穏を害する行為であり，しだいに行為が悪質化し，凶悪犯罪にまで発展す
ることもある。2020（令和 2）年の調査では，特定の相手からのつきまとい等の被害を受
けた経験のある女性が 10.7％であった[13]。その加害者との関係は，29.5％が交際相手・元
交際相手，21.8％が職場・アルバイトの関係者と報告されている。

　ストーカー行為等について必要な規制を行い，個人の身体，自由・および名誉に対する
危害の発生を防止し，生活の安全と平穏の確保を目的に，2000（平成 12）年 11 月に**ストー
カー行為等の規制等に関する法律**が施行された。2016（平成 28）年には，「相手方の自宅等
の付近をうろつく行為」「SNS による連続したメッセージの送信行為」が規制対象行為に
追加された。

C 性暴力被害がリプロダクティブ・ヘルス／ライツに与える影響

　性暴力は，性的自己決定を侵害する犯罪である。特に，レイプ，強制性交等の性暴力は
性器損傷，性感染症，妊娠のリスクを伴い，将来の不妊の原因ともなり得る。女性の心身
の健康を著しく害し，友人，恋人，家族との人間関係の悪化や孤立化などの 2 次的被害を
生む。性暴力を受けた女性を社会および医療機関で支援する必要がある。

　医療機関の支援としては，被害直後に医療施設を受診した場合，「性犯罪被害者診療
チェックリスト」（図 3-13）に基づいて外傷の診断と治療，性感染症の検査を行い，膣分
泌物，唾液・精液の身体付着物などの証拠採取を行い，本人が法的措置を求めたときに役
立つ証拠を提供できるように保管しておくことである。また，緊急避妊薬を処方し，予期
せぬ妊娠に備えることも重要となる。性暴力を受けた 72 時間以内に緊急避妊薬を内服す
ることで，妊娠のリスクを約 8 割低減できる。

　社会的支援としては，各都道府県に行政が関与する性犯罪・性暴力被害者のためのワン

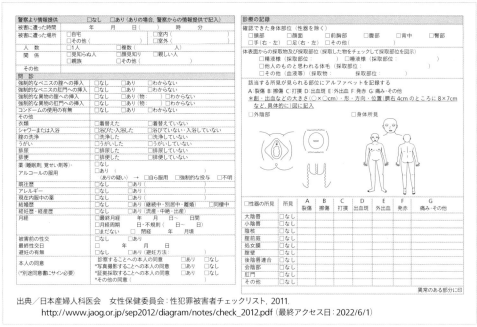

出典／日本産婦人科医会　女性保健委員会：性犯罪被害者チェックリスト，2011.
http://www.jaog.or.jp/sep2012/diagram/notes/check_2012.pdf（最終アクセス日：2022/6/1）

図 3-13　性犯罪被害者診療チェックリスト（一部抜粋）

ストップ支援センターが設置されている。性犯罪被害者に対する専門の相談窓口機能をもち，必要に応じ医師による心身の治療，警察などへの同行支援を行っている。

D　性暴力被害者の看護

　性暴力被害を受けた女性に対する支援の目的は，被害女性の健康と安全を守ること，本人がセルフケアする力を取り戻すことである。性暴力被害を受けた女性は，「恐怖や不安で混乱した状態になる」「怒りや悲しみ，恥や罪の意識を感じる」「気持ちが落ち込んだり，記憶がなくなったりする」「過呼吸になったり，物音に敏感になる」などの2次被害を受け，PTSD 症状がみられる場合も多い。

　心身の不調により，外出が困難になったり，人とのコミュニケーションができなくなったりするなどの生活への支障もきたす。性暴力は女性の安心・安全をおびやかす体験となるため，プライバシーを守り，看護者が被害女性にとって安心できる存在になるよう，被害女性に寄り添う。

　また，看護者は強姦神話とそれに対する事実を十分認識したうえで，被害者を傷つける言動は決してしてはならない（表 3-4）。各都道府県に設置されている性犯罪・性暴力被害者のためのワンストップ支援センターの紹介，女性センターや警察の窓口，民間団体の電話相談など社会資源の情報を提供し，女性の周囲にいる支援者の存在を知らせることも重要である。

表3-4 強姦神話と事実の例

神話	事実
強姦は，暗い夜道で見知らぬ男性から被害にあう。	室内などの安全な場所で，顔見知りの男性から被害を受けることが多い。
男性を挑発した女性が強姦される。	被害者の言動が強姦の原因になることはない。
男性は，欲求不満から衝動的に強姦する。	強姦は，意図的で計画的に行われることが多い。
本当にいやなら最後まで抵抗するはずだ。	加害者は，様々な手段を巧妙に使い，被害者を脅して従わせる。また，女性は恐怖のためからだが動かなくなったり，命を守るために抵抗できなかったりすることもある。

VI 児童虐待と看護

　児童相談所への虐待_{ぎゃくたい}に関する相談件数は増加の一途をたどり，病院では母子にかかわる小児科，救急診療部，産科または精神科などにおいて，乳児・児童虐待，つまり子どもの虐待をしている母親や家族,虐待を受けている児に医療者としてかかわることが多くなり，病院の役割も増している。

　医療者が子どもの虐待に関心をもち，法律や対象，そのケアについて知識をもつことによって虐待は早期に発見でき，初期対応が可能となり，子どもの命・人生を救い，家族を犯罪者にせず，将来の家族の統合の可能性も残すこともできる。助産師・看護師は，患者の病態だけでなく，その背景の家族，生活・社会関係までをアセスメントし，包括的にケアをする立場にあることから,子どもの虐待防止や重症化予防において重要な職種である。

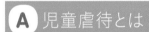

A 児童虐待とは

1. 児童虐待の定義と種類

　児童虐待の防止等に関する法律（児童虐待防止法）によると，「**児童虐待**」とは，保護者（親権を行う者，未成年後見人その他の者で，児童を現に監護するものをいう。以下同じ）がその監護する児童（18歳に満たない者をいう）について行う次に掲げる行為（表3-5）と定義している。

　表3-5に示すように，虐待の種類は，身体的虐待，ネグレクト，心理的虐待，性的虐待の4つに分類[14]されることが一般的で,これにミュンヒハウゼン症候群を加えて説明する。

▶ **代理によるミュンヒハウゼン症候群**　ミュンヒハウゼン症候群とは，周囲の関心や同情を引くために病気を装ったり，自らのからだを傷つけたりする行動がみられる精神疾患である。**代理によるミュンヒハウゼン症候群**は，その傷をつける対象が自分自身でなく身近なものに代理させるケースである。代理させる対象が子どもであった場合，食べ物や検査の検体に異物を混入し，異変を生じさせ，病院に入院をさせ，治療・検査を受けさせる。子どもには原因不明の症状が続くため，長期的に不必要な治療や侵襲_{しんしゅう}のある検査が続く。子ども

表3-5 児童虐待の種類

身体的虐待	殴る，蹴る，投げ落とす，激しく揺さぶる，やけどを負わせる，溺れさせる，首を絞める，縄などにより一室に拘束する　など
ネグレクト	家に閉じ込める，食事を与えない，ひどく不潔にする，自動車の中に放置する，重い病気になっても病院に連れて行かない　など
心理的虐待	言葉による脅し，無視，きょうだい間での差別的扱い，子どもの目の前で家族に対して暴力をふるう（DV）　など
性的虐待	子どもへの性的行為，性的行為を見せる，性器を触るまたは触らせる，ポルノグラフィの被写体にする　など

が母親と離れると，そのときだけ体重が増加し，症状の改善がみられるために医療者が気づくことが多い[15]。

2. 児童虐待にかかわる法律

1 | 歴史

　児童虐待にかかわる法律の歴史はまだ浅い。関連する法律は，1947（昭和22）年に制定された**児童福祉法**と，2000（平成12）年に制定された児童虐待の防止等に関する法律（**児童虐待防止法**）がある。

　児童福祉法は社会福祉六法の一つで，子どもの福祉を守る法律（18歳までの児童が対象）である。しかし，虐待が発生しても関係機関との連携がスムーズに行われず，児童相談所は立ち入り調査に積極的ではなく，虐待を受けている子どもの相談を受け処遇を検討する関係者は，その対応に苦慮していた[16]。そこで，虐待防止センターなどの活動や働きかけにより，超党派による議員立法で，児童虐待防止法が2000（平成12）年5月に成立し，同年11月に施行された。その後2回の改正が2004（平成16）年と2008（平成20）年に施行され，それに伴い，児童福祉法の一部改正も行われた。

　児童虐待防止法により，第2条に「児童虐待の定義」が初めて定められ，父母や児童養護施設の施設長など「保護者」による虐待を定義することで，施設内暴力の抑止力ともした。

2 | 法律の内容

❶児童福祉法

　子どもの虐待に関して，児童福祉法では，通告の義務（第25条：虐待を発見した者は児童相談所などに通告する義務がある），立ち入り調査（第29条：虐待が疑われた家庭や子どもの職場などに立ち入ることができる），一時保護（第33条：保護者の同意を得ずに子どもの身柄を保護することができる），家庭裁判所への申し立て（第28条：家庭裁判所の承認を得て被虐待児を施設入所などさせるための申し立て）が定められている。

　児童虐待防止法の改正に伴い，児童福祉法も一部改正され，その大きな点としては，市町村が，子ども虐待の相談窓口となり，必要な調査や指導を行うようになったことである。

また，市町村において，関係者間での情報交換や支援協議などを行う「要保護児童対策地域協議会」を置くことができるとし，2回目の改正でこれを設置義務とした。ほかに「未成年後見人請求の間の親権の代行」について児童相談所長が公的な立場で職務として親権を行えるようにしたこと，そして，正当な理由がなく立ち入り調査を拒否した者に対する罰金30万円以下を50万円以下とした「罰則」の強化がされた。

また，乳児院に幼児を，児童養護施設に乳児を入所させることができるようになり，愛着対象や生活環境の断絶に配慮できることになった。

❷ 児童虐待防止法

第3条では，児童に対する虐待（ぎゃくたい）の禁止が，第4条には，国や地方公共団体の責務として，関係機関，民間団体との連携強化が盛り込まれ，第5条「児童虐待の早期発見」と第6条「児童虐待に係る通告」は，それまで児童福祉法で形骸化（けいがいか）していた発見と通告を，学校教職員，児童福祉施設職員，保健婦，弁護士，医療関係者などに強くアピールするものとなった。

ほかに，第9条「立ち入り調査等」，第10条「警察官の援助」では，児童虐待を受けているおそれがあると認められたときには立ち入りでき，警察官の援助を求めることができる。

第11条「指導を受ける義務」，第13条「児童福祉司等の意見の聴取」では，児童福祉法第27条1項2号で定められている児童福祉司などによる指導を保護者が受けるよう義務づけた。施設入所措置を解除する際には児童福祉司の意見を聞き，指導や勧告に従わないと措置解除しないとしている。

第14条「親権の行使に関する配慮等」は，しつけと虐待の議論に対応する条項である。児童の親権を行う者は，児童のしつけに際して適切な行使に配慮しなければならないとされ，養育者がしつけだと反論する事例に苦慮してきた児童相談所が，虐待として対応できるようになった。

改正点では，第1条の目的に「児童の権利利益の擁護に資すること」が明記され，第4条関係に，国・地方公共団体の責務として，虐待を受けた児童等に対する「医療の提供体制の整備」が加えられた。改正の視点は，児童相談所の権限強化で，立ち入り調査に関しては，親の同意が得られない場合，一定の手順を踏んだあと裁判所の許可を得て強制立ち入りできるとした。ほかには，保護者への指導や面会制限の強化などがあり，虐待防止の支援の実践の観点から，子どもの安全と権利が最優先されるよう改正されてきた。

B 児童虐待の状況

1. 児童相談所への報告件数

2023（令和5）年4月1日現在，児童相談所は全国で232か所あり，図3-14 に示したとおり，児童虐待相談対応件数は21万9170件（速報値）で，過去最高値である。

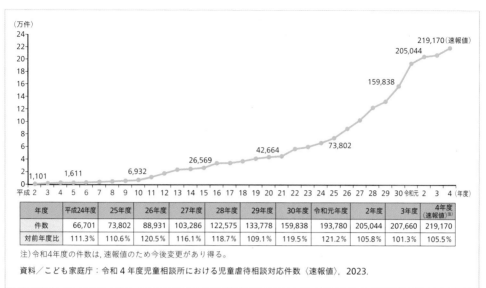

図3-14 児童虐待相談対応件数の推移

年度	平成24年度	25年度	26年度	27年度	28年度	29年度	30年度	令和元年度	2年度	3年度	4年度（速報値）注）
件数	66,701	73,802	88,931	103,286	122,575	133,778	159,838	193,780	205,044	207,660	219,170
対前年度比	111.3%	110.6%	120.5%	116.1%	118.7%	109.1%	119.5%	121.2%	105.8%	101.3%	105.5%

注）令和4年度の件数は，速報値のため今後変更があり得る。

資料／こども家庭庁：令和4年度児童相談所における児童虐待相談対応件数〈速報値〉, 2023.

表3-6 児童相談所での虐待相談の内容別件数の推移

	身体的虐待	ネグレクト	性的虐待	心理的虐待	総数
平成23年度	21,942 (36.6%)	18,847 (31.5%)	1,460 (2.4%)	17,670 (29.5%)	59,919 (100.0%)
24年度	23,579 (35.4%)	19,250 (28.9%)	1,449 (2.2%)	22,423 (33.6%)	66,701 (100.0%)
25年度	24,245 (32.9%)	19,627 (26.6%)	1,582 (2.1%)	28,348 (38.4%)	73,802 (100.0%)
26年度	26,181 (29.4%)	22,455 (25.2%)	1,520 (1.7%)	38,775 (43.6%)	88,931 (100.0%)
27年度	28,621 (27.7%)	24,444 (23.7%)	1,521 (1.5%)	48,700 (47.2%)	103,286 (100.0%)
28年度	31,925 (26.0%)	25,842 (21.1%)	1,622 (1.3%)	63,186 (51.5%)	122,575 (100.0%)
29年度	33,223 (24.8%)	26,821 (20.0%)	1,537 (1.1%)	72,197 (54.0%)	133,778 (100.0%)
30年度	40,238 (25.2%)	29,479 (18.4%)	1,730 (1.1%)	88,391 (55.3%)	159,838 (100.0%)
令和 元年度	49,240 (25.4%)	33,345 (17.2%)	2,077 (1.1%)	109,118 (56.3%)	193,780 (100.0%)
2年度	50,035 (24.4%)	31,430 (15.3%)	2,245 (1.1%)	121,334 (59.2%)	205,044 (100.0%)
3年度	49,241 (23.7%)	31,448 (15.1%)	2,247 (1.1%)	124,724 (60.1%)	207,660 (100.0%)
4年度	51,679 (23.6%)	35,556 (16.2%)	2,451 (1.1%)	129,484 (59.1%)	219,170 (100.0%)

※割合は四捨五入のため，100％にならない場合がある。
資料／こども家庭庁：令和4年度児童相談所における児童虐待相談対応件数〈速報値〉, 2023.

　表3-6 で示したように，虐待相談の件数は心理的虐待が最も多く，次いで身体的虐待，ネグレクトと続く。相談対応件数の増加の要因には，この心理的虐待の相談件数の増加と，表3-7 に示した警察等からの通告の増加が影響している。

2. 児童虐待事件の検挙数

　犯罪白書によると，児童虐待事件の検挙数は図3-15 に示すとおり増加している。罪名は，殺人，傷害，傷害致死，暴行，逮捕監禁，強制性交等，強制わいせつ，遺棄，重過失致死傷，その他（児童福祉法違反，青少年保護育成条例違反及び覚せい剤取締法違反）に分類されている。

表3-7 児童相談所での虐待相談の経路別件数の推移

	家族親戚	近隣知人	児童本人	都道府県指定都市・中核市[1]	市町村[2]	児童福祉施設[3]	保健所・医療機関	警察等	児童委員	学校等[4]	その他	総数
平成23年度	8,949 (14.9%)	12,813 (21.4%)	741 (1.2%)	5,243 (8.7%)	5,526 (9.2%)	1,516 (2.6%)	2,512 (4.2%)	11,142 (18.6%)	220 (0.4%)	6,062 (10.1%)	5,195 (8.7%)	59,919 (100.0%)
25年度	8,947 (12.1%)	13,866 (18.8%)	816 (1.1%)	6,405 (8.7%)	5,715 (7.7%)	1,680 (2.3%)	2,704 (3.6%)	21,223 (28.8%)	225 (0.3%)	6,498 (8.8%)	5,723 (7.8%)	73,802 (100.0%)
27年度	10,936 (10.6%)	17,415 (16.9%)	930 (0.9%)	8,229 (8.0%)	6,047 (5.8%)	1,725 (1.7%)	3,270 (3.2%)	38,524 (37.3%)	179 (0.2%)	8,183 (7.9%)	7,848 (7.6%)	103,286 (100.0%)
29年度	11,835 (8.8%)	16,982 (12.7%)	1,118 (0.8%)	8,117 (6.0%)	6,567 (4.9%)	2,046 (1.5%)	3,367 (2.5%)	66,055 (49.4%)	131 (0.1%)	9,281 (6.9%)	8,279 (6.2%)	133,778 (100.0%)
30年度	13,492 (8.4%)	21,499 (13.4%)	1,414 (0.9%)	9,233 (5.8%)	7,334 (4.6%)	2,439 (1.6%)	3,758 (2.3%)	79,138 (49.5%)	168 (0.1%)	11,449 (7.2%)	9,964 (6.2%)	159,838 (100.0%)
令和元年度	15,799 (8.2%)	25,285 (13.0%)	1,663 (0.9%)	11,332 (5.8%)	9,286 (4.8%)	2,871 (1.4%)	3,907 (2.0%)	96,473 (49.8%)	148 (0.1%)	14,828 (7.7%)	12,188 (6.3%)	193,780 (100.0%)
2年度	16,765 (8.2%)	27,641 (13.5%)	2,115 (1.0%)	12,118 (5.9%)	8,670 (4.2%)	2,953 (1.5%)	3,660 (1.8%)	103,625 (50.5%)	150 (0.1%)	14,676 (7.2%)	12,671 (6.2%)	205,044 (100.0%)
3年度	17,345 (8.4%)	28,075 (13.5%)	2,529 (1.2%)	12,003 (5.8%)	9,380 (4.5%)	2,846 (1.4%)	3,834 (1.8%)	103,104 (49.7%)	135 (0.1%)	14,496 (7.2%)	13,465 (6.5%)	207,660 (100.0%)
4年度	18,436 (8.4%)	24,174 (11.0%)	2,822 (1.3%)	12,215 (5.6%)	10,379 (4.7%)	3,162 (1.4%)	4,188 (1.9%)	112,965 (51.5%)	79 (0.0%)	15,539 (7.3%)	14,715 (6.7%)	219,170 (100.0%)

注1) 児童相談所，福祉事務所，保健センターを合算した数値である。
注2) 福祉事務所，保健センターを合算した数値である。
注3) 保育所，児童福祉施設を合算した数値である。
注4) 幼稚園，学校，教育委員会を合算した数値である。
※割合は四捨五入のため，100％にならない場合がある。
資料／こども家庭庁：令和4年度児童相談所における児童虐待相談対応件数〈速報値〉，2023.

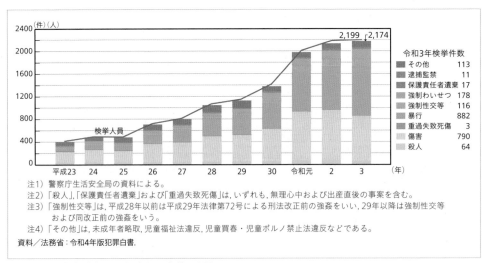

図3-15 児童虐待事件の検挙数と虐待の種類

注1) 警察庁生活安全局の資料による。
注2) 「殺人」，「保護責任者遺棄」および「重過失致死傷」は，いずれも，無理心中および出産直後の事案を含む。
注3) 「強制性交等」は，平成28年以前は平成29年法律第72号による刑法改正前の強姦をいい，29年以降は強制性交等および同改正前の強姦をいう。
注4) 「その他」は，未成年者略取，児童福祉法違反，児童買春・児童ポルノ禁止法違反などである。
資料／法務省：令和4年版犯罪白書.

3. 虐待死

　虐待死に限ると，0歳児が最も多く，加害者は実母が最も多いことが示されている（図3-16）。日本では虐待による死亡事例は年間50件を超え，1週間に1人の子どもが命を落

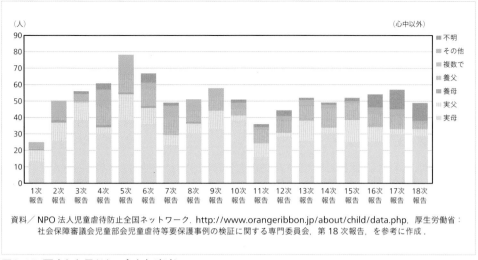

資料／NPO法人児童虐待防止全国ネットワーク．http://www.orangeribbon.jp/about/child/data.php，厚生労働省：
社会保障審議会児童部会児童虐待等要保護事例の検証に関する専門委員会，第18次報告，を参考に作成．

図3-16 死亡した子どもの主な加害者

としている。

C 児童虐待がリプロダクティブ・ヘルス／ライツに与える影響

　児童が虐待を受けたことによるその後の影響としては，うつ，不安，摂食障害，自傷行
為，不法薬物の使用などの精神的健康への影響，リスクのある性行動や性感染症の感染や，
そのほか肥満や非感染性疾患への影響が報告されている。

　妊娠・出産・育児期への影響として，身体的虐待を経験した女性は妊娠前の肥満，妊娠
中の過剰な体重増加が報告されている[17]。また，性的虐待を経験した女性は，妊娠中に不
定愁訴が多く，不安の増加，摂食障害などを生じ，妊娠期・分娩期での医療者からのタッ
チや内診により性的虐待の体験を想起することがある。そのため，周産期のケアや，診察
を避ける傾向にある[18]。育児期では，授乳時に性的虐待の体験の想起や乖離を起こす[19]
ことがある。

D 児童虐待児と家族の看護

　虐待を受けている児童の家族への看護の視点としては，早期発見と初期対応である。そ
の際の心得として坂井が報告している，「虐待している親は，地域からも親族からも孤立
しているため，最終的にすがるのは病院しかない。たとえ親は虐待を認めなくとも，心の
中では"もう止めさせてほしい"と叫んでいます。せっかく助けを求めて来てくれたわけで，
子どもを保護するチャンスでもありますから，医師は"よく来ましたね""お母さん，育
児は大変でしょう"と，まず親をねぎらい，"子どもさんを入院させたいのですが，それは
あなた自身がゆっくり休めるためにすることなのですよ"とおだやかに親に説明すべきな

のです。」[20]をもとに，非難するのではなく，医療者として専門的なケアをする必要がある。

1. 早期発見のポイント

　子どもや母親・家族に近くで接することができる存在である看護師・助産師が，子どもとその養育者の様子をみていて，「何となく変」と思ったら，表3-8にあげた項目を外来や病棟で情報を得てアセスメントすることから始める。そして，チームをつくり初期対応をする必要がある[21]（図3-17）。

2. 初期対応

❶病院勤務の看護師・助産師

　入院中であれば，母子の安全，特に子どもの安全は確保されている。そのうえで，虐待が疑われたら，看護師や助産師は養育者と子どもの関係を観察し，養育者と医療者との関係が維持できるよう，そして母親の不安にも寄り添えるよう，困りごとに共感し，批判しないようにする。

　しかし，子どもや養育者にマイナスのイメージをもつことも時にはあり，そのようなときには一人で抱え込まず，師長，同僚，医師に相談をする。そして，医師の支援方法を理解し，看護師・助産師として支援する（図3-18）。

表3-8 児童虐待の早期発見のポイント

①病院勤務の看護師・助産師	
養育者の病院での行動が変な場合	妊娠を拒否している，母子健康手帳を持っていない，定期健診を受けていない，子どもの出生を喜んでいない，子どもの世話をしない，子どもと遊ばないなどの情報を得てアセスメントを行う。
子どもの様子が変な状況	先天異常や未熟児など入院治療が必要な状態で出生している，全身に新旧混在する傷がある，入院すると新しい傷ができない，精神・運動の発達に遅れがある，着替えがあまりない，おもちゃがないなどに注意する。
家庭の様子が変な状況	援助者がなく家庭が孤立している，安定した収入がない，夫婦や家族の仲が悪いなどに注意する。
②開業助産師	
妊娠中	母子健康手帳を持っていない，定期健診を受けていないなどに注意する。
入院中	新生児との初対面時，喜びの表情がない，子どもを抱いたり，授乳やおむつ交換をするなどの世話をしない，育児指導をうわの空で聞いているなどに注意する。
新生児・乳幼児の健診時	子どもの心身の状況や行動上の問題として，発育・発達の遅れがある，説明のつかない怪我，火傷，出血斑などがみられる，からだや衣服が不潔，無表情／笑わない／他者への関心が低い，母子（親子）関係が確立していないなどに注意する。親の態度としては，子どもとのかかわりが少ない，乳幼児を抱いたりあやしたりしない，子どものために適切な食べ物や必要なものを準備しない，育児に疲れている／イライラして子どもにあたる，人前で子どもをひどく叱るなどに注意が必要である。
家庭や地域のなか（家庭訪問時）	養育状況および養育能力として，生活空間の安全や快適さへの配慮がなされているか，寝具や衣類などの清潔への配慮がなされているか，子どもが泣いたりした時，その意味をくみ取ろうとしているかなどに注意する。子どもの様子として，子どもの全身に異常がみられないか，乳児の体重増加が悪くないか，月齢や発達にふさわしくない食事（ミルクや離乳食）の与え方をしていないかなどについて注意を払う。

出典／母子衛生研究会編，柳澤正義監：子ども虐待：その発見と初期対応，母子保健事業団，1997，p.27-29. を参考に作成．

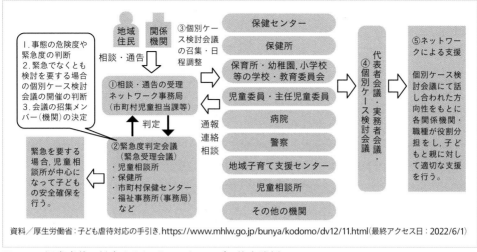

資料／厚生労働省：子ども虐待対応の手引き.https://www.mhlw.go.jp/bunya/kodomo/dv12/11.html（最終アクセス日：2022/6/1）

図3-17 児童虐待に対応するネットワークのモデル的実践例

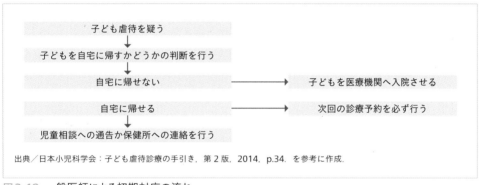

出典／日本小児科学会：子ども虐待診療の手引き，第2版，2014，p.34. を参考に作成.

図3-18 一般医師による初期対応の流れ

❷ 開業助産師

　開業助産師の役割として，子どもの虐待が起こる前の精神的不安定な状態など，前駆状態などの時期に助産所や地域で個別にかかわれるのは効果的である。

　児童虐待発見時の初期の対応として，次のことがあげられる。

- 子どもを預かれる状態のときは預かる
- 緊急に医療を要する場合は医療機関に連絡する
- 必要時，母子とも産褥入院，あるいは乳児のみ預かり，母親の入院をさせる
- 地域の所轄の保健所・保健センターの保健師に連絡する
- 保健所・保健センター以外にも，児童相談所，必要時，警察などとの連携を図る

Ⓔ 児童虐待防止への政策

1. 訪問支援や交流会など

　厚生労働省が掲げる「健やか親子21（第2次）」の基盤課題Aでは,「切れ目ない妊産婦・乳幼児への保健対策」としており,重点課題②では「妊娠期からの児童虐待防止対策」を掲げ,母子の健康を支援するとともに,児童虐待のない社会の構築を目指している。具体的には,各自治体で,妊娠届出時にアンケートを実施するなどで,妊婦の身体的・精神的・社会的状況について把握,妊娠期や産後のメンタルヘルスの評価などを行っている（図3-19）。

　また,これらのなかで,原則として生後4か月を迎えるまでの,すべての乳児のいる家庭を訪問する**乳児家庭全戸訪問事業**（こんにちは赤ちゃん事業）や,**養育支援訪問**として,育児ストレス,産後うつ病,育児ノイローゼなどの問題によって子育てに対して不安や孤立感などを抱える家庭や,様々な原因で養育支援が必要となっている家庭に対して,子育て経験者などによる育児・家事の援助,または保健師などによる具体的な養育に関する指導・助言などを訪問をして実施することにより,個々の家庭の抱える養育上の諸問題の解決,軽減を図る事業が展開されている。さらに,**地域子育て支援拠点事業**では,子育ての孤立化や地域とのつながりの希薄化を改善するために,子育て中の親子が気軽に集い,相互交流や子育ての不安・悩みを相談できる場所を提供することを行っている。

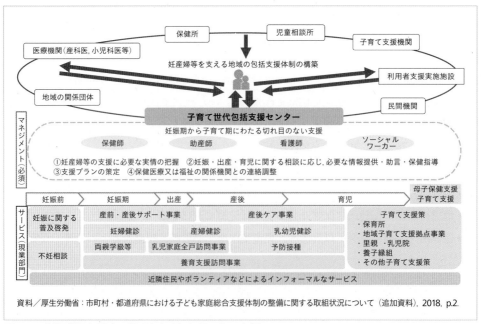

資料／厚生労働省：市町村・都道府県における子ども家庭総合支援体制の整備に関する取組状況について（追加資料）, 2018, p.2.

図3-19 妊娠期から子育て期にわたる切れ目のない支援

2. 特定妊婦の規定

　児童福祉法第6条の3第5項では，「出産後の養育について出産前において支援を行うことが特に認められる妊婦」を**特定妊婦**と定義している。「子ども虐待による死亡事例等の検証結果等について（第6次報告）（2010［平成22］年7月）」の用語解説では，「妊娠中から家庭環境におけるハイリスク要因を特定できる妊婦であり，具体的には，不安定な就労等収入基盤が安定しないことや家族構成が複雑，親の知的・精神障害などで育児困難が予測される場合などがある。このような家族は妊娠届が提出されていなかったり妊婦健診が未受診の場合もある」とされている。

　「特定妊婦」は養育支援訪問事業の養育支援者と規定されており，そのことにより，支援の必要な妊婦が明確になり，医療機関では妊娠中からの児童虐待防止の対応が可能となった。

3. 胎児虐待への対応

　胎児虐待とは，胎児の生命をおびやかしたり深刻な健康被害をもたらしたりするおそれのある行為のことであり，日本では，2011（平成23）年に日本産科婦人科学会が，妊婦健診の未受診や母子健康手帳の未発行を「胎児虐待」とし，認知され始めた。海外では，胎児ネグレクトという概念で，妊娠中に胎児に副作用のある薬剤を使用することやアルコールを摂取をすることを含んでいる[22]。

　日本周産期メンタルヘルス学会では，「周産期メンタルヘルス コンセンサスガイド2017」のクリニカル・クエスチョン（CQ）「CQ6　メンタルヘルス不調で支援を要する妊産褥婦についての，医療・保健・福祉の情報共有及び同意取得・虐待や養育不全の場合の連絡の仕方は？」のAnswerにおいて，推奨4で「児童虐待・養育不全・胎児虐待が疑われた場合は，児童相談所・子ども家庭支援センター・保健機関等と連携する」として，胎児虐待への対応に言及した。さらに，「児童虐待・胎児虐待（防止）連絡票」を作成し，胎児虐待対応の整備を進めている。

文献
1) 国立感染症研究所：感染症に基づく梅毒の届け出状況2019年. https://www.niid.go.jp/niid/ja/syphilis-m-3/syphilis-idwrs/10201-syphilis-20210225.html（最終アクセス日：2022/6/6）
2) 厚生労働省エイズ動向委員会：令和3（2021）年エイズ発生動向年報. http://api-net.jfap.or.jp/status/japan/data/2021/nenpo/r01gaiyo.pdf（最終アクセス日：2023/9/25）
3) Hatcher, R.A., et al.：Contraceptive Technology；Twentieth Revised Edition, New York, Ardent Media, 2011, p.779.
4) International Collaboration of Epidemiological Studies of Cervical Cancer：Cervical cancer and hormonal contraceptives；collaborative renalysis of individual data for 16573 women with cervical cancer and 35509 women without cervical cancer from 24 epidemiological studies. Lancet, 370：1609-1620（II）, 2007.
5) Beaber, E.F., et al.：Recent Oral Contraceptive Use by Formulation and Breast Cancer Risk among Women 20 to 49 Years of Age, Cancer Res, 74（15）：4078-4089（III）, 2014.
6) 厚生労働省，オンライン診療の適切な実施に関する指針. https://www.pref.okayama.jp/uploaded/attachment/256807.pdf（最終アクセス日：2022/6/1）
7) 米山奈奈子：バタード・ウーマンの子どもたち，精神科看護, 27（12）：59-61, 2000.
8) 友田尋子：DVの危険にさらされている子どもたち〈日本DV防止・情報センター編著：ドメスティック・バイオレンスへ

の視点〉，朱鷺書房，2000，p.89-116.

9) 聖路加看護大学女性を中心としたケア研究班編：周産期ドメスティック・バイオレンス支援ガイドライン，金原出版，2004，p.21-30.

10) Miura A., Fujiwara T.：Intimate Partner Violence during Pregnancy and Postpartum Depression in Japan；A Cross-sectional Study, Front Public Health, 5：81, 2017.

11) 内閣府男女共同参画局：男女間における暴力に関する調査報告書＜概要版＞，2021．http://www.gender.go.jp/policy/no_violence/e-vaw/chousa/pdf/r02danjokan-gaiyo.pdf（最終アクセス日：2022/6/1）

12) 内閣府男女共同参画局：「平成 29 年若年層を対象とした性暴力被害等の実態把握のためのインターネット調査」報告書，2018．http://www.gender.go.jp/policy/no_violence/e-vaw/chousa/pdf/h29_jakunen_report.pdf（最終アクセス日：2022/6/1）

13) 前掲 10).

14) 厚生労働省：児童虐待の定義と現状，2008．https://www.mhlw.go.jp/seisakunitsuite/bunya/kodomo/kodomo_kosodate/dv/about.html （最終アクセス日：2019/6/1）

15) メアリー・エドナ・ヘルファ，他編，子どもの虐待防止センター監，坂井聖二監訳：虐待された子ども；ザ・バタード・チャイルド，明石書店，2011，p.10.

16) 子どもの虐待防止センター：〈座談会〉児童虐待への対応；15 年のあゆみとこれから，子どもの虐待防止センター，2008.

17) Ranchod, R. K., et.al.：Maternal Childhood Adversity, Prepregnancy Obesity, and Gestational Weight Gain, Am J Prev Med, 50（4）：463-469, 2016.

18) Leeners, B., et al.：Influence of childhood sexual abuse on pregnancy, delivery, and the early postpartum period in adult women, J Psychosom Res, 61（2）：139-151, 2006.

19) Elfgen, C., et al.；Breastfeeding in Women Having Experienced Childhood Sexual Abuse, Hum Lact, 33（1）：119-127, 2017.

20) 坂井聖二：子ども虐待への挑戦；医療，福祉，心理，司法の連携を目指して，誠信書房，2013，p.202.

21) 母子衛生研究会編，柳澤正義監：子ども虐待；その発見と初期対応，母子保健事業団，1997.

22) 前掲 14)，p.661-662.

参考文献

・ 日本性感染症学会ガイドライン委員会：性感染症 診断・治療 ガイドライン 2020，日本性感染症学会誌，27（1）supplement，2017.

・ 母子衛生研究会編，柳澤正義監：子ども虐待；その発見と初期対応，母子保健事業団，1997.

第 **1** 章

母性看護における
思考プロセス

- 母性看護における臨床的思考と科学的思考について学ぶ。
- 臨床判断のプロセスを理解する。
- 母性看護における臨床判断モデルを活用した臨床的思考について学ぶ。
- 看護過程のプロセスを再確認する。
- 母性看護におけるウエルネスの視点での対象者理解の方法について学ぶ。

I 臨床判断

　臨床判断とは，「患者のニーズ，関心ごと，健康問題をとらえて解釈し，患者を統合的に把握するなかで，看護行為を行うか行わないか，行うとしたらどのような行為を行うかを判断し，実施する。さらに患者からの反応をとらえて適切と思われる新たな行為を即興的に行うこと」[1]であり，すべての医療専門職にとって不可欠な技術である。看護師における臨床判断能力は，判断が必要な臨床場面において看護師のように考える力である。本章では，母性看護を実践するうえでの臨床判断の特徴と看護過程による思考との違いについて解説する。

A 臨床判断モデル

　タナー（Tanner, C. A.）は，臨床現場で熟達した看護師がどのように考えているか，その臨床判断のプロセスをモデル化し，**臨床判断モデル**を示した（図1-1）。臨床判断のプロセスは，①気づき，②解釈，③反応，④省察の4段階で構成される（表1-1）。

　気づきは，目の前の状況を知覚的に把握し，今後どうなっていくかを予期し，全体的に見込みをつける初期把握のことである。**解釈**は，後に続く「反応」に向けて状況を十分に理解し，深化させることである。解釈に必要な推論パターンには，①分析的推論，②直観的推論，③説話的（ナラティヴシンキング）推論があり*，これらの推論パターンを単独もしくは複合的に用いて，より多角的に対象者を解釈する。**反応**は，解釈に基づいて看護介入を決定し，看護師が実際に行った行為に対する（患者の）結果をいう。この段階では，即時的な対応を求められることも多い。**省察**は，看護介入の進行と同時に対象者の反応を確認しながら，介入が適切か否かを判断し，瞬時に介入方法を調整すること（行為中の省察），および介入が終わってからの振り返りによる評価（行為後の省察）である。特に，行為後は，状況において適切な看護介入であったかどうか意味づけを行うことにより，実践的な知識の深化や経験の蓄積につながる。これらの経験は，対象者の置かれている状況や今までの経緯，対象者と周囲の人々の関係性などを知ること，すなわち，対象者を理解するための基礎（コンテクスト，背景，関係性）となる。さらに，看護師自身または部署の文化が有する倫理的認識や価値認識は，保有する知識，関心を向ける事象，行動の選択，最終的に行う意思決定，提供するケアに関与する[2]。

＊ 分析的推論は，臨床状況を要素に分解し，仮説の形成と検証を繰り返して状況を理解することである。仮説の形成は，対象者を診て「これは○○ではないか」という疑いを抱くことであり，その仮説がどれくらいそれらしいかを検証する。直観的推論は，対象者の特徴的なパターンを把握し，過去の経験を活用して意識下で瞬間的に「ひらめき」に似た形で臨床状況を理解することである。説話的推論は，対象者の語りや物語（ナラティヴ）の意味づけをとおして臨床状況を理解することである。次章-Ⅲ-3「開かれた対話による意思決定の支援」参照。

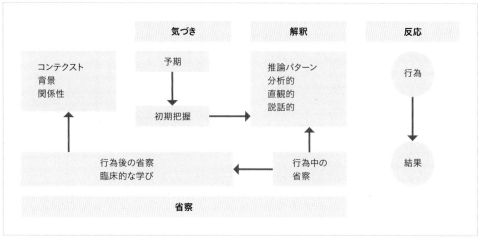

図 1-1 臨床判断モデル

表 1-1 臨床判断プロセスの特徴

気づき	● 目の前の状況を知覚的に把握する ● 今後どうなっていくのかを予期し，臨床像を全体的に把握する機能をもつ
解釈	● 後に続く「反応」に向けて状況を十分に理解し，深化させる ● 把握している情報の意味づけを行い，看護介入の方向性を決定していく
反応	● 解釈に基づき，状況に対して適切と考えられる看護介入（行為）を決定し，看護を行う ● 介入後の対象者の反応を介入の結果として認識することで，後に続く省察につながる
省察	● 看護介入（行為）による対象者の反応に関心を向ける ● 看護介入と結果を関連づけて，介入を評価する

出典／三浦友理子，奥裕美：臨床判断ティーチングメソッド，医学書院，2020，p.30-35．を参考に作成．

B 母性看護における臨床判断モデルの活用

　母性看護においても常にリアルタイムで状況をとらえ，判断し，実践する臨床判断が求められる。例として，切迫早産で入院治療をしている妊婦（29歳，初産婦，妊娠28週）のケアから臨床判断のプロセスを考える（図1-2）。

　受け持ち看護師は，まず妊婦の入院に至った経過や入院後の経過（コンテクスト）を把握して，ベッドサイドに向かう。その際に，看護師はこれまでの経験や知識をもとに，妊婦の状態を「予期」している。「妊婦さんは安静のためにベッドに横になっているだろう。子宮収縮は治療により抑制されているだろうか，妊婦さんは安静や入院の必要性を理解しているだろうか。それに対する思いを確認しよう」などのように，訪室場面を具体的にイメージしている。そして，ベッドサイドでは，予期したことと実際の観察内容を照らし合わせながら確認していく。

　訪室すると，妊婦は「お腹の張りは昨日と変わらないです。家にいるときはお腹が張っているのがわかりませんでした。赤ちゃんはよく動いています」と言いながら，手でお腹をさすっていた。この時，看護師は妊婦がお腹をさすっているという動作が気になり，直

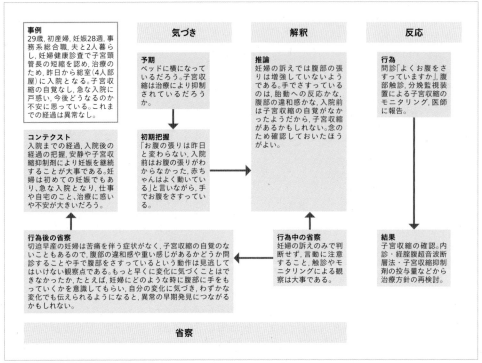

図1-2 切迫早産事例の臨床判断プロセス（例）

観的に「胎児を思っての動作かな」と感じる一方で，「何かほかの意味を示していないか」と考え，「入院前は腹部の張りの自覚はなかったようだ」と直前の会話を思い出す。そして，「腹部に違和感があり，さすっているのかもしれない」と解釈し，考えを導いていく。このように，直観的な思考に対して批判的な思考を交えながら瞬時に検証することも臨床判断の特徴である。

　看護師は妊婦に「よくお腹をさすっていますか。何か違和感がありますか」などの問診をしながら腹部触診を行い，子宮収縮状態を確認して，分娩監視装置による子宮収縮のモニタリング，医師への報告を行う。その結果，子宮収縮が確認されると，内診所見，経腟腹超音波断層法や検査所見，子宮収縮抑制剤の投与量などから治療内容が再検討される。さらに，看護師は看護介入が適切であったか，もっと早くに妊婦の変化に気づくことはできなかったか，たとえば「妊婦がどのような時に無意識にお腹をさするという動作をしているのかを把握し，妊婦自身が心身の変化に気づけるようなかかわりができれば，異常の予防や早期発見につながるだろう」と振り返ることにより，経験知を蓄積していく。

　このプロセスのように，看護師が妊婦の動作を「いつもと違う」と気づいたことがきっかけとなって看護介入が行われ，異常の早期発見・早期治療につながることからも，臨床判断において「気づき」はとても重要である。その前提として位置づけられているコンテクストは気づきに大きく影響することからも，母性看護においては，妊娠・出産・産後，そして新生児の経過，特に対象者が置かれている時期を理解し，具体的なイメージを豊富

にもっていることが必要である。したがって，経験の少ない初学者は，知識の習得に加え
て，教材動画や体験動画の視聴，シミュレーション学習や先輩看護師から具体的な事例を
聞く，カンファレンス等での体験の共有や振り返り等の機会をとおして，その力を修得し
ていくことが大切である。

さらに，母性看護では，臨床場面での即時の判断を求められるプロセスにおいても対象
者のセルフケア能力の強化（次章-Ⅱ-2「セルフケア能力の強化」参照）を視野に入れ，対象
者の反応と自らの行為や思考を循環させることが大切である。そして，実践した看護を臨
床判断モデルに当てはめて，思考や行動を言語化していくことにより，対象者の変化に対
する「気づき」は十分であったか，重要な情報には気づいているものの知識や推論による
「解釈」は適切であったかなど，自己課題の明確化が図れ，その強化により臨床判断能力
の向上が期待できる。

C 臨床判断モデルと看護過程

臨床判断モデルと看護過程の思考の相違・共通点について解説する。

臨床判断は，リアルタイムな臨床のなかで，判断し，実践するための思考を支援する。
一方，看護過程（次節-「母性看護過程」参照）は，問題解決のプロセスであり，人々の健康
上の問題を見極め，最適かつ個別的な看護を提供するための組織的・系統的な看護実践方
法の一つである。そのプロセスは，情報収集やアセスメントの視点に基づき，収集した情
報を構造化することによって看護問題を原因と共に明確化する。そして，看護目標を設定
し，その目標を達成するために看護実践を計画し，評価する。看護が，科学的な思考・根
拠に基づいて行われていることを示し，計画的な看護実践を支援する。

両者の共通点を考えたとき，臨床判断モデルの4つのプロセスは，看護過程の構成要素
によく似ている。また，臨床判断モデルにおける気づきや解釈は，看護過程における焦点
化した情報収集やアセスメントと同じように思考の最初に位置づけられる。これらの臨床
的思考と科学的思考は，看護を必要としている対象者に適切に提供されることを目標とし
て，相互補完的な役割を担い，看護実践を導いている。

Ⅱ 母性看護過程

看護過程とは，「看護の知識体系と経験に基づいて，人々の健康上の問題を見極め，最
適かつ個別的な看護を提供するための組織的・系統的な看護実践方法の一つであり，看護
理論や看護モデルを看護実践へつなぐ方法である」[3]。看護過程の要素には，情報収集・
アセスメント，看護診断（看護問題の明確化），看護目標・看護計画立案，看護実践，評価が
ある。これらのプロセスは互いに関連して動的に循環し，評価に基づいて次のアセスメン

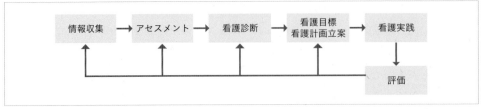

図1-3 看護過程のプロセス

トへとつながっている（図1-3）。この思考過程は，問題意識をもち問題を見いだし，見通しや目的意識をもつ，それを解明するために観察や実験で情報収集を行い，その結果を考察するという科学的思考と同じである。対象者の個別性を踏まえた看護の実践やチーム医療において多職種と協働するには，不可欠な思考である。

　本章では，母性看護を実践するうえで必要な看護過程のプロセスとそのポイントについて解説する。

Ⓐ 情報収集・アセスメント

　母性看護の実践において，まず，対象者を把握することが必要である。その方法として情報収集が行われる。すなわち対象者の健康状態を分析し，問題点やその人のもつ強みを明らかにするために必要な材料を収集し，その材料を解釈・判断していく。情報収集では，

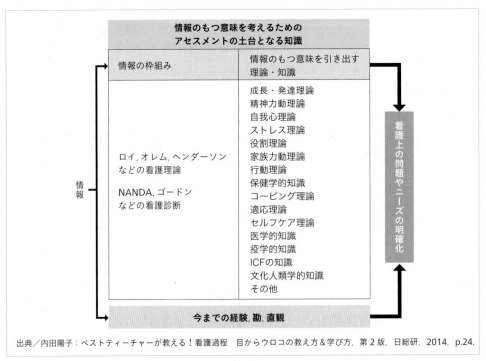

出典／内田陽子：ベストティーチャーが教える！看護過程　目からウロコの教え方＆学び方，第2版，日総研，2014，p.24.

図1-4 情報の枠組みとアセスメントの基礎となる知識

表1-2 母性看護におけるアセスメントの視点と情報

リプロダクティブ・ヘルスにおける身体的側面	年齢，既往歴，合併症の有無，月経歴，結婚歴，妊娠・分娩歴，妊娠・分娩・産褥経過と生理的変化，身長・体重など全身状態，生活習慣・生活行動（喫煙・飲酒・食生活・睡眠・運動・排泄など），疲労，ハイリスク因子など
リプロダクティブ・ヘルスにおける心理的側面	不安・緊張，ストレス，ストレスコーピング，ソーシャルサポート，喜び・達成感，認知・思考の傾向，人生観・価値観など
リプロダクティブ・ヘルスにおける社会的側面	結婚歴，居住環境，職業・労働環境，治療と職業生活の両立，経済状態，医療・社会資源の活用，学歴など
親子関係の視点	母子相互作用・愛着行動，子どもの特性，両親の養育行動，親としての自己概念・自己像，妊娠の受容，親となる準備，出産体験の受けとめ，父子関係など
ライフサイクル・発達課題の視点	生活歴，学歴，職歴，結婚歴，妊娠・分娩歴，育児経験，家庭内での役割，生きがい，社会的役割など
胎児・新生児の健康・成長発達の視点	ハイリスク因子（家族歴・妊娠歴・母体・妊娠期・分娩期），胎児期の発達・成長・健康状態，体重，アプガースコア，出生時の胎外環境への適応状態・その後の生理的適応状態・成長・発達，児をとりまく環境など
家族のライフサイクル・発達課題の視点	家族構成，パートナーの職業，夫婦関係，家族関係・役割・機能の変化や調整，新生児の受け入れ（パートナー・兄姉・祖父母の対応や関係），居住地，地域社会との関係など

対象者の全体像をとらえるために，人をいくつかの側面に分けて情報を収集し，理解していく。そのために用いられる枠組みとしては，①看護理論を用いた方法，②全体像を把握するための書式を用いた方法がある（図1-4）。よく用いられる看護理論には，ヘンダーソン，ロイ，オレムなどがあり，それぞれの理論で示されている枠組みで情報を収集する。全体像を把握するための代表的な枠組みには，ゴードン（Gordon, M.）の機能的健康パターンがある。ゴードンの機能的健康パターンは，健康を維持・回復・増進させるべき心身の機能について，11のパターンに分かれており，パターンごとに情報収集を行い，その機能を評価する。これらの枠組みを使って情報収集を行う際には，枠組みごとに均一に情報収集を行うのではなく，何に関するアセスメントをするかに応じて，意図的に情報収集を行う。たとえば，出産後の母子関係についてアセスメントする際には，表1-2の親子関係に関する情報に焦点をあてつつ，全体像を把握する。

1. 情報の種類と入手方法

情報は，**主観的情報**（subjective data）と**客観的情報**（objective data）に区別できる。主観的情報は，対象者およびその家族とのコミュニケーションから収集する。対象者への問診やインタビュー時の訴えに耳を傾け，その反応をとらえる。客観的情報は，観察可能な情報であり，対象者とコミュニケーションをとる際の表情や姿勢，動作，バイタルサインの測定，身体計測，視診・触診・聴診・打診などのフィジカルアセスメントにより得られた情報や検査データ，医師やほかの医療従事者による診察の結果などである。できるだけ多くの情報を収集し，適切な解釈や判断につなげることが望ましい。たとえば「倦怠感がある」といった主観的な情報を把握した際には，バイタルサインの測定や顔色，姿勢などの全身の観察を併せて行うなど客観的情報も併せて収集し，解釈・判断する。

2. 母性看護実践における情報収集とアセスメントの視点

対象者を身体的，心理的，社会的な側面から把握する視点は，看護において共通である。母性看護では，乳幼児期，小児期，思春期，成人期，老年期という発達的な視点に加えて，女性ホルモンとの関係からリプロダクティブ・ヘルスにおいて非常に重要な時期である成熟期や妊娠・分娩・産褥期，更年期の女性を身体的，心理的，社会的な統合体としてとらえる視点が重要である。さらに夫やパートナー，子どもなどの家族メンバーと共に，家族としての機能を果たしながら，社会とのかかわりのなかで影響を受けながら発達している視点も求められる。

母性看護においてアセスメントが必要な視点は，リプロダクティブ・ヘルスにおける身体的側面・心理的側面・社会的側面，親子関係の視点，女性のライフサイクル・発達課題の視点，胎児・新生児の健康・成長発達の視点，家族のライフサイクル・発達課題である。それぞれの視点から必要な情報を表 1-2 に示した。

獲得した情報を整理する段階では，それぞれの情報のもつ意味をていねいに考えていく。すなわち，情報に合わせて，図 1-4 に示された情報のもつ意味を引き出す理論・知識を選択し，その知識を活用して情報の意味づけを行っていく。その際に，母性看護における主要な理論（第 1 編-第 3 章「母性看護における主要な理論と概念」参照）も理解・活用し，情報の分析・解釈・判断，必要な情報の選択，情報から先の予測，情報の統合などの作業を行う。キーとなる情報を抜粋して，情報間の関連を図で示すことにより，その思考が明確化されることもある。また，キーとなる情報を中央に置き，そこから放射状にキーワードやイメージを広げていくことにより，思考が広がることもある。情報収集した意図を再確認しながら，思考を言語化していく。

アセスメントにおいて重要なことは，優先度である。すなわち，対象者の身体的側面や胎児・新生児の健康状態から身体的な安全や安楽が確保されているか，生命を脅かすような危機的な状況であるかどうかの判断を優先させる。次に，対象者とその家族のニードが満たされているか，発達課題や問題を抱えていないかをアセスメントし，対象者という統合体のなかで何が起きているのか，何を優先すべきであるのか，そして対象者の強みは何かを考えていく。

B 看護診断

看護診断では，対象の全体像や個別性を踏まえて看護問題を明確化する。すなわち，看護診断を明確にする。それは，本章-Ⅱ-A「情報収集・アセスメント」で説明した情報収集およびアセスメントのプロセスを経て，正常から逸脱している，異常を生じる危険がある（ハイリスク状態にある），改善しつつある，もっと良くしたいと判断されたところから抽出する。

　対象者の健康問題には，看護師による介入のみでは解決できず，多職種との協働により介入したほうが効果的に解決できる問題も多い。健康問題は，看護診断，医学的診断，多職種との協働が必要な問題に分類できる。看護診断は，看護介入によって改善や緩和，予防ができる看護師の責任範囲で取り扱える診断であり，情報収集・アセスメントの結果として導き出された問題点である。また，対象者が中心で，個別性があること，看護チーム間での一貫したケアの提供・ケアの方向性の指標など共通認識の手段である。

1. 看護問題の抽出

　看護問題は，①通常の状態から逸脱している，適正でないといった実際に生じている，実在する「顕在的な問題」と，②現時点では生じてはいないが，予防しなければ生じるおそれのある「潜在的な問題」と，③正常である，適正である状態をさらに"より良くしたい"という，より高い健康レベルを目指している状態を表す「ウエルネス問題」に大きく分類できる。

　たとえば，初産婦が初めての授乳に戸惑っている場面において，新生児を抱くことや授乳すること，排気すること，乳房のセルフケアが必要なことに不安や戸惑いを感じ，不慣れであることを顕在的な問題として取り上げることができる。一方，初産婦にとって授乳などの育児は初めての体験であるため，不慣れでうまくできないことは当然のことである。児のためにも上手になりたいと思っていること，すなわちウエルネスの視点に着目すると，初産婦として適正な状態ととらえることもできる。このように，同じ現象や状況においても看護師のとらえ方によっても，その表現は異なる。母性看護においては，対象者の主体性を尊重し，もっている力を十分に発揮できることを期待することから，ウエルネスの視点で看護問題をとらえることが多い。

2. 看護問題の表現

　一般的には「○○（原因や症状）に関連した△△（診断名）」「○○による△△」という○○に原因や症状，△△に診断を表現する方法が用いられている。「顕在的な問題」の場合は，通常の状態から逸脱している，適正でない状態を引き起こした原因や要因についてアセスメントに基づいて記述する。「潜在的な問題」の場合は，「○○に関連した△△の危険性」「○○により△△の危険性がある」というように，アセスメントに基づいて○○に危険因子，△△に症状や行動を記述する。ウエルネス問題では，「○○に関連して△△は良好である（順調である）」「○○に関連して△△が進んでいる」などのように，○○には条件，△△には反応を記述する。

3. 看護問題の優先順位

　1人の対象者に対して，複数の看護問題が抽出されることが多い。その場合，問題の**優先順位**を決定する必要がある。優先順位の決定基準としては，生命への危険度が最優先さ

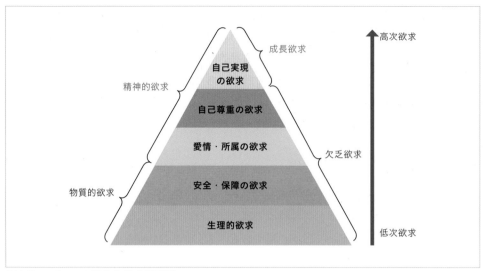

図1-5 マズローの基本的欲求段階説

れる。

　決定基準として参考になるのは，マズロー（Maslow, A.）の基本的欲求段階説である（図1-5）。これは，生理的欲求を1次欲求として満たされることによって，その上に位置する2次的欲求の安全・保障，愛情・所属，自己尊重，自己実現が満たされるという考え方である。すなわち，身体の安全性の確保を最優先すると，看護問題では「顕在的な問題」や「潜在的な問題」が「ウエルネス問題」よりも優先される。しかし，複数の看護問題は相互に影響していることから，緊急度を優先させるとともに，解決に要する時間も考慮したうえで，優先順位を決定していく。

C 看護目標の設定と看護計画の立案

1. 看護目標の設定

　看護問題（看護診断）が確定したら，看護問題ごとに，看護目標と具体的な援助方法を決定する。**看護目標**は，対象者を主体にいつまでにこのような状態になってほしいという期待した結果（仮定）を示す。具体的な看護目標を表現することにより，看護実践後の評価も適切に行える。設定の時期によって，長期目標と短期目標に区別する。

　長期目標は，看護を進めるうえでの方向性を示すものであり，一般的な目安として，退院まで，あるいは数週間単位で達成される目標を設定する。看護問題が解決され，短期目標が段階的に達成された際の対象の状態である。**短期目標**は，短期間で達成可能な目標であり，期待される成果（outcome）であり，達成可能な具体的な表現を用いる。看護目標のレベルは，高過ぎず，低過ぎない適切なレベルで設定する。また，看護目標の成果がい

つ頃までにみられるのが望ましいか，その可能性があるかを総合的に判断して，適切なレベルの看護目標を設定する。

　看護目標の主語は，対象者（たとえば，妊・産・褥婦，新生児，家族）である。その内容には，主語（だれが），述語（どうする），場所（どこで），状態（どのように），時間（いつまでに）の要素を含める。看護問題に関連した症状の軽減や悪化しないこと，症状の軽減に関連した対象者の反応や行動が出現することを具体的に表現する。すなわち，「顕在的な問題」の場合は，「○○（原因や症状）に関連した△△（診断名）」で看護問題が表現されるので，○○が軽減，消失した状態が短期目標となる。ウエルネス問題の場合は，より良好な状態やさらに変化していく状態を短期目標として設定する。

2. 看護計画の立案

　看護目標を達成できるように，**看護計画**として，具体的なケア内容を立案する。看護チームで一貫・一定化されたケアの提供を行うためにも，どの看護師も同じように実践できる表現で，実際に行う行為を具体的に示す。看護計画は，一般に次の3つに分けて立案する。

❶観察計画（observation plan：O-P）　症状や状態が援助によってどのように変化したかを観察する際に重要となる項目を具体的に記述する。どのような場面で観察するか，観察のしかたを具体的に示す。検査項目も含まれる。

❷実施計画（treatment plan：T-P）　看護目標を達成できるようにするための直接的な援助を記述する。対象の症状や状態が変化する援助，原因の除去や阻害要因を緩和するための援助，促進要因を増加させる援助の視点で考え，対象者への身体的ケア，日常生活の援助，医療的処置，傾聴や精神的支援について具体的に示す。

❸教育・指導計画（education plan：E-P）　対象者とその家族が積極的に問題を予防，解決できるための指導，相談，情報提供，教育などの内容と具体的な方法を記述する。対象者の状態や検査に関する説明も含まれる。

　O-P，T-P，E-Pは，看護目標を達成するための援助内容であり，看護問題ごとにO-Pで記された観察内容と一貫性のあるT-P，E-Pを立案する。さらに，対象者の個別性への配慮や対象者の興味を引き出せるようなアイディアが盛り込まれた援助内容であるかを検討する。

D 看護実践と評価

1. 看護実践

　看護目標の設定・看護計画の立案に基づいて，対象者の生命と権利を尊重し，看護実践は正確・確実，そして安全に行う。看護師は，実施する内容や援助方法を熟知するとともに，なぜその援助を行う必要があるのか，なぜその方法で行うのかなどの根拠を改めて確

認する。対象者の状態は変化していくため，実際に援助を行う際は，看護問題が継続しているのか，その優先順位は変わっていないか，立案した方法や内容で適切かを判断する。症状の悪化や新たな症状が生じている，改善しているなど，状態に変化が確認された場合は，援助内容を修正しながら実践し，その反応を確認して，看護目標の変更を行う。このように，対象者とその家族の状態に合わせて，看護計画は修正していく。また，看護計画は診療計画と同様に対象者の承認を得て，対象者とその家族と共に考え，積極的な看護問題の解決への意欲を引き出し，共有された目標に向かうことが理想である。実践に際しては，経済的な視点や多職種との連携・分担も考慮して効率よく実施されることが望ましい。

2. 看護記録

看護記録とは，看護師の看護実践の一連の過程を記録したものである。看護記録の目的は，①看護実践の証明，②看護実践の継続性と一貫性の担保，③看護実践の評価および質の向上を図ることである。そして，保健医療福祉サービスの提供にかかわる専門職・非専門職や看護を必要とする人と内容を共有できるよう記録する。

❶ **看護実践の証明**　看護実践の一連の過程を記録することにより，専門的な判断をもとに行われた看護実践を明示する。事実を正確に記載し，記載した日時と記載した看護師の名前を明記する。記載内容の訂正や追加をする場合は，訂正した者，内容，日時がわかるように行う。

❷ **看護実践の継続性と一貫性の担保**　看護師間で，看護記録を通じて看護実践の内容を共有することにより，継続性と一貫性のある看護実践を提供する。

❸ **看護実践の評価および質の向上**　看護記録に書かれた看護実践を振り返り，評価することや，看護研究などで看護記録に記載された看護実践の内容を蓄積，分析し，新しい知見を得ることにより，より質の高い看護実践の提供につながる。

3. 評価

看護過程の評価には，形成的評価と総括的評価の2つの視点がある。**形成的評価**は，看護実践のプロセスで実施する評価で，立案中の看護計画でよいのかを確かめるために行う。すなわち看護計画を実践後，対象者やその家族の反応を分析し，援助が対象者にどのような変化をもたらしたのか，対象者の満足度などから実践した援助が適切であったか，フィードバックする過程である。

総括的評価は，期待される成果の設定日に設定した看護目標が，①達成している，②一部は達成している，③達成していない，の3つのレベルで看護目標の達成度を判断する。次に，達成度の促進要因と阻害要因を分析する。すなわち，期待される成果に近づいているのは，どのような要因が関与・影響しているのか，逆に，期待される成果に近づかないのは，何の要因が関与・影響しているのかを検討する。その際には，次の6つの視点でも探っていく。

❶目標設定は現実的で，期日と期待される成果のバランスは適切であったか

❷具体策は対象者の状況に適した援助であったか

❸計画どおりに実施されていたか，実施方法は適切であったか，看護者によって援助方法に差がなかったか，対象者や家族の反応や満足度はどうであったか

❹情報の見落としはなかったか，情報量は適切であったか，情報を正しく理解し，根拠に基づいたアセスメント・問題点の抽出ができていたか

❺情報のもつ意味の思考は適切であったか

❻対象者の状況や健康状態の変化に応じて修正や追加ができていたか

　これらの結果として，看護目標が達成すれば，問題解決として看護計画を終了する。問題が解決していない場合は，看護目標を再設定し，看護計画を見直す。その際には，促進要因をさらに強化し，阻害要因を軽減する方法や問題点の優先順位を検討する。また，設定日よりも前に期待された成果に到達した場合も同様に，問題解決とするか，看護目標の再設定の必要性を検討する。一方，状態が急変した場合は，その時点で評価を行い，新たな看護目標の設定や看護問題の優先順位の変更を行う。

文献
1) Tanner, C. A.：Thinking like a nurse；A Research Based Model of Clinical Judgment in Nursing, Journal of Nursing Education, 45 (6)：204-211, 2006.
2) 三浦友理子, 他：教育から臨床へ, 看護師の思考を学ぶ；新人看護師が看護師らしい思考を獲得するための手掛かりとして, 週刊医学界新聞, 3201 号, 2016.
3) 日本看護科学学会看護学学術用語検討委員会：看護学を構成する重要な用語集, 2011.

第 **2** 章

母性看護にかかわる看護技術

I ヘルスアセスメント

　ヘルスアセスメントとは，対象者の健康状態を質的および量的に総合的に評価することである。母性看護においては，女性およびその家族の健康状態を総合的に判断し，それに基づいて看護過程を展開する（本編-第1章-Ⅱ「母性看護過程」参照）。看護の専門的技術は大きく，看護援助技術（生活援助技術，診療関連技術），コミュニケーション技術，観察技術の3つに分けることができる。ヘルスアセスメントは，**コミュニケーション技術**と**観察技術**によって成り立っており，その基盤となるのが医療や看護に関する専門的知識である。

　ヘルスアセスメントの方法としては，問診とフィジカルアセスメント（視診，触診，聴診，打診など）がある。その実施には，主訴を手がかりに身体の部位や器官ごとに問題となる情報について問診したうえで，フィジカルアセスメントを実施する方法と，身体の部位や器官ごとに問診をしながらフィジカルアセスメントを実施する方法がある。

　母性看護においては，対象者のプライバシーにかかわる内容に触れることが多いため，ヘルスアセスメントの実施に際しては，プライバシーの確保，羞恥心に配慮した環境設定に留意する。さらに，看護職は時間的なゆとりを確保し，対象者がリラックスした状態で，気持ちよく臨めるように環境に配慮する。そのためには，まず看護職の氏名と所属などの自己紹介を行う。

1. ヘルスアセスメントに必要な基本的態度

　ヘルスアセスメントの実践においては，対象者との信頼関係の構築が求められる。そして，対象者に安心して心を開いてもらうためには，積極的に聴く姿勢が重要である。来談者中心アプローチの提唱者であるロジャーズ（Rogers, C. R.）は，カウンセラーの備えるべき基本的態度として，純粋性（自己一致），受容的態度，共感的理解の重要性を示しており，看護職にとっても重要な基本的態度である（表2-1）。

2. 信頼関係構築のための技法

　信頼関係構築のための具体的な技法としては，アイビイ（Ivey, A. E.）が開発したマイクロ技法（マイクロカウンセリング）の基礎である「かかわり行動」と「基本的傾聴の連鎖」が

表2-1　カウンセラーの備えるべき基本的態度

❶純粋性 （自己一致）	・カウンセラー自身が心理的に安定しており，ありのままの自分を受け入れている。 ・防衛的や虚勢的にならず，率直な気持ちと態度で対象者に向き合う。
❷受容的態度	・批判や非難の目を向けることなく，受容的な態度で対象者に接する。 ・対象者を1人の人間として大切に思いやる。
❸共感的理解	・対象者がどのように感じているか，考えているかを正確に知ろうとする。 ・カウンセラーが理解したことを対象者に伝え，表面的に同調や同感するのではなく，対象者の「ものの見方・考え方」に沿って理解しようとする。

活用できる。マイクロ技法は，カウンセリングに共通してみられる具体的な技法を整理，分類したものである。

1 かかわり行動

かかわり行動とは，カウンセラーの積極的な傾聴の姿勢を対象者に示す手法の総称で，具体的には，①相手に視線を合わせる，②身体言語（身振り手振りや姿勢など）に配慮する，③声の質（大きさ，トーン，スピードなど）に配慮する，④言語的追跡をする（対象者が話そうとする話題を安易に変えたりせずについていく）である。

2 基本的傾聴の連鎖

基本的傾聴の連鎖とは，かかわり行動を基礎にして，話を深めていく手法の総称であり，これらを連鎖的に使うことで効果を発揮する。

▶ **閉じられた質問，開かれた質問** 質問は，閉じられた質問と開かれた質問に分けられる。閉じられた質問は，「はい」「いいえ」や答え方が決まっているものである。対象者が緊張していたり警戒感を抱いていたりするような場合でも「何歳ですか？」や「昨夜はよく眠れましたか？」の質問は，「○歳」や首をタテやヨコに振るのみで答えることができる。それに対し開かれた質問は，「はい」「いいえ」では答えられないものである。たとえば，「今日はどうされましたか？」や「休日はどうする予定ですか？」と，答える人が話したいことを選択する余地がある質問である。情報が多く得られ，話を広げ，新たな視点や考えを引き出すのに役立つ。しかし，その質問を連発すると負担を感じさせることもある。両方をうまく使い分け，適度に両方の質問を交えることで，話を深めていく。また，「原因は何ですか？」「理由は何ですか？」「どうしてですか？」という質問は，対象者に防衛的感情を引き起こすことも多いので，注意する。

▶ **対象者観察技法** 対象者の発する言語的コミュニケーション（verbal communication）と非言語的コミュニケーション（nonverbal communication）の変化や矛盾などを敏感に観察する。

▶ **励まし，いい換え，要約** 励ましは，うなずく，相づちを入れることにより対象者の発言を促すことである。いい換えは，対象者の話した内容を別の表現に置き換えることであり，対象者が表現したいと思われる内容をより明確にした形で表現して返す。要約は，話の要点を確認することであり，会話の活性化や焦点の明確化に有効である。

▶ **感情の反映** 対象者の言語および非言語コミュニケーションを手がかりに，対象者が感じている気持ちに焦点を当て，フィードバックしていく。たとえば，「努力が認めてもらえなくてがっかりしているのでしょうか」など，対象者へのフィードバックにより心の底にある感情に気づき，葛藤との向き合いや自己理解を深めることに役立つ。

3. ヘルスアセスメントを実施する時の倫理的配慮

ヘルスアセスメントは，次の倫理的配慮に努めて実施することが求められる。

❶ 利用目的の説明と同意　ヘルスアセスメントの利用目的や方法，身体的な侵襲の有無や所要時間などを説明し同意を得る。

❷ 守秘義務の遵守　得られた情報の目的外での利用や情報漏出を防止する。

❸ プライバシーの保護　対象者の羞恥心への配慮やプライバシーの保持に細心の注意を払う。

❹ 安全・安楽の確保　対象者の安全を守り，事故防止に努めるとともに，ヘルスアセスメントの実施による苦痛を最小限にする。

4. 問診

母性看護における対象者の問診では，主訴（受診の目的や理由），①基本情報，②既往歴，③現在の健康状態，④日常生活，⑤家族歴や家族の状況，⑥心理社会的状態について情報収集する（表2-2）。特に初診時は，多くの情報収集が必要となり，対象者への負担感も増すとともに時間を要する。問診票を有効に活用するなど工夫する。

5. フィジカルアセスメント

母性看護におけるフィジカルアセスメントの基礎技術としてよく用いられるのは，視診，触診，聴診である。

1 視診

フィジカルアセスメントのなかで最も基本的な技術である。視覚，聴覚，嗅覚を用いて全身や局所の形態や機能，徴候について，正常範囲から逸脱していないかを観察，判断する。観察には適切な照明が必要であり，バスタオルなどを利用して不必要な身体の露出を避けるとともに，十分に観察できる視野を確保する。特に内性器の視診では，腟鏡や腟内を観察できる照明を使う。

2 触診

手で触れること（触覚）により，手触りや形，皮膚温，湿度，筋緊張，浮腫，硬結，陥没などの，大きさや性状から局所の形態や機能，徴候について，正常範囲から逸脱していないかを判断する。腫瘤の大きさや拍動，波動，硬度，圧痛の有無についても観察する。観察の目的によって，指先・指腹・手掌・手背など手の異なった部分や両手を用いて，触診部の皮膚との接点に神経を集中させながら診察をする。手で圧する，探るといった方法もある。

触診の前には，対象者に声をかけてから実施する。対象者が緊張している場合は，深呼

表2-2 問診の内容

❶ 基本情報
- 年齢，職業・就労状況
- 結婚歴：未婚・既婚，結婚年齢・結婚期間
- 月経歴：初経の時期，最終月経および最終正常月経
- 月経パターン：周期，期間，経血量，凝血の有無
- 月経随伴症状：下腹部痛，腹部膨満感，体重増加，浮腫，気分の変動，乳房のうっ積感，中間期出血・不正出血の有無

❷ 既往歴
- 婦人科歴：婦人科的な診断とその診断方法・治療，細胞診を受けた時期とその結果
- 妊娠・出産歴：妊娠・流早産・分娩の回数と時期，妊娠持続期間，合併症，新生児の状態，異常の有無，流産（自然・人工），異所性妊娠など
- 閉経後症状：のぼせ，頭痛，動悸，発汗，情緒不安定や焦燥感，腟乾燥感などの有無
- 不妊症：診断と治療方法やその期間
- 薬物治療：ホルモン剤や避妊薬，生殖器系の疾患時の処方薬（薬剤名，投薬量と期間，用法，薬効と副作用）
- 性生活歴：初めての性交の時期，パートナーの数や回数，性交不快症や嫌悪感の有無，パートナーの健康状態

❸ 現在の健康状態
- 主訴（受診の目的や理由）
- 腹痛・骨盤内部痛：発現時期，部位と範囲，強さ，痛みの性状（激痛・仙痛・限局痛・放散痛・牽引痛・鈍痛・圧痛・持続痛・間欠痛など），随伴症状（倦怠感，発熱，吐き気，嘔吐，便秘など）
- 性器出血：開始時期と持続期間，量，色，性状，凝血の有無，頻度，月経周期や排泄との関連，接触出血（性交後の出血）
- 帯下：発現時期と経過，色，性状，量，におい，随伴症状（瘙痒感，発疹，性交痛など）

❹ 日常生活
- 生活習慣：食生活，排泄，睡眠，運動・活動，嗜好品（喫煙・飲酒・カフェイン飲料）
- 自己管理：外陰部洗浄や清拭の状況（使用薬液・濃度，回数），下着やパンティストッキングの素材，妊娠の計画，避妊の方法
- 生活背景：心身のストレスとなるような事柄の有無，職業や労働状態など

❺ 家族歴や家族の状況
- 直系家族の健康状態，血縁者の生存・死因
- 住居環境
- 家族構成，ソーシャルサポートの状況

❻ 心理社会的状態
- 社会的・経済状態：学歴や収入など，満足感
- 思考の傾向，ものの見方・とらえ方
- 価値観や人生観
- 情緒や感情
- ストレスへの対処能力や対処行動

吸を促したり肩に優しく触れたりするなどによりリラックスを確認し，安楽な体位で実施する。特に妊婦に仰臥位をとらせる際には，腹部の伸展を防ぐために両膝を立てる。看護職は手を温め，ゆっくり，慎重に行う。圧痛のある部分は，最後に触診する。軽い触診では，手を皮膚の表面に当て，皮膚を約1cm押し下げながら触診する。深い触診では，皮膚を約2.5cm押し下げながら触診する。たとえば，産褥期の乳房の触診は軽い触診，子宮底の観察は深い触診が適切である。内診は，産婦人科特有の診察法であり，外性器の視診，触診，腟鏡診，双合触の順に実施される（第5編-第Ⅰ章-Ⅵ-C「内診」参照）。

3 聴診

耳で直接聴く「直接聴診法」と，聴診器を用いて身体の器官の音を聴く「間接聴診法」がある。**間接聴診法**では心音，呼吸音，腸音などを聴診し，音の高低や強度，性質，周波数，

持続時間，リズムなどを把握する。母性看護においては，胎児心拍数や新生児の呼吸・心拍数の測定があるのが特徴である。

II 母性看護の基盤となる看護技術

母性看護における看護ケアの主要概念には，女性を中心としたケア，家族を中心としたケア，リプロダクティブ・ヘルス／ライツ，セクシュアリティ，ヘルスプロモーション，ウエルネス，プレコンセプションケアがある（第1編-第3章「母性看護における主要な理論と概念」参照）。そして，母性看護における看護ケアには，セルフケアへの援助と対象者が充足できない身体的・社会的・精神的・霊的ニーズへの対応および潜在的ニーズの充足がある。これらの看護ケアには，看護職の手による直接的な技術提供と，対象者の思考の整理や意思決定を助ける援助が含まれる。なお，霊的（spiritual）とは，「人間として生きることに関連した経験的一側面であり，身体的感覚的な現象を超越して得た体験を表す言葉」[1]であり，霊的ニーズは，人間の存在意義や生きる意味を見いだすことに関するニーズである。母性看護の基盤となる看護技術として，ここではセルフケアへの援助技術について説明する。

1. セルフケア能力の査定

セルフケアとは，「自分自身の抱えている健康上の問題を自己決定に基づいて解決し，望ましい状態を自己管理によって維持すること」[2]（宮坂，1990）「自らの健康問題を利用し得る身近な資源を活用して解決しようとし，その結果健康についての認識力と実行力を育て，自己解決能力に依拠した行動をとること」[3]（宗像，1996）などと定義されている。これらは，自分自身の健康維持・増進や健康問題に主体的に対処していく，個人の積極的な役割や専門的ケアを有効に活用するスキルを身につけることである。

妊娠期におけるセルフケアに着目すると，妊婦の健康への認識については，妊娠を契機に運動・睡眠・食生活に気をつける，友人や家族との親交を深める，専門家の指導を守るなどの自己管理に努める（バー＆キュイガー，1983）[4]ことや，妊娠中は普段より自己管理する傾向にあり，学ぶことに熱心になる（ルワレン，1989）[5]ことから，妊娠中は，より健康なライフスタイルへの行動の変容が可能な時であり，セルフケア能力の向上が期待できる好機である。

しかし，長年にわたって培われてきた生活習慣やライフスタイルを一朝一夕に変えることは難しく，妊婦の学習ニーズ，知識，意欲やセルフケアの実践では個人差が大きい。一方，近年の少産傾向や核家族化の進展によって，良いお産へのニーズは高まり，妊娠・出産・育児に関する多くの情報が氾濫している。妊婦がこれらの情報を正しく選択し，必要な知識を得て，健康的な日常の生活行動を行うためには，対象者のセルフケア能力を査定

表2-3 セルフケア能力を査定する視点（がん化学療法時）*

強みになる点を明らかにする

- セルフケアを行う動機づけはどうか
- 自分の身体に注意や関心が向けられるか
- 理解力があるか
- 医療者とコミュニケーションをとる能力があるか
- セルフケアを実行できるか
- セルフケアを日常生活に取り入れていけるか
- 支援者がいるか

強みが発揮できないのはなぜかを明らかにする

- バリアになっていることは何か
- どうすれば強みが発揮できるのか
- セルフケア要求は適切か（患者に必要とされるセルフケアはそれで良いのか）

*母性看護でも活用可能。
出典／荒尾晴惠，他編：スキルアップがん化学療法看護；事例から学ぶセルフケア支援の実際，日本看護協会出版会，2010，
　　p.142-144. を参考に作成．

し，その能力に適した看護ケアの提供が必要である。がん化学療法の看護の実践における
セルフケア能力を査定する視点を表2-3 に示した。この視点では，対象者にとって強みに
なる点と強みが発揮できない点，すなわち促進要因と阻害要因を明らかにし，対象のもつ
セルフケア能力を査定しており，母性看護においても活用できる。

　さらに，セルフケア行動の実践の査定も重要である。ある人にとっては，日常生活にお
いて意識せずに行っているセルフケア行動であっても，ほかの人にとっては実践が困難な
行動もあり，個人差も大きい。そして必要なセルフケア行動は非常に多岐にわたり，その
レベルも多様である。そのため必要とされるセルフケア能力も複雑で，多次元である。対
象者のセルフケア行動を網羅的に評価できるツールはないが，特定の状況におけるセルフ
ケア行動の評価ツールは開発されている。たとえば，妊娠期におけるセルフケア行動の実
践や動機づけを評価するツールとして「妊婦のセルフケア行動意図尺度」[6] や「妊婦セル
フケア動機づけ評定尺度」[7] が開発されているので，これらのツールを用いることにより，
妊娠期に望ましいとされているセルフケア行動がどの程度実践できているかや，セルフケ
ア行動の原動力についての査定は可能である。

2. セルフケア能力の強化

　次に，セルフケア能力を強化する支援としては，情報・知識，技術，サポートの提供が
有効である。セルフケア能力の査定において，促進要因と査定されなかった部分や阻害要
因と査定された部分への看護介入が必要となる。たとえば，体重管理の必要な妊婦に対し
て，「1 日，5000 歩を目標にウォーキングをしましょう」と具体的な行動とその目標数値
を示すことも 1 つの看護ケアである。一方，妊婦に行動の選択方法や目標の立て方を教え，
実際に決定してもらうことも看護ケアである。対象者にとってどのレベルでの援助が有効
か，さらに時間や社会資源の制約を考慮したうえで，セルフケア能力の向上が対象者とそ
の家族の将来の健康の維持・増進につながることも視野に入れた支援が望ましい。

III 自己決定支援に関する看護技術

1. 自己決定とその責任

自己決定とは，自己の生命やライフスタイルなどについて，いくつかの選択肢のなかから意図的に自分の意思で決定することをいう。これは自分の願望や力を認識し，適切な方法を選び，判断し，様々な支援を得ながら自己の要求を具現化していくプロセスである[8]（第3編-第2章-Ⅱ-C「自己決定の尊重」参照）。母性看護において，女性の自己決定を支援する機会は非常に多く，産む／産まないの決定，生殖補助医療，出生前診断など生命にかかわる大きな決断を求められる。

医療において意思決定の方法として，大きく次の3つのタイプに分けられる。①専門家が決定するパターナリズム（paternalism），②専門家と一緒に決めるシェアード・ディシジョンメイキング（shared decision making），③十分な情報を得て自ら自律的に決めるインフォームド・ディシジョンメイキング（informed decision making）である（表2-4）。キャセイン（O'Cathain, A.）らのイギリスにおける調査によると，産科サービスを利用している妊娠28週前後の妊婦および産後8週前後の女性の54％が十分な情報に基づいた選択を行ったと認識していた。その認識は決定時期によって異なり，分娩中の胎児心拍数モニタリングでは31％，ダウン症および二分脊椎のスクリーニング検査は73％であった[9]。このように状況や内容により自己決定の方法は異なる。したがって，対象者には，これらの意思決定の方法があることを提示し，どの方法による意思決定を望んでいるかを把握することも重要である。

「自己決定が成立するためには，周囲の人々は，まず「これはあなたが決定してよいことなのだ」と本人（対象者）に伝え，十分な情報を提供し，本人が理解できたかどうかを確認し，強制や脅迫や誘導がない状況をつくり，それらがないことを確認することを求められる。そのうえで，本人の「自己決定」であることを認め，決定を実現できるように誠実に振る舞い，必要な手段や資源を提供する」[10]。たとえば，分娩時の子宮収縮薬の使用についての意思決定を支援するには，まず自己決定の前提について確認する。その内容は，対象者に意思決定の方法には3つあり，子宮収縮薬を使用するかどうかについて「自分で決定してよい」「自己決定に任されている」ことや「選択肢（使用する／使用しない／使用する場合の方法や薬剤の種類の選択肢）」について理解しているか確認する。その後，対象者に意思を確認する問いかけが行われ，自己決定がなされる。そして，対象者が子宮収縮薬を使用しないと決定した場合，対象者は，自分で決めたことだから自己責任であるとされ，自分1人の力のみでやり遂げることを求められるわけではない。対象者の自己責任は子宮収縮薬を使用しないという決定の責任に限られ，医療者には対象者が決めたことを実現できるように援助する責任がある。医療者は，専門家としての判断のもと，異常を早期発見し

表2-4　意思決定の3つの方法

パターナリズム	医師などの専門家が患者や家族に選択肢を選ぶ能力がないと想定し，意思決定する。専門家が決定した結果だけを伝えるため，提供する情報は少なくなりやすい
シェアード・ディシジョンメイキング	医療者と患者や家族が話し合い，協働して意思決定する方法である。それぞれがもつ情報を共有し，選択肢を選ぶ理由も共有するパートナーとなる
インフォームド・ディシジョンメイキング	患者や家族が自分でより主体的で自律的に意思決定を行うものである。医療者と一緒に決めるのではなく，主治医などに限定せず，多様な医療，医療者以外からも積極的に幅広く情報を収集する

リスクの回避を行うことや，リスク発生時には早急に対処を行う責任を負う。一方，臨床場面では，意思決定には時間をかけた話し合いや情報提供ができずに即決を求められる場合もあることを理解しておく。

2. 意思決定を支えるケア

母性看護において，看護職には，女性の心身の特徴に配慮した意思決定への支援が求められる。そのための方策は次のようである。

1 リプロダクティブ・ヘルスに関する女性の心身の状態への配慮

対象者の状態を十分にアセスメントしたうえで，対象者の理解度に応じた知識や情報提供を行う。十分な時間を確保し，熟考できるように配慮する。対象者の立場での説明のタイミング，時期，場所，その場の雰囲気づくりを心がける。

2 意思表出への支援

対象者との信頼関係を築き，意思を表出しやすい環境をつくる。対象者の経験や価値観にも配慮し，安心して希望が伝えられるよう支える。意思決定に至るまでのプロセスや心理的な葛藤への対処についても承認する。

3 意思の確認と賛同

希望する医療やその選択について，早期からの意思確認が求められる。特に妊娠から出産に至る経過は，予測不可能なことも起こることを念頭において，早い時期から意思を確認する。意思は変化することを念頭に置き，一度の確認で終わらせず，状況の変化に応じて確認していく。決定された内容に賛同するとともに，納得して意思決定できたことを賞賛する。

4 意思決定に影響を与える家族への配慮

対象者の希望する医療や選択がパートナーや家族の意思と対立することもあるため，対象者の選択がどのように家族に影響するのか，意思決定のプロセスへの家族の参画の状況を把握する。

対象者の意思決定を支える看護職の資質や能力として求められるのは，対象者との協力

的なパートナーシップ，最新の情報を手に入れるための文献検索能力やエビデンスを批判的に評価できる能力を備えており，対象者への情報提供に活用できること，コミュニケーション能力，異なった価値観や信念，決定を尊重・擁護し，専門職としての責任を遂行できることである。そして，意思決定のプロセスを振り返り，評価することも大切である。対象者の意思決定方法を把握し，適切な情報の提供やアクセス，話し合いがなされたか，医療介入のガイドラインを根拠とした方法や組織の基準や方針を「正しい選択」として誘導していないかなど，対象者の意思決定を阻害している要因はなかったか振り返る。

3. 開かれた対話による意思決定の支援

1 | ナラティヴクエッショニング

対象者の意思決定のプロセスにおいて，対象者の一人ひとりの状態に合わせたコミュニケーション技術が必要となる。その際に参考になるのが，北欧の家族療法の理論家カール・トム（Tomm, K.）の心理療法におけるクエッショニング（質問法）の分類である。日本においては「**ナラティヴクエッショニング**」と名づけられ，日本の文化的背景を考慮した NBM（narrative based medicine：物語と対話に基づく医療）における対象者の物語を聴くための実践的な質問技法である。

質問は質問の意図（探索的か戦略的か），質問者側の心構え（直線的因果律か円環的因果律か）の組み合わせで4つの種類に分類される[11]。これら4つの質問の構造を図 2-1 に示した。

❶ **リニアクエスチョン**（linear question：刑事の質問）

対象者が原因−結果の直線的因果律の構えをとっている時に探索的に用いる。目的は情報収集であり，いつ，どこで，だれが，何を…という5W（When, Where, What, Who,

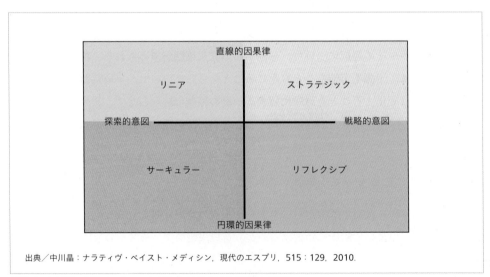

出典／中川晶：ナラティヴ・ベイスト・メディシン，現代のエスプリ，515：129, 2010.

図2-1 ナラティヴクエッショニングにおける4つの質問の構造

Why）1H（How）型の質問である。この質問は，入るのに抵抗がない一方，原因探しに終始する。

❷ **ストラテジッククエスチョン**（strategic question：教師の質問）

対象者が原因−結果の直線的因果律の構えをとっている時に戦略的に用いる。特定の方向に論理的に導くための質問である。この質問は，論理的に考えることが要求される一方，押しつけになりやすい。

リニアクエスチョンとストラテジッククエスチョンの2つは，質問の中身も答えも論理的であるという前提でなされる。一方，医療者は時として医療的な正しさ（論理的であること）から距離を置き，その世界をナラティヴ（物語）として理解することも必要である。円環的因果律（原因と結果が円環的な性質を有し，相互に影響を与え合う）に立って世界観を知ろうとする質問が，次の2つである。

❸ **サーキュラークエスチョン**（circular question：探検隊の質問）

対象者が円環的因果律の構えをとっている時に探索的に用いる。いったいどうなっているのだろう？　というような，開放型の質問である。これは，新しい見方を見つけられる一方，質問が拡散してしまう。

❹ **リフレクシブクエスチョン**（reflexive question：ファシリテーターの質問）

対象者が円環的因果律の構えをとっている時に戦略的に用いる。対象者の世界観を把握したうえで，新たな視点で考えさせるための質問である。これは，新しい解決が見つかる一方，うまくいかないと混乱を招きやすい。

たとえば不安や焦燥感が強い場合，「いつからこのような気持ちになりましたか」「何かきっかけはありましたか」といった質問はリニアクエスチョンである。ストラテジッククエスチョンでは，「このような気持ちをご家族に伝えてみてはどうでしょう」「これまでに同じような気持ちになったときはどうしましたか」のような質問である。そして，サーキュラークエスチョンやリフレクシブクエスチョンは，対象者の世界観に踏み込み対象者の発言から言葉をつなぎ，意味づけていく質問であることから，慎重な対応が必要である。

対象者に向き合うときに，看護職としてどのスタンスから質問を発しているのかを意識する。対象者の意思決定のベースになる思考や認知を探るためにも，状況に合わせて4つの質問を使い分けることや現実的な質問から，思いや人生観にかかわる質問への移行のタイミングを計り，慎重に活用することも望まれる。多様な視点を質問の形で返して，視野を広げられるよう働きかけていく。

Ⅳ ヘルスプロモーション技術

1. ヘルスプロモーションとヘルスリテラシー

　ヘルスプロモーションとは，WHO（世界保健機関）によって「人々が自らの健康とその決定要因をコントロールし改善できるようにするプロセス」と定義されている。母性看護において，個人や集団を対象にこのプロセスを進めていくためには，対象が「知識，価値観，スキルなどの資質や能力」を習得することが重要である。また，個人や集団への働きかけに加えて，周囲の環境を調整すること，さらに，社会環境や法整備に取り組むことも必要である。

　個人や集団を対象とした働きかけを考える際に，キーワードとなるのが，**ヘルスリテラシー**である。WHOのヘルスプロモーション用語集（health promotion glossary）（1998）において，「ヘルスリテラシーとは，健康を保持増進するために，情報を得て理解し，利用するための動機づけと能力を決定する認知的・社会的スキル」と定義されて以来，ヘルスプロモーションにおける新しい概念として，注目されている。健康教育では，ヘルスリテラシーを育てることが重要であり，核となる能力である。

　ヘルスリテラシーの目的は，健康の維持・増進である。そして，ヘルスリテラシーを用いる場面は，病院や診療所などで医療サービスを受ける場面や家庭，地域，学校，職場，経済界，政界とすべての場面が対象となり，健康増進には，個人の能力に加え，集団としての能力が重要である。そして，健康の維持・向上のためには，健康情報の「入手」「理解」

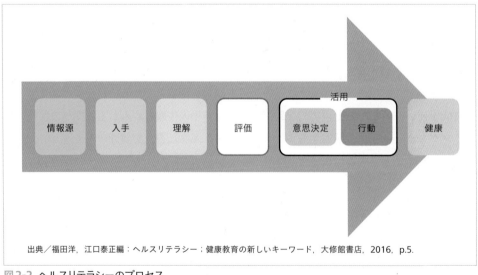

出典／福田洋，江口泰正編：ヘルスリテラシー：健康教育の新しいキーワード，大修館書店，2016，p.5.

図2-2　ヘルスリテラシーのプロセス

表 2-5　ヘルスリテラシーのレベル

❶ 機能的 (functional)　ヘルスリテラシー	● 健康リスクに関する情報（健康・医療情報）や医療システム（病院や診療所など）の活用方法を教えられれば，理解・活用できる能力。たとえば，情報リーフレットや専門家からの説明を理解し活用できること。 ● 個人の健康維持・増進には有効であるが，他者とのコミュニケーションにより集団に広まることは期待できない。
❷ 相互作用的 (interactive)　ヘルスリテラシー	● 人とうまくかかわる能力（ソーシャルスキル）を含み，健康教育などの支援やコミュニケーションにより得られた情報を理解し，個人の健康に活用できる能力や個人がもっている情報を集団のなかで情報交換し，情報を共有できる能力。 ● この能力により個人の健康に関する知識が高まり，さらに情報を得ようとする積極的な態度や自立した活動への意欲や自信が高められる。
❸ 批判的 (critical)　ヘルスリテラシー	● 情報を批判的に分析し，個人の行動に加え健康情報の活用やシステムづくりに関して，社会的，政治的な活動ができる能力。 ● この能力は個人の健康利益のみならず集団利益につながる。 ● 健康教育はこの能力を習得する手段として有効である。

「評価」「活用」という 4 つのプロセスがある（図 2-2）。すなわち，ヘルスリテラシーとは，健康情報についての情報リテラシーを指し，健康や医療に関する情報を入手し，理解し，評価し，活用する力（情報を使うことでより健康に結びつくような，より良い意思決定を行い，コミュニケーションやソーシャルスキルを用いながら行動を起こす実践力）である。母性看護においても病院や診療所，家庭，地域，学校，職場など多様な場面において，ヘルスリテラシーを高め，育てるかかわりが看護職に求められる。

　ヘルスリテラシーのレベルは，ナットビーム（Nutbeam, D.）により，❶機能的ヘルスリテラシー，❷相互作用的ヘルスリテラシー，❸批判的ヘルスリテラシーの 3 つに整理されている（表 2-5）。

2. 日本のヘルスリテラシーの現状

　日本のヘルスリテラシーの程度を把握するために 2013（平成 25）年に 20〜69 歳の男女（1054 人）を対象に，HLS-EU-Q47*日本版を用いて実施された調査の結果，ヘルスリテラシーが不足している人の割合は 85.4% で，ヨーロッパ 8 か国*（8102 人）の調査 47.6% よりも多かった。また，各質問で「難しい」（「やや難しい」と「とても難しい」）と回答した割合は，ヨーロッパ 8 か国の平均よりも高く，その差は平均 21.8 ポイント（最小 3.2，最大 51.5）であった。なかでも，ヘルスケア領域の全般，疾病予防領域やヘルスプロモーション領域の健康情報の評価や活用では差が大きく，健康情報の入手や理解はできても意思決定して行動に移せないという特徴がみられた[12]。また，母性看護領域におけるヘルスリテラシーについては，79 か国を対象とした妊孕性の知識に関する調査では，人間開発指数*

＊ HLS-EU-Q47：European Health Literacy Survey Questionnaire。包括的なヘルスリテラシー測定尺度である。ヘルスケア（病気や症状があるとき，医療の利用場面など），疾病予防（予防接種や検診受診，疾病予防行動など），ヘルスプロモーション（生活環境を評価したり健康のための活動に参加したりするなど）の 3 つの領域にわたり，4 つの健康情報に関する能力（入手，理解，評価，活用）の 12 次元で測定できる。質問は 47 項目で構成されており，「とても簡単」「やや簡単」「やや難しい」「とても難しい」という選択肢で回答する。
＊ ヨーロッパ 8 か国：オーストリア，ブルガリア，ドイツ，ギリシャ，アイルランド，オランダ，ポーランド，スペイン。

高位国においてその知識は最下位となり，妊孕性に関する知識の欠如，40％以上の日本人女性が，40代と30代女性の妊娠率は同等であるという誤った認識をしていた[13]。日本は識字率も高いことから，このようなヘルスリテラシーの課題は，これまで着目されなかった。

ライフサイクルからみた女性の健康課題についても，思春期においては，予期せぬ妊娠や性感染症の予防，月経に伴うセルフケア，成熟期では，不妊，高齢出産，妊産褥婦の異常の予防と早期発見，低出生体重児の出生予防，がん検診の受診率の低さ，虐待，更年期障害や生活習慣病の予防，子どもの健康診査の受診やワクチンの接種，感染予防対策，小児肥満や若年肥満の予防などの次世代育成の課題についても，ヘルスリテラシーとの関係性が考えられ，ヘルスリテラシーの向上が期待される。

3. ヘルスリテラシーと健康行動への動機づけ

健康上の課題を認識し，健康行動を実践するためには，ヘルスリテラシーに加えて健康行動実践の原動力となる動機づけが必要である。日本の初妊婦のセルフケア行動を規定する要因について検討した研究では，妊娠初期や中期のセルフケア行動には内発的動機づけが影響することが示された[14]。すなわち，好奇心，挑戦，楽しさや体力の維持，異常の予防，胎児の発育のためなどの内発的な動機づけは，セルフケア行動の明確な効果が自覚できない妊娠初期や中期の妊婦に対して，行動のきっかけとなる役割を果たしていることが示された。

動機づけは，内発的動機づけと外発的動機づけに分けられる。**内発的動機づけ**は，好奇心や挑戦，目標達成など行動のきっかけが自分にある。それに対し，**外発的動機づけ**は，他者からの承認や賞賛の期待，ほかの人に勧められて，しかられたくないからなど，行動のきっかけは周囲の人にある。たとえば，何かご褒美がもらえることがわかっていると，これまで試みなかった努力をして苦手なことを乗り越えられることもある。この場合，行動のきっかけは，外発的動機づけである。そしてその努力や結果に手応えを感じると，内発的な動機づけが高まり，行動が継続することがある。このように外発的動機づけを自分のなかに吸収し，咀嚼していくプロセスも大切である。すなわち，健康を維持・増進するためには，どのような行動を遂行するのがよいか，その行動につながるレベルの高いヘルスリテラシーとその前提として，動機づけが必要である。看護職は対象者の動機づけとヘルスリテラシーの支援により，対象者がもっている能力を引き出し，主体的な望ましい健康行動実践，さらには目標達成に方向づけることが必要である。

4. 健康教育の方法

ヘルスリテラシーを高めるための健康教育の方法は，その組み合わせや多種の媒体を用

＊ **人間開発指数**：人間開発の3つの側面（保健，教育，所得）の達成度を測り，国の開発のレベルを評価する指標である。

表2-6 健康教育の方法

❶系統学習 （systematic learning）	系統的な知識を論理的に学習し，知識や技能を獲得する。健康情報や知識の蓄積により，多様な場面での判断や活用・応用の選択肢が増す。理解することにより問題解決を見いだしていく学習方法である。
❷問題解決学習 （problem solving learning）	問題を提示し，それを解決するにはどうしたらよいか考えたり，調べたりする一連の作業のなかから原理や原則を学ぶ。問題の解決を中核として，その経験や知識を再構成し自主的な問題解決の能力を高めようとする学習方法である。
❸グループ学習 （group learning）	グループメンバー間の話し合いや交流をとおして，参加者の経験や背景を共有することにより，課題の解決を目指す。相互の共感を共有することにより，学習，動機づけ，必要な態度の形成を図る。グループダイナミクスを活用することで，メンバーの人格的な成長や思考の発展・課題の解決などにつなげることができ，行動変容への効果が大きい。

いることによって，より効果的なプログラムの展開が可能である。各方法の特徴を表2-6に示す。

　対象者が健康問題を有する状態で健康教育に臨む場合，まず，系統学習により，系統化・体系化された知識を習得したうえで，問題解決学習に入るという組み合わせもよく活用される。さらに，問題解決学習においては，個別の問題解決学習に加え，グループ学習を活用して，同じような問題を有する者の経験知や価値観を知ることや多数の意見交換による知識の検証により，課題と向き合い，その原因を追求し，解決方法を考え，行動を遂行するという一連のプロセスのなかで，ヘルスリテラシーが獲得されていく。

5. ヘルスリテラシーの活用と向上

　看護職をはじめとした医療者は，対象者のヘルスリテラシーのレベルによりアプローチの方法は異なる。石川はナットビームの考えを参考に，職場でのヘルスリテラシーを活用する戦略について5つにまとめた（表2-7）。この5つの戦略は，ウエルネス志向の母性看護の領域でも活用できる。

6. 専門家によるわかりやすいコミュニケーション

　アメリカ医師会のヘルスリテラシーについての医師向けマニュアル[15]では，患者の状

表2-7 ヘルスリテラシーのレベルによる活用の戦略

❶ヘルスリテラシーを「知る」	ヘルスリテラシーのレベルの個人差および個人内においても偏りがあることを想定し，そのレベルを把握する。
❷ヘルスリテラシーに「合わせる」	❶の結果をもとに，ヘルスリテラシーのレベルに合わせた学習手法を用いる。
❸ヘルスリテラシーのハードルを「下げる」	ポピュレーション・アプローチ（対象を一部に限定しないで集団全体へアプローチをすることにより，全体としてリスクを下げていこうという考え方）では，情報の理解に必要なヘルスリテラシーの要求レベルを下げ，より多くの人に役立つ情報発信をする。
❹ヘルスリテラシーを「高める」	❶～❸が十分に行われたうえで，個人のヘルスリテラシーを高めることを検討する。個人に合わせてターゲットを絞った内容やレベルでの展開を行う。
❺ヘルスリテラシーを「広める」	医療機関や地域を単位としたヘルスリテラシーを広める活動により，集団のヘルスリテラシーの向上を目指す。

出典／石川ひろの：ヘルスリテラシーを"測る"，健康開発，18(1)：23-49，2013。を参考に作成.

況を理解して，それに合わせた具体的なコミュニケーションの方法として次の❶〜❻を提示している。コミュニケーションの前提として，すべての患者や市民は，健康情報を得たり，理解したりすることが難しいと想定することや，学歴があればヘルスリテラシーがあるという思い込みを捨てることが大切である。

❶ ゆっくりと時間をかけること　コミュニケーションは，ゆっくり話したり，少し時間をかけたりする。

❷ わかりやすい言葉，専門用語以外の言葉を使う　医療者が日常的に同僚と話している言葉は，医学教育を受けていない人には理解できないため，日常会話や家族の間で話されるような言葉を使う。

❸ 絵を見せたり描いたりする　「百聞は一見にしかず」の言葉にあるように，文字や言葉よりも視覚的なイメージは，わかりやすいだけでなく記憶に残りやすい。しかし，絵や写真を見せれば，文字や言葉を書いたり話したりすることが省略できるわけではない。

❹ 1回の情報量を制限して繰り返す　より重要ないくつかの情報に絞り込んでコミュニケーションをとるほうが記憶に残りやすく，患者もそれに基づいて行動できる。また，情報は繰り返すと記憶に残りやすい。医師，看護職，薬剤師，栄養士など，複数の職種で行うのがよい。資料やプリントを使えば，情報を繰り返して提供することになる。資料はなるべくシンプルなものを作る。

❺ ティーチバックを使う　医療者から受けた説明内容を，患者が理解できたかどうかを確認する方法として，**ティーチバック**（teach back）というテクニックを使う。それは，医療者から受けた説明を患者自身の言葉で説明をしてもらい，理解できていることが確認できるまでアプローチを繰り返す。たとえば，「今，私が説明した内容をパートナーであるご主人にも伝えるとしたら，どのようにお話しされますか」と質問し，尋問や試験を受けているような雰囲気をつくらない。患者は「わかりましたか」という質問に対しては，わかっていない場合でも条件反射のように「はい」と答える場合があるため，理解度の確認には適さない。

❻ 質問しても恥ずかしくない環境をつくる　わからないことについて気軽に質問できる雰囲気が大事である。多くの患者が，"ばか"だと思われないようにとか，医師などに迷惑をかけないようにと，わかったふりをすることもある。たとえば，「医学的なことは難しくてわからないことが多いので，わからないことがあれば何でも気軽に聞いてください」と前置きをしてから，説明をする。また，家族や友人に同席してもらいたいかどうかを確認する方法もある。

　さらに，医療者と患者のコミュニケーションの際に，患者が何を質問すればよいかわかりやすいように，重要な3つの質問に絞り込んだ「Ask Me 3（アスクミー・3）」がある。

　次の3項目を患者が医療者に質問し，医療者は回答する。このやりとりにより重要ポイントの整理や理解の促進が期待される。

❶ 私の一番の問題は何なのか？（What is my main problem?）
❷ 私は何をする必要があるのか？（What do I need to do?）
❸ それをすることが私にとってなぜ重要なのか？（Why is it important for me to do this?）

V 母子関係形成に関する看護技術

1. 母親になるための準備

　私たちは幼い頃から少しずつ，そして知らず知らずのうちに親となる準備を始めている。その準備は，生まれた時から組み込まれている部分と，幼い頃から日々の社会生活で人と接する過程で獲得していく部分もある。妊娠して生物学的な母親になるまでの準備について，次の3つの考え方がある。

　まず，①生得的に養育行動を支える生物学的なメカニズムが存在している，要するに，生まれながらに（本能的に）兼ね備えているという考え方である。次は，②母子の安定した愛着関係の成立がほかの人との関係を形成する際の基盤になるという考え方である。愛着（アタッチメント）行動は，赤ちゃんが母親に対して表す親密な行動であり，母親に接近したり，近接状態を積極的に維持しようとしたりする行動と，母親の養育行動や保護行動を引き起こすのに有効な行動が含まれ，赤ちゃんと母親の絆の形成に重要な役割を果たしている。子どもは，母親とのやりとりや，一方的に養育や世話を受けるという経験を基礎に，どれだけ愛してもらえるか，助けてもらえるか，支えてもらえるかなど，母親が自分にとって好ましい安心できる存在だという信頼感を形成していく。そして，この信頼感はほかの人との関係に対しても機能し，仲間への接近や相互交渉を容易にし，信頼感を支えに，自分を取り巻く人との関係を築いていく。さらに，この信頼感は子どもが親になった時に，その子どもとの関係にも影響を及ぼす。幼い頃に安定した温かな親子関係を体験した子どもは，親になった時にその関係を子どもとの関係に移し換え，親子関係を築いていく。要するに，人との関係には連続性があり，特に発達初期の母子関係のあり方が後の対人関係に影響する。

　最後は，③親となる心の準備は，養護性の形成という形で子ども時代から始まるという考え方である。この**養護性**は，相手の健全な発達を促進するための共感性と技能で，子どもやか弱い存在をいたわり，かわいがる心である。これは過去に経験した親子関係に加え，きょうだいとの関係，幼い子どもとのつき合いなど，様々な他者とのかかわりをとおして形成される。

　看護職は，これらの考え方を理解するとともに，これらのみで親になった時の養育態度や養育行動が規定されるわけではないことも理解して援助する。たとえば，子ども自身がもっている感受性，ものを感じ取る力，反応の強さ・速さ，活動水準の高さ，気分やテン

ポといったその子の気質，子どもの性別や，それが親の希望どおりであったか，子どもの病気や早期産で小さく生まれたことなどの要因も，親の養育行動に影響を及ぼす。また，経済状態，引っ越しや離婚などのストレスの高い生活上の出来事，日常的ないらだちなどの程度やまわりの人からのサポートの程度，母親の就労状況なども複雑に影響し合い，養育態度は形成されていく。

2. 妊娠期の支援

　私たちは，所属する集団や社会での立場や地位にふさわしい行動が期待され，要求される。そして多くの人が社会的に期待される役割にふさわしい行動をとろうとする。女性は子どもが生まれると，今まで担っていた職業人，妻，子どもなどの役割に加えて，生まれてきた子どもの親としての役割が増える。それゆえに，妊娠中は母親役割を自分のなかに築き上げるための準備期間であり，看護職の役割は，母親役割の獲得への準備性を高めることである。

1 | 理想の母親像のイメージ化を図る

　養育行動の基盤の一つは，幼い頃に安定した温かな親子関係の体験であることから，自分の母親との関係を見直すような働きかけをする。たとえば，小学校の低学年の時に，母親（または養育者）に世話になったこと，してあげたこと，迷惑をかけたことなどを具体的に想起し，その当時は気づかなかった自分や母親への気持ち，周囲の人の支え，感謝など様々な気持ちを感じ，母親像の再認識を促す。

　さらに，理想の母親像についてイメージすることを促す。これには，他人の行動を観察することによって，その人の行動や特徴を自分のなかに取り入れる**モデリング**という手法を用いる。実在する人のほかに漫画やアニメ，テレビの主人公などあらゆるものがお手本となり，新しい行動様式の獲得や，以前学習したことを強めたり弱めたり，好ましくない行動をなくすなどの効果が期待できる。「理想の母親は？」や「どのようなお母さんになりたいですか？」と問いかけ，頭に浮かんできた人を手がかりに，できるだけ具体的に母親としての将来像がイメージできるように働きかける。モデルが思い浮かばない対象者には，自分のまわりを一人ひとりよく観察して，モデルにふさわしい人がいないか探してみるように勧める。また，父親となる男性と看護職が接する機会は少ないことから，母親を介したアプローチにより，父親像のイメージ化を図ることも試みる。

2 | 妊娠の受容を促す

　女性は，妊娠中に大きな心身の変化を体験する。特に妊娠がわかると，そのうれしさ・幸せ・期待や興奮を経験する一方で，「今，子どもを産むのにふさわしい時期か」「自分には子どもを産む準備ができているか」と不安や戸惑いを感じたり，「子どもを育てていけるか」と責任や緊張を感じたりする。そして，妊娠悪阻が生じるなど，心身ともに新しい

状況への適応を迫られる。看護職は，妊婦の複雑な気持ちに寄り添うことが求められる。

　一方，妊娠が判明した時点で妊娠の受容に関して否定的な態度を示す女性もいることから，対象者が気持ちの整理をしたり表出したりできるように支援する。妊娠していることを強く嫌悪する行動として，自らの腹部を殴打（おうだ）して胎児を傷つけようとする胎児虐待（ぎゃくたい）の報告もあることから，注意が必要である。

3　胎児との愛着形成を支援する

　妊娠中期になると妊婦は，胎動により自分の腹部に自らとは違う存在がいることを実感する。そして，胎児を空想したり，思いやったり，話しかけたりするようになり，胎児との心理的な絆（きずな）を形成し，発展させていく。看護職は胎児との愛着形成が促進するように働きかける。たとえば，妊娠20週になると，胎児は2500Hz以上の音を聞く能力があることや，よく聞いている音に慣れていくといった，胎児の生理や能力に関する情報を提供するとともに，胎児をニックネームで呼びかけたり，おはよう，元気にしてるの，など，ゆっくりと少し大きめの声で区切って話しかける，童謡を歌ったり，絵本を読んだり，音楽を一緒に聴くなどの音を使ったコミュニケーションの方法を具体的に伝える。

　さらには，人は社会的に期待される役割は何だろうかと考え，それを基準に行動することも多いので，まわりの人が「お母さんになるんだね」と声をかけたり，接することによって母親としての自覚が促され育てられる部分も大きい。胎児のことを考えて日常生活を見直したり，健康的な生活を心がけているなどの妊婦の行動の変化に気づき，その変化や実践を承認・賞賛することも有効である。

3. 母子相互作用を促す

　新生児は自分を保護してくれる人との接近・接触を図ろうと，泣き，微笑み（ほほえ），発声，体動などのシグナルを送る。この「保護してくれる人」というのは，多くの場合，母親である。泣くことにより母親を自分のほうに引き寄せ，微笑み・発声・体動により母親の興味を少しでも長く自分に引きつける。そのシグナルに応え，母親との間に相互作用が展開される。また，母親からの抱く，なでる，ほおずりするなどの触覚刺激や，母親の姿や顔を見せるといった視覚刺激，声かけや語りかけなどの聴覚刺激による働きかけで相互作用が始まることもある。このような，母親と子どもの間に相互にとりかわされるシグナル行動とレスポンス行動のやりとりによって，母子間の愛着を深めていく。

　母親から発するシグナルは，抱く，なでる，触れる，とんとんと優しくたたく，ほおずりする，あやす，目を見つめる，語りかける，微笑みかける，授乳する，おむつを交換する，沐浴（もくよく）する，子守歌を歌う，遊ぶなど，いろいろなバリエーションがある。看護職は，母親が子どもから発するシグナルを読み取り，適切なレスポンスができているか，そして，母親のシグナルに対して子どもが発している五感（触覚・聴覚・視覚・嗅覚・味覚）を総動員したレスポンスに気づいているか，互いの作用がうまく機能しているかどうかを把握し，

子どもへの適切なシグナルの発信やレスポンスの方法を具体的にアドバイスする。

　これらの母子相互作用には，扱いやすい／扱いにくいといった子どもの気質，知的能力，出生順位，性差や母親の育児観・母性意識，母親自身が経験した母子関係も影響するため，これらの要因の把握も必要である。

文献

1)　世界保健機関編，武田文和訳：がんの痛みからの解放とパリアティブ・ケア；がん患者の生命へのよき支援のために〈WHOテクニカル・レポート・シリーズ No.804〉，金原出版，1993.（WHO：Cancer pain relief and palliative care, WHO Technical Report Series No.804. Switzerland,1990.）
2)　宮坂忠夫：私の考えるセルフケア，保健の科学，32(6)：334-336，1990.
3)　宗像恒次：最新　行動科学からみた健康と病気，メヂカルフレンド社，1996.
4)　Bahr, J. E.,Kyuger, S. F.：Self-care practices of pregnant women from the central Kansas area，Kansas Nurse, 58(6)：1-2, 21, 1983.
5)　Lewallen, L. P.：Health beliefs and health practices of pregnant women，Journal of obstric, Gynecologic & Neonatal Nursing, 18(3)：245-246, 1989.
6)　眞鍋えみ子，他：妊婦のセルフケア行動意図尺度とセルフケア行動動機づけ評定尺度の作成，健康心理学研究，14(1)：12-22，2001.
7)　前掲6).
8)　日本看護科学学会看護学学術用語検討委員会：看護学を構成する重要な用語集，2011.
9)　O'Cathain A, et al.：Women's perceptions of informed choice in maternity care, Midwifery, 18(2)：136-44, 2002.
10)　江原由美子：自己決定権とジェンダー，岩波書店，2002.
11)　中川晶：ナラティヴ・ベイスト・メディシン，現代のエスプリ，515：121-131，2010.
12)　Nakayama K, et al.：Comprehensive health literacy in Japan is lower than in Europe；a validated Japanese-language assessment of health literacy, BMC Public Health, 15：505, 2015.
13)　Bunting L, et al.：Fertility knowledge and beliefs about fertility treatment: findings from the International Fertility Decision-making Study,Hum Reprod, 28(2)：385-397, 2013.
14)　眞鍋えみ子，他：初妊婦のセルフケア行動を規定する心理・社会的要因の研究（第2報）；セルフケア行動の遂行に関連する要因の検討，東亜臨床心理学研究，1(1)：55-64，2002.
15)　Weiss,B.D.：Health literacy and patient safety；Help patients understand, American Medical Association Foundation, 2007.

参考文献

・荒尾晴惠，他編：スキルアップがん化学療法看護；事例から学ぶセフルケア支援の実際，日本看護協会出版会，2010.
・稲葉佳江，大日向輝美：看護ヘルスアセスメント，メヂカルフレンド社，2011.
・中山和弘，岩本貴編：患者中心の意思決定支援；納得して決めるためのケア，中央法規出版，2011.
・福田洋，江口泰正編：ヘルスリテラシー；健康教育の新しいキーワード，大修館書店，2016.
・眞鍋えみ子，飯田三貴子：こころもからだもお母さんになる，昭和堂，2003.
・谷口一也：ヘルスリテラシーと小学校における健康教育に関する一考察，関西国際大学研究紀要，19：65-75，2018.

参考資料

母子保健法 - 抄 - （昭和40年法律第141号）

第一章　総則

[目的]

第一条　この法律は，母性並びに乳児及び幼児の健康の保持及び増進を図るため，母子保健に関する原理を明らかにするとともに，母性並びに乳児及び幼児に対する保健指導，健康診査，医療その他の措置を講じ，もつて国民保健の向上に寄与することを目的とする。

[母性の尊重]

第二条　母性は，すべての児童がすこやかに生まれ，かつ，育てられる基盤であることにかんがみ，尊重され，かつ，保護されなければならない。

[乳幼児の健康の保持増進]

第三条　乳児及び幼児は，心身ともに健全な人として成長してゆくために，その健康が保持され，かつ，増進されなければならない。

[母性及び保護者の努力]

第四条　母性は，みずからすすんで，妊娠，出産又は育児についての正しい理解を深め，その健康の保持及び増進に努めなければならない。

2　乳児又は幼児の保護者は，みずからすすんで，育児についての正しい理解を深め，乳児又は幼児の健康の保持及び増進に努めなければならない。

[国及び地方公共団体の責務]

第五条　国及び地方公共団体は，母性並びに乳児及び幼児の健康の保持及び増進に努めなければならない。

2　国及び地方公共団体は，母性並びに乳児及び幼児の健康の保持及び増進に関する施策を講ずるに当たつては，当該施策が乳児及び幼児に対する虐待の予防及び早期発見に資するものであることに留意するとともに，その施策を通じて，前三条に規定する母子保健の理念が具現されるように配慮しなければならない。

[用語の定義]

第六条　この法律において「妊産婦」とは，妊娠中又は出産後一年以内の女子をいう。

2　この法律において「乳児」とは，一歳に満たない者をいう。

3　この法律において「幼児」とは，満一歳から小学校就学の始期に達するまでの者をいう。

4　この法律において「保護者」とは，親権を行う者，未成年後見人その他の者で，乳児又は幼児を現に監護する者をいう。

5　この法律において「新生児」とは，出生後二十八日を経過しない乳児をいう。

6　この法律において「未熟児」とは，身体の発育が未熟のまま出生した乳児であつて，正常児が出生時に有す

る諸機能を得るに至るまでのものをいう。

[都道府県児童福祉審議会等の権限]

第七条　児童福祉法（昭和22年法律第164号）第八条第二項に規定する都道府県児童福祉審議会（同条第一項ただし書に規定する都道府県にあつては，地方社会福祉審議会。以下この条において同じ）及び同条第四項に規定する市町村児童福祉審議会は，母子保健に関する事項につき，調査審議するほか，同条第二項に規定する都道府県児童福祉審議会は都道府県知事の，同条第四項に規定する市町村児童福祉審議会は市町村長の諮問にそれぞれ答え，又は関係行政機関に意見を具申することができる。

[都道府県の援助等]

第八条　都道府県は，この法律の規定により市町村が行う母子保健に関する事業の実施に関し，市町村相互間の連絡調整を行い，及び市町村の求めに応じ，その設置する保健所による技術的事項についての指導，助言その他当該市町村に対する必要な技術的援助を行うものとする。

[実施の委託]

第八条の二　市町村は，この法律に基づく母子保健に関する事業の一部について，病院若しくは診療所又は医師，助産師その他適当と認められる者に対し，その実施を委託することができる。

[連携及び調和の確保]

第八条の三　都道府県及び市町村は，この法律に基づく母子保健に関する事業の実施に当たつては，学校保健安全法（昭和33年法律第56号），児童福祉法その他の法令に基づく母性及び児童の保健及び福祉に関する事業との連携及び調和の確保に努めなければならない。

第二章　母子保健の向上に関する措置

[知識の普及]

第九条　都道府県及び市町村は，母性又は乳児若しくは幼児の健康の保持及び増進のため，妊娠，出産又は育児に関し，相談に応じ，個別的又は集団的に，必要な指導及び助言を行い，並びに地域住民の活動を支援すること等により，母子保健に関する知識の普及に努めなければならない。

[保健指導]

第十条　市町村は，妊産婦若しくはその配偶者又は乳児若しくは幼児の保護者に対して，妊娠，出産又は育児に関し，必要な保健指導を行い，又は医師，歯科医師，助産師若しくは保健師について保健指導を受けることを勧奨しなければならない。

［新生児の訪問指導］

第十一条　市町村長は，前条の場合において，当該乳児が新生児であつて，育児上必要があると認めるときは，医師，保健師，助産師又はその他の職員をして当該新生児の保護者を訪問させ，必要な指導を行わせるものとする。ただし，当該新生児につき，第十九条の規定による指導が行われるときは，この限りでない。

2　前項の規定による新生児に対する訪問指導は，当該新生児が新生児でなくなつた後においても，継続することができる。

［健康診査］

第十二条　市町村は，次に掲げる者に対し，厚生労働省令の定めるところにより，健康診査を行わなければならない。

一　満一歳六か月を超え満二歳に達しない幼児

二　満三歳を超え満四歳に達しない幼児

2　前項の厚生労働省令は，健康増進法（平成14年法律第103号）第九条第一項に規定する健康診査等指針（第十六条第四項において単に「健康診査等指針」という）と調和が保たれたものでなければならない。

第十三条　前条の健康診査のほか，市町村は，必要に応じ，妊産婦又は乳児若しくは幼児に対して，健康診査を行い，又は健康診査を受けることを勧奨しなければならない。

2　厚生労働大臣は，前項の規定による妊婦に対する健康診査についての望ましい基準を定めるものとする。

［栄養の摂取に関する援助］

第十四条　市町村は，妊産婦又は乳児若しくは幼児に対して，栄養の摂取につき必要な援助をするように努めるものとする。

［妊娠の届出］

第十五条　妊娠した者は，厚生労働省令で定める事項につき，速やかに，市町村長に妊娠の届出をするようにしなければならない。

［母子健康手帳］

第十六条　市町村は，妊娠の届出をした者に対して，母子健康手帳を交付しなければならない。

2　妊産婦は，医師，歯科医師，助産師又は保健師について，健康診査又は保健指導を受けたときは，その都度，母子健康手帳に必要な事項の記載を受けなければならない。乳児又は幼児の健康診査又は保健指導を受けた当該乳児又は幼児の保護者についても，同様とする。

3　母子健康手帳の様式は，厚生労働省令で定める。

4　前項の厚生労働省令は，健康診査等指針と調和が保たれたものでなければならない。

［妊産婦の訪問指導等］

第十七条　第十三条第一項の規定による健康診査を行つた市町村の長は，その結果に基づき，当該妊産婦の健康状態に応じ，保健指導を要する者については，医師，助産師，保健師又はその他の職員をして，その妊産婦を訪問させて必要な指導を行わせ，妊娠又は出産に支障を及ぼすおそれがある疾病にかかつている疑いのある者については，医師又は歯科医師の診療を受けることを勧奨するものとする。

2　市町村は，妊産婦が前項の勧奨に基づいて妊娠又は出産に支障を及ぼすおそれがある疾病につき医師又は歯科医師の診療を受けるために必要な援助を与えるように努めなければならない。

［産後ケア事業］

第十七条の二　市町村は，出産後一年を経過しない女子及び乳児の心身の状態に応じた保健指導，療養に伴う世話又は育児に関する指導，相談その他の援助（以下この項において「産後ケア」という）を必要とする出産後一年を経過しない女子及び乳児につき，次の各号のいずれかに掲げる事業（以下この条において「産後ケア事業」という）を行うよう努めなければならない。

一　病院，診療所，助産所その他厚生労働省令で定める施設であつて，産後ケアを行うもの（次号において「産後ケアセンター」という）に産後ケアを必要とする出産後一年を経過しない女子及び乳児を短期間入所させ，産後ケアを行う事業

二　産後ケアセンターその他の厚生労働省令で定める施設に産後ケアを必要とする出産後一年を経過しない女子及び乳児を通わせ，産後ケアを行う事業

三　産後ケアを必要とする出産後一年を経過しない女子及び乳児の居宅を訪問し，産後ケアを行う事業

2　市町村は，産後ケア事業を行うに当たつては，産後ケア事業の人員，設備及び運営に関する基準として厚生労働省令で定める基準に従つて行わなければならない。

3　市町村は，産後ケア事業の実施に当たつては，妊娠中から出産後に至る支援を切れ目なく行う観点から，第二十二条第一項に規定する母子健康包括支援センターその他の関係機関との必要な連絡調整並びにこの法律に基づく母子保健に関する他の事業並びに児童福祉法その他の法令に基づく母性及び乳児の保健及び福祉に関する事業との連携を図ることにより，妊産婦及び乳児に対する支援の一体的な実施その他の措置を講ずるよう努めなければならない。

［低体重児の届出］

第十八条　体重が二千五百グラム未満の乳児が出生したときは，その保護者は，速やかに，その旨をその乳児の現在地の市町村に届け出なければならない。

［未熟児の訪問指導］

第十九条　市町村長は，その区域内に現在地を有する未熟児について，養育上必要があると認めるときは，医師，保健師，助産師又はその他の職員をして，その未熟児

の保護者を訪問させ，必要な指導を行わせるものとする。

2　第十一条第二項の規定は，前項の規定による訪問指導に準用する。

［健康診査に関する情報の提供の求め］

第十九条の二　市町村は，妊産婦若しくは乳児若しくは幼児であつて，かつて当該市町村以外の市町村（以下この項において「他の市町村」という）に居住していた者又は当該妊産婦の配偶者若しくは当該乳児若しくは幼児の保護者に対し，第十条の保健指導，第十一条，第十七条第一項若しくは前条の訪問指導，第十二条第一項若しくは第十三条第一項の健康診査又は第二十二条第二項第二号から第五号までに掲げる事業を行うために必要があると認めるときは，当該他の市町村に対し，厚生労働省令で定めるところにより，当該妊産婦又は乳児若しくは幼児に対する第十二条第一項又は第十三条第一項の健康診査に関する情報の提供を求めることができる。

2　市町村は，前項の規定による情報の提供の求めについては，電子情報処理組織を使用する方法その他の情報通信の技術を利用する方法であつて厚生労働省令で定めるものにより行うよう努めなければならない。

［養育医療］

第二十条　市町村は，養育のため病院又は診療所に入院することを必要とする未熟児に対し，その養育に必要な医療（以下「養育医療」という）の給付を行い，又はこれに代えて養育医療に要する費用を支給することができる。

2　前項の規定による費用の支給は，養育医療の給付が困難であると認められる場合に限り，行なうことができる。

3　養育医療の給付の範囲は，次のとおりとする。

一　診察

二　薬剤又は治療材料の支給

三　医学的処置，手術及びその他の治療

四　病院又は診療所への入院及びその療養に伴う世話その他の看護

五　移送

4　養育医療の給付は，都道府県知事が次項の規定により指定する病院若しくは診療所又は薬局（以下「指定養育医療機関」という）に委託して行うものとする。

5　都道府県知事は，病院若しくは診療所又は薬局の開設者の同意を得て，第一項の規定による養育医療を担当させる機関を指定する。

6　第一項の規定により支給する費用の額は，次項の規定により準用する児童福祉法第十九条の十二の規定により指定養育医療機関が請求することができる診療報酬の例により算定した額のうち，本人及びその扶養義務者（民法（明治29年法律第89号）に定める扶養義務者をいう。第二十一条の四第一項において同じ）が負担すること

とができないと認められる額とする。

7　児童福祉法第十九条の十二，第十九条の二十及び第二十一条の三の規定は養育医療の給付について，同法第二十条第七項及び第八項並びに第二十一条の規定は指定養育医療機関について，それぞれ準用する。この場合において，同法第十九条の十二中「診療方針」とあるのは「診療方針及び診療報酬」と，同法第十九条の二十（第二項を除く）中「小児慢性特定疾病医療費の」とあるのは「診療報酬の」と，同条第一項中「第十九条の三第十項」とあるのは「母子保健法第二十条第七項において読み替えて準用する第十九条の十二」と，同条第四項中「都道府県」とあるのは「市町村」と，同法第二十一条の三第二項中「都道府県の」とあるのは「市町村の」と読み替えるものとする。

［医療施設の整備］

第二十条の二　国及び地方公共団体は，妊産婦並びに乳児及び幼児の心身の特性に応じた高度の医療が適切に提供されるよう，必要な医療施設の整備に努めなければならない。

［調査研究の推進］

第二十条の三　国は，乳児及び幼児の障害の予防のための研究その他母性並びに乳児及び幼児の健康の保持及び増進のため必要な調査研究の推進に努めなければならない。

［費用の支弁］

第二十一条　市町村が行う第十二条第一項の規定による健康診査に要する費用及び第二十条の規定による措置に要する費用は，当該市町村の支弁とする。

［都道府県の負担］

第二十一条の二　都道府県は，政令の定めるところにより，前条の規定により市町村が支弁する費用のうち，第二十条の規定による措置に要する費用については，その四分の一を負担するものとする。

［国の負担］

第二十一条の三　国は，政令の定めるところにより，第二十一条の規定により市町村が支弁する費用のうち，第二十条の規定による措置に要する費用については，その二分の一を負担するものとする。

［費用の徴収］

第二十一条の四　第二十条の規定による養育医療の給付に要する費用を支弁した市町村長は，当該措置を受けた者又はその扶養義務者から，その負担能力に応じて，当該措置に要する費用の全部又は一部を徴収することができる。

2　前項の規定による費用の徴収は，徴収されるべき者の居住地又は財産所在地の市町村に嘱託することができる。

3　第一項の規定により徴収される費用を，指定の期限内に納付しない者があるときは，地方税の滞納処分の

例により処分することができる。この場合における徴収金の先取特権の順位は、国税及び地方税に次ぐものとする。

第三章　母子健康包括支援センター

第二十二条　市町村は、必要に応じ、母子健康包括支援センターを設置するように努めなければならない。

2　母子健康包括支援センターは、第一号から第四号までに掲げる事業を行い、又はこれらの事業に併せて第五号に掲げる事業を行うことにより、母性並びに乳児及び幼児の健康の保持及び増進に関する包括的な支援を行うことを目的とする施設とする。
　一　母性並びに乳児及び幼児の健康の保持及び増進に関する支援に必要な実情の把握を行うこと。
　二　母子保健に関する各種の相談に応ずること。
　三　母性並びに乳児及び幼児に対する保健指導を行うこと。
　四　母性及び児童の保健医療又は福祉に関する機関との連絡調整その他母性並びに乳児及び幼児の健康の保持及び増進に関し、厚生労働省令で定める支援を行うこと。
　五　健康診査、助産その他の母子保健に関する事業を行うこと（前各号に掲げる事業を除く）。

3　市町村は、母子健康包括支援センターにおいて、第九条の相談、指導及び助言並びに第十条の保健指導を行うに当たつては、児童福祉法第二十一条の十一第一項の情報の収集及び提供、相談並びに助言並びに同条第二項のあつせん、調整及び要請と一体的に行うように努めなければならない。

母子保健法施行規則 -抄-（昭和40年厚生省令第55号）

［健康診査］

第二条　母子保健法（昭和40法律第141号。以下「法」という）第十二条の規定による満一歳六か月を超え満二歳に達しない幼児に対する健康診査は、次の各号に掲げる項目について行うものとする。
　一　身体発育状況
　二　栄養状態
　三　脊柱及び胸郭の疾病及び異常の有無
　四　皮膚の疾病の有無
　五　歯及び口腔の疾病及び異常の有無
　六　四肢運動障害の有無
　七　精神発達の状況
　八　言語障害の有無
　九　予防接種の実施状況
　十　育児上問題となる事項
　十一　その他の疾病及び異常の有無

2　法第十二条の規定による満三歳を超え満四歳に達しない幼児に対する健康診査は、次の各号に掲げる項目について行うものとする。
　一　身体発育状況
　二　栄養状態
　三　脊柱及び胸郭の疾病及び異常の有無
　四　皮膚の疾病の有無
　五　眼の疾病及び異常の有無
　六　耳、鼻及び咽頭の疾病及び異常の有無
　七　歯及び口腔の疾病及び異常の有無
　八　四肢運動障害の有無
　九　精神発達の状況
　十　言語障害の有無
　十一　予防接種の実施状況
　十二　育児上問題となる事項
　十三　その他の疾病及び異常の有無

［妊娠の届出］

第三条　法第十五条の厚生労働省令で定める事項は、次のとおりとする。
　一　届出年月日
　二　氏名、年齢、個人番号（行政手続における特定の個人を識別するための番号の利用等に関する法律（平成25年法律第27号）第二条第五項に規定する個人番号をいう）及び職業
　三　居住地
　四　妊娠月数
　五　医師又は助産師の診断又は保健指導を受けたときは、その氏名
　六　性病及び結核に関する健康診断の有無

［母子健康手帳の様式］

第七条　法第十六条第三項の厚生労働省令で定める母子健康手帳の様式は、様式第三号又はその他これに類するものであつて厚生労働大臣が定めるもの、及び次の各号に掲げる事項を記載したものによる。
　一　日常生活上の注意、健康診査の受診勧奨、栄養の摂取方法、歯科衛生等妊産婦の健康管理に当たり必要な情報
　二　育児上の注意、疾病予防、栄養の摂取方法等新生児の養育に当たり必要な情報
　三　育児上の注意、疾病予防、栄養の摂取方法、歯科衛生等乳幼児の養育に当たり必要な情報
　四　予防接種の種類、接種時期、接種に当たつての注意等予防接種に関する情報
　五　母子保健に関する制度の概要、児童憲章等母子

生殖補助医療の提供等及びこれにより出生した子の親子関係に関する民法の特例に関する法律 - 抄 - （令和2年法律第76号）

第一章　総則

[定義]

第二条　この法律において「生殖補助医療」とは，人工授精又は体外受精若しくは体外受精胚移植を用いた医療をいう。

2　前項において「人工授精」とは，男性から提供され，処置された精子を，女性の生殖器に注入することをいい，「体外受精」とは，女性の卵巣から採取され，処置された未受精卵を，男性から提供され，処置された精子により受精させることをいい，「体外受精胚移植」とは，体外受精により生じた胚を女性の子宮に移植することをいう。

第二章　生殖補助医療の提供等

[基本理念]

第三条　生殖補助医療は，不妊治療として，その提供を受ける者の心身の状況等に応じて，適切に行われるようにするとともに，これにより懐胎及び出産をすることとなる女性の健康の保護が図られなければならない。

2　生殖補助医療の実施に当たっては，必要かつ適切な説明が行われ，各当事者の十分な理解を得た上で，その意思に基づいて行われるようにしなければならない。

3　生殖補助医療に用いられる精子又は卵子の採取，管理等については，それらの安全性が確保されるようにしなければならない。

4　生殖補助医療により生まれる子については，心身ともに健やかに生まれ，かつ，育つことができるよう必要な配慮がなされるものとする。

[医療関係者の責務]

第五条　医師その他の医療関係者は，第三条の基本理念を踏まえ，良質かつ適切な生殖補助医療を提供するよう努めなければならない。

第三章　生殖補助医療により出生した子の親子関係に関する民法の特例

[他人の卵子を用いた生殖補助医療により出生した子の母]

第九条　女性が自己以外の女性の卵子（その卵子に由来する胚を含む）を用いた生殖補助医療により子を懐胎し，出産したときは，その出産をした女性をその子の母とする。

[他人の精子を用いる生殖補助医療に同意をした夫による嫡出の否認の禁止]

第十条　妻が，夫の同意を得て，夫以外の男性の精子（その精子に由来する胚を含む）を用いた生殖補助医療により懐胎した子については，夫は，民法第七百七十四条の規定にかかわらず，その子が嫡出であることを否認することができない。

母体保護法 - 抄 - （昭和23年法律第156号）

第一章　総則

[この法律の目的]

第一条　この法律は，不妊手術及び人工妊娠中絶に関する事項を定めること等により，母性の生命健康を保護することを目的とする。

[定義]

第二条　この法律で不妊手術とは，生殖腺を除去することなしに，生殖を不能にする手術で厚生労働省令をもつて定めるものをいう。

2　この法律で人工妊娠中絶とは，胎児が，母体外において，生命を保続することのできない時期に，人工的に，胎児及びその附属物を母体外に排出することをいう。

第二章　不妊手術

第三条　医師は，次の各号の一に該当する者に対して，本人の同意及び配偶者（届出をしていないが，事実上婚姻関係と同様な事情にある者を含む。以下同じ）があるときはその同意を得て，不妊手術を行うことができる。ただし，未成年者については，この限りでない。

一　妊娠又は分娩が，母体の生命に危険を及ぼすおそれのあるもの

二　現に数人の子を有し，かつ，分娩ごとに，母体の健康度を著しく低下するおそれのあるもの

2　前項各号に掲げる場合には，その配偶者についても同項の規定による不妊手術を行うことができる。

3　第一項の同意は，配偶者が知れないとき又はその意

思を表示することができないときは本人の同意だけで足りる。

第三章　母性保護

[医師の認定による人工妊娠中絶]

第十四条　都道府県の区域を単位として設立された公益社団法人たる医師会の指定する医師（以下「指定医師」という）は，次の各号の一に該当する者に対して，本人及び配偶者の同意を得て，人工妊娠中絶を行うことができる。

　一　妊娠の継続又は分娩が身体的又は経済的理由により母体の健康を著しく害するおそれのあるもの

　二　暴行若しくは脅迫によつて又は抵抗若しくは拒絶することができない間に姦淫されて妊娠したもの

2　前項の同意は，配偶者が知れないとき若しくはその意思を表示することができないとき又は妊娠後に配偶者がなくなつたときには本人の同意だけで足りる。

[受胎調節の実地指導]

第十五条　女子に対して厚生労働大臣が指定する避妊用の器具を使用する受胎調節の実地指導は，医師のほかは，都道府県知事の指定を受けた者でなければ業として行つてはならない。ただし，子宮腔内に避妊用の器具を挿入する行為は，医師でなければ業として行つてはならない。

2　前項の都道府県知事の指定を受けることができる者は，厚生労働大臣の定める基準に従つて都道府県知事の認定する講習を終了した助産師，保健師又は看護師とする。

3　前二項に定めるものの外，都道府県知事の指定又は認定に関して必要な事項は，政令でこれを定める。

第六章　届出, 禁止その他

[届出]

第二十五条　医師又は指定医師は，第三条第一項又は第十四条第一項の規定によつて不妊手術又は人工妊娠中絶を行つた場合は，その月中の手術の結果を取りまとめて翌月十日までに，理由を記して，都道府県知事に届け出なければならない。

[通知]

第二十六条　不妊手術を受けた者は，婚姻しようとするときは，その相手方に対して，不妊手術を受けた旨を通知しなければならない。

[秘密の保持]

第二十七条　不妊手術又は人工妊娠中絶の施行の事務に従事した者は，職務上知り得た人の秘密を，漏らしてはならない。その職を退いた後においても同様とする。

[禁止]

第二十八条　何人も，この法律の規定による場合の外，故なく，生殖を不能にすることを目的として手術又はレントゲン照射を行つてはならない。

児童福祉法 - 抄 - （昭和22年法律第164号）

第一章　総則

第一条　全て児童は，児童の権利に関する条約の精神にのつとり，適切に養育されること，その生活を保障されること，愛され，保護されること，その心身の健やかな成長及び発達並びにその自立が図られることその他の福祉を等しく保障される権利を有する。

第二条　全て国民は，児童が良好な環境において生まれ，かつ，社会のあらゆる分野において，児童の年齢及び発達の程度に応じて，その意見が尊重され，その最善の利益が優先して考慮され，心身ともに健やかに育成されるよう努めなければならない。

2　児童の保護者は，児童を心身ともに健やかに育成することについて第一義的責任を負う。

3　国及び地方公共団体は，児童の保護者とともに，児童を心身ともに健やかに育成する責任を負う。

第三条　前二条に規定するところは，児童の福祉を保障するための原理であり，この原理は，すべて児童に関する法令の施行にあたつて，常に尊重されなければならない。

第二節　定義

第六条の三　この法律で，児童自立生活援助事業とは，次に掲げる者に対しこれらの者が共同生活を営むべき住居における相談その他の日常生活上の援助及び生活指導並びに就業の支援（以下「児童自立生活援助」という）を行い，あわせて児童自立生活援助の実施を解除された者に対し相談その他の援助を行う事業をいう。

　一　義務教育を終了した児童又は児童以外の満二十歳に満たない者であつて，措置解除者等（第二十七条第一項第三号に規定する措置（政令で定めるものに限る）を解除された者その他政令で定める者をいう。次号において同じ）であるもの（以下「満二十歳未満義務教育終了児童等」という）

　二　学校教育法第五十条に規定する高等学校の生徒，同法第八十三条に規定する大学の学生その他の厚生労働省令で定める者であつて，満二十歳に達した日から満二十二歳に達する日の属する年度の末日までの間にあるもの（満二十歳に達する日の前日において児童自立生活援助が行われていた満二十歳未満義務教育終了児童等であつたものに限る）のうち，措置解除者等である

もの（以下「満二十歳以上義務教育終了児童等」という）

〈略〉

4　この法律で, 乳児家庭全戸訪問事業とは, 一の市町村の区域内における原則として全ての乳児のいる家庭を訪問することにより, 厚生労働省令で定めるところにより, 子育てに関する情報の提供並びに乳児及びその保護者の心身の状況及び養育環境の把握を行うほか, 養育についての相談に応じ, 助言その他の援助を行う事業をいう。

5　この法律で, 養育支援訪問事業とは, 厚生労働省令で定めるところにより, 乳児家庭全戸訪問事業の実施その他により把握した保護者の養育を支援することが特に必要と認められる児童（第八項に規定する要保護児童に該当するものを除く。以下「要支援児童」という）若しくは保護者に監護させることが不適当であると認められる児童及びその保護者又は出産後の養育について出産前において支援を行うことが特に必要と認められる妊婦（以下「特定妊婦」という）（以下「要支援児童等」という）に対し, その養育が適切に行われるよう, 当該要支援児童等の居宅において, 養育に関する相談, 指導, 助言その他必要な支援を行う事業をいう。

〈略〉

8　この法律で, 小規模住居型児童養育事業とは, 第二十七条第一項第三号の措置に係る児童について, 厚生労働省令で定めるところにより, 保護者のない児童又は保護者に監護させることが不適当であると認められる児童（以下「要保護児童」という）の養育に関し相当の経験を有する者その他の厚生労働省令で定める者（次条に規定する里親を除く）の住居において養育を行う事業をいう。

〈略〉

第二章　福祉の保障

第一節　療育の指導, 小児慢性特定疾病医療費の支給等
第一款　療育の指導

第十九条　保健所長は, 身体に障害のある児童につき, 診査を行ない, 又は相談に応じ, 必要な療育の指導を行なわなければならない。

2　保健所長は, 疾病により長期にわたり療養を必要とする児童につき, 診査を行い, 又は相談に応じ, 必要な療育の指導を行うことができる。

3　保健所長は, 身体障害者福祉法（昭和24年法律第283号）第十五条第四項の規定により身体障害者手帳の交付を受けた児童（身体に障害のある十五歳未満の児童については, 身体障害者手帳の交付を受けたその保護者とする。以下同じ）につき, 同法第十六条第二項第一号又は第二号に掲げる事由があると認めるときは, その旨を都道府県知事に報告しなければならない。

第二款　小児慢性特定疾病医療費の支給
第一目　小児慢性特定疾病医療費の支給

第十九条の二　都道府県は, 次条第三項に規定する医療費支給認定（以下この条において「医療費支給認定」という）に係る小児慢性特定疾病児童又は医療費支給認定を受けた成年患者（以下この条において「医療費支給認定患者」という）が, 次条第六項に規定する医療費支給認定の有効期間内において, 指定小児慢性特定疾病医療機関（同条第五項の規定により定められたものに限る）から当該医療費支給認定に係る小児慢性特定疾病医療支援（以下「指定小児慢性特定疾病医療支援」という）を受けたときは, 厚生労働省令で定めるところにより, 当該小児慢性特定疾病児童に係る同条第七項に規定する医療費支給認定保護者（次項において「医療費支給認定保護者」という）又は当該医療費支給認定患者に対し, 当該指定小児慢性特定疾病医療支援に要した費用について, 小児慢性特定疾病医療費を支給する。

〈略〉

第三款　療育の給付

第二十条　都道府県は, 結核にかかつている児童に対し, 療養に併せて学習の援助を行うため, これを病院に入院させて療育の給付を行うことができる。

2　療育の給付は, 医療並びに学習及び療養生活に必要な物品の支給とする。

3　前項の医療は, 次に掲げる給付とする。

一　診察

二　薬剤又は治療材料の支給

三　医学的処置, 手術及びその他の治療並びに施術

四　病院又は診療所への入院及びその療養に伴う世話その他の看護

五　移送

4　第二項の医療に係る療育の給付は, 都道府県知事が次項の規定により指定する病院（以下「指定療育機関」という）に委託して行うものとする。

5　都道府県知事は, 病院の開設者の同意を得て, 第二項の医療を担当させる機関を指定する。

6　前項の指定は, 政令で定める基準に適合する病院について行うものとする。

7　指定療育機関は, 三十日以上の予告期間を設けて, その指定を辞退することができる。

8　都道府県知事は, 指定療育機関が第六項の規定に基づく政令で定める基準に適合しなくなつたとき, 次条の規定に違反したとき, その他指定療育機関に第二項の医療を担当させるについて著しく不適当であると認められる理由があるときは, その指定を取り消すことができる。

第二十一条　指定療育機関は, 厚生労働大臣の定めるところにより, 前条第二項の医療を担当しなければならない。

〈略〉

第二節　居宅生活の支援
第五款　障害児通所支援及び障害福祉サービスの措置

第二十一条の六　市町村は，障害児通所支援又は障害者の日常生活及び社会生活を総合的に支援するための法律第五条第一項に規定する障害福祉サービス（以下「障害福祉サービス」という）を必要とする障害児の保護者が，やむを得ない事由により障害児通所給付費若しくは特例障害児通所給付費又は同法に規定する介護給付費若しくは特例介護給付費（第五十六条の六第一項において「介護給付費等」という）の支給を受けることが著しく困難であると認めるときは，当該障害児につき，政令で定める基準に従い，障害児通所支援若しくは障害福祉サービスを提供し，又は当該市町村以外の者に障害児通所支援若しくは障害福祉サービスの提供を委託することができる。

第六款　子育て支援事業

第二十一条の八　市町村は，次条に規定する子育て支援事業に係る福祉サービスその他地域の実情に応じたきめ細かな福祉サービスが積極的に提供され，保護者が，その児童及び保護者の心身の状況，これらの者の置かれている環境その他の状況に応じて，当該児童を養育するために最も適切な支援が総合的に受けられるように，福祉サービスを提供する者又はこれに参画する者の活動の連携及び調整を図るようにすることその他の地域の実情に応じた体制の整備に努めなければならない。

第二十一条の九　市町村は，児童の健全な育成に資するため，その区域内において，放課後児童健全育成事業，子育て短期支援事業，乳児家庭全戸訪問事業，養育支援訪問事業，地域子育て支援拠点事業，一時預かり事業，病児保育事業及び子育て援助活動支援事業並びに次に掲げる事業であつて主務省令で定めるもの（以下「子育て支援事業」という）が着実に実施されるよう，必要な措置の実施に努めなければならない。

　一　児童及びその保護者又はその他の者の居宅において保護者の児童の養育を支援する事業
　二　保育所その他の施設において保護者の児童の養育を支援する事業
　三　地域の児童の養育に関する各般の問題につき，保護者からの相談に応じ，必要な情報の提供及び助言を行う事業

〈略〉

第二十一条の十の二　市町村は，児童の健全な育成に資するため，乳児家庭全戸訪問事業及び養育支援訪問事業を行うよう努めるとともに，乳児家庭全戸訪問事業により要支援児童等（特定妊婦を除く）を把握したとき又は当該市町村の長が第二十六条第一項第三号の規定による送致若しくは同項第八号の規定による通知若しくは

児童虐待の防止等に関する法律第八条第二項第二号の規定による送致若しくは同項第四号の規定による通知を受けたときは，養育支援訪問事業の実施その他の必要な支援を行うものとする。

2　市町村は，母子保健法（昭和40年法律第141号）第十条，第十一条第一項若しくは第二項（同法第十九条第二項において準用する場合を含む），第十七条第一項又は第十九条第一項の指導に併せて，乳児家庭全戸訪問事業を行うことができる。

3　市町村は，乳児家庭全戸訪問事業又は養育支援訪問事業の事務の全部又は一部を当該市町村以外の厚生労働省令で定める者に委託することができる。

4　前項の規定により行われる乳児家庭全戸訪問事業又は養育支援訪問事業の事務に従事する者又は従事していた者は，その事務に関して知り得た秘密を漏らしてはならない。

第二十一条の十の三　市町村は，乳児家庭全戸訪問事業又は養育支援訪問事業の実施に当たつては，母子保健法に基づく母子保健に関する事業との連携及び調和の確保に努めなければならない。

第二十一条の十の四　都道府県知事は，母子保健法に基づく母子保健に関する事業又は事務の実施に際して要支援児童等と思われる者を把握したときは，これを当該者の現在地の市町村長に通知するものとする。

第二十一条の十の五　病院，診療所，児童福祉施設，学校その他児童又は妊産婦の医療，福祉又は教育に関する機関及び医師，歯科医師，保健師，助産師，看護師，児童福祉施設の職員，学校の教職員その他児童又は妊産婦の医療，福祉又は教育に関連する職務に従事する者は，要支援児童等と思われる者を把握したときは，当該者の情報をその現在地の市町村に提供するよう努めなければならない。

2　刑法の秘密漏示罪の規定その他の守秘義務に関する法律の規定は，前項の規定による情報の提供をすることを妨げるものと解釈してはならない。

第二十一条の十一　市町村は，子育て支援事業に関し必要な情報の収集及び提供を行うとともに，保護者から求めがあつたときは，当該保護者の希望，その児童の養育の状況，当該児童に必要な支援の内容その他の事情を勘案し，当該保護者が最も適切な子育て支援事業の利用ができるよう，相談に応じ，必要な助言を行うものとする。

2　市町村は，前項の助言を受けた保護者から求めがあつた場合には，必要に応じて，子育て支援事業の利用についてあつせん又は調整を行うとともに，子育て支援事業を行う者に対し，当該保護者の利用の要請を行うものとする。

3　市町村は，第一項の情報の収集及び提供，相談並びに助言並びに前項のあつせん，調整及び要請の事務

を当該市町村以外の者に委託することができる。

4　子育て支援事業を行う者は，前三項の規定により行われる情報の収集，あつせん，調整及び要請に対し，できる限り協力しなければならない。

第二十一条の十二　前条第三項の規定により行われる情報の提供，相談及び助言並びにあつせん，調整及び要請の事務（次条及び第二十一条の十四第一項において「調整等の事務」という）に従事する者又は従事していた者は，その事務に関して知り得た秘密を漏らしてはならない。

〈略〉

第三節　助産施設，母子生活支援施設及び保育所への入所等

第二十二条　都道府県，市及び福祉事務所を設置する町村（以下「都道府県等」という）は，それぞれその設置する福祉事務所の所管区域内における妊産婦が，保健上必要があるにもかかわらず，経済的理由により，入院助産を受けることができない場合において，その妊産婦から申込みがあつたときは，その妊産婦に対し助産施設において助産を行わなければならない。ただし，付近に助産施設がない等やむを得ない事由があるときは，この限りでない。

2　前項に規定する妊産婦であつて助産施設における助産の実施（以下「助産の実施」という）を希望する者は，厚生労働省令の定めるところにより，入所を希望する助産施設その他厚生労働省令の定める事項を記載した申込書を都道府県等に提出しなければならない。この場合において，助産施設は，厚生労働省令の定めるところにより，当該妊産婦の依頼を受けて，当該申込書の提出を代わつて行うことができる。

〈略〉

第六節　要保護児童の保護措置等

第二十五条　要保護児童を発見した者は，これを市町村，都道府県の設置する福祉事務所若しくは児童相談所又は児童委員を介して市町村，都道府県の設置する福祉事務所若しくは児童相談所に通告しなければならない。ただし，罪を犯した満十四歳以上の児童については，この限りでない。この場合においては，これを家庭裁判所に通告しなければならない。

2　刑法の秘密漏示罪の規定その他の守秘義務に関する法律の規定は，前項の規定による通告をすることを妨げるものと解釈してはならない。

第二十五条の二　地方公共団体は，単独で又は共同して，要保護児童（第三十一条第四項に規定する延長者及び第三十三条第十項に規定する保護延長者を含む。次項において同じ）の適切な保護又は要支援児童若しくは特定妊婦への適切な支援を図るため，関係機関，関係団体及び児童の福祉に関連する職務に従事する者その他の関係者（以下「関係機関等」という）により構成される要保護児童対策地域

協議会（以下「協議会」という）を置くように努めなければならない。

2　協議会は，要保護児童若しくは要支援児童及びその保護者又は特定妊婦（以下この項及び第五項において「支援対象児童等」という）に関する情報その他要保護児童の適切な保護又は要支援児童若しくは特定妊婦への適切な支援を図るために必要な情報の交換を行うとともに，支援対象児童等に対する支援の内容に関する協議を行うものとする。

〈略〉

5　要保護児童対策調整機関は，協議会に関する事務を総括するとともに，支援対象児童等に対する支援が適切に実施されるよう，厚生労働省令で定めるところにより，支援対象児童等に対する支援の実施状況を的確に把握し，必要に応じて，児童相談所，養育支援訪問事業を行う者，母子保健法第二十二条第一項に規定する母子健康包括支援センターその他の関係機関等との連絡調整を行うものとする。

〈略〉

第二十五条の三　協議会は，前条第二項に規定する情報の交換及び協議を行うため必要があると認めるときは，関係機関等に対し，資料又は情報の提供，意見の開陳その他必要な協力を求めることができる。

〈略〉

第二十五条の八　都道府県の設置する福祉事務所の長は，第二十五条第一項の規定による通告又は前条第二項第二号若しくは次条第一項第四号の規定による送致を受けた児童及び相談に応じた児童，その保護者又は妊産婦について，必要があると認めたときは，次の各号のいずれかの措置を採らなければならない。

一　第二十七条の措置を要すると認める者並びに医学的，心理学的，教育学的，社会学的及び精神保健上の判定を要すると認める者は，これを児童相談所に送致すること。

二　児童又はその保護者をその福祉事務所の知的障害者福祉司又は社会福祉主事に指導させること。

三　保育の利用等（助産の実施，母子保護の実施又は保育の利用若しくは第二十四条第五項の規定による措置をいう。以下同じ）が適当であると認める者は，これをそれぞれその保育の利用等に係る都道府県又は市町村の長に報告し，又は通知すること。

四　児童自立生活援助の実施が適当であると認める児童は，これをその実施に係る都道府県知事に報告すること。

五　第二十一条の六の規定による措置が適当であると認める者は，これをその措置に係る市町村の長に報告し，又は通知すること。

配偶者からの暴力の防止及び被害者の保護等に関する法律

- 抄 - (平成13年法律第31号)

第一章　総則

[定義]

第一条　この法律において「配偶者からの暴力」とは，配偶者からの身体に対する暴力（身体に対する不法な攻撃であって生命又は身体に危害を及ぼすものをいう。以下同じ）又はこれに準ずる心身に有害な影響を及ぼす言動（以下この項及び第二十八条の二において「身体に対する暴力等」と総称する）をいい，配偶者からの身体に対する暴力等を受けた後に，その者が離婚をし，又はその婚姻が取り消された場合にあっては，当該配偶者であった者から引き続き受ける身体に対する暴力等を含むものとする。

2　この法律において「被害者」とは，配偶者からの暴力を受けた者をいう。

3　この法律にいう「配偶者」には，婚姻の届出をしていないが事実上婚姻関係と同様の事情にある者を含み，「離婚」には，婚姻の届出をしていないが事実上婚姻関係と同様の事情にあった者が，事実上離婚したと同様の事情に入ることを含むものとする。

第二章　配偶者暴力相談支援センター等

[配偶者暴力相談支援センター]

第三条　都道府県は，当該都道府県が設置する婦人相談所その他の適切な施設において，当該各施設が配偶者暴力相談支援センターとしての機能を果たすようにするものとする。

2　市町村は，当該市町村が設置する適切な施設において，当該各施設が配偶者暴力相談支援センターとしての機能を果たすようにするよう努めるものとする。

3　配偶者暴力相談支援センターは，配偶者からの暴力の防止及び被害者の保護のため，次に掲げる業務を行うものとする。

一　被害者に関する各般の問題について，相談に応ずること又は婦人相談員若しくは相談を行う機関を紹介すること。

二　被害者の心身の健康を回復させるため，医学的又は心理学的な指導その他の必要な指導を行うこと。

三　被害者（被害者がその家族を同伴する場合にあっては，被害者及びその同伴する家族。次号，第六号，第五条，第八条の三及び第九条において同じ）の緊急時における安全の確保及び一時保護を行うこと。

四　被害者が自立して生活することを促進するため，就業の促進，住宅の確保，援護等に関する制度の利用等について，情報の提供，助言，関係機関との連絡調整その他の援助を行うこと。

五　第四章に定める保護命令の制度の利用について，情報の提供，助言，関係機関への連絡その他の援助を行うこと。

六　被害者を居住させ保護する施設の利用について，情報の提供，助言，関係機関との連絡調整その他の援助を行うこと。

4　前項第三号の一時保護は，婦人相談所が，自ら行い，又は厚生労働大臣が定める基準を満たす者に委託して行うものとする。

5　配偶者暴力相談支援センターは，その業務を行うに当たっては，必要に応じ，配偶者からの暴力の防止及び被害者の保護を図るための活動を行う民間の団体との連携に努めるものとする。

第三章　被害者の保護

[配偶者からの暴力の発見者による通報等]

第六条　配偶者からの暴力（配偶者又は配偶者であった者からの身体に対する暴力に限る。以下この章において同じ）を受けている者を発見した者は，その旨を配偶者暴力相談支援センター又は警察官に通報するよう努めなければならない。

2　医師その他の医療関係者は，その業務を行うに当たり，配偶者からの暴力によって負傷し又は疾病にかかったと認められる者を発見したときは，その旨を配偶者暴力相談支援センター又は警察官に通報することができる。この場合において，その者の意思を尊重するよう努めるものとする。

3　刑法（明治40年法律第45号）の秘密漏示罪の規定その他の守秘義務に関する法律の規定は，前二項の規定により通報することを妨げるものと解釈してはならない。

4　医師その他の医療関係者は，その業務を行うに当たり，配偶者からの暴力によって負傷し又は疾病にかかったと認められる者を発見したときは，その者に対し，配偶者暴力相談支援センター等の利用について，その有する情報を提供するよう努めなければならない。

[配偶者暴力相談支援センターによる保護についての説明等]

第七条　配偶者暴力相談支援センターは，被害者に関する通報又は相談を受けた場合には，必要に応じ，被害者に対し，第三条第三項の規定により配偶者暴力相談支援センターが行う業務の内容について説明及び助言を行うとともに，必要な保護を受けることを勧奨するものとする。

[被害者の保護のための関係機関の連携協力]

第九条　配偶者暴力相談支援センター，都道府県警察，福祉事務所，児童相談所その他の都道府県又は市町

村の関係機関その他の関係機関は，被害者の保護を行うに当たっては，その適切な保護が行われるよう，相互に連携を図りながら協力するよう努めるものとする。

児童虐待の防止等に関する法律 - 抄 - （平成12年法律第82号）

[目的]

第一条 この法律は，児童虐待が児童の人権を著しく侵害し，その心身の成長及び人格の形成に重大な影響を与えるとともに，我が国における将来の世代の育成にも懸念を及ぼすことにかんがみ，児童に対する虐待の禁止，児童虐待の予防及び早期発見その他の児童虐待の防止に関する国及び地方公共団体の責務，児童虐待を受けた児童の保護及び自立の支援のための措置等を定めることにより，児童虐待の防止等に関する施策を促進し，もって児童の権利利益の擁護に資することを目的とする。

[児童虐待の定義]

第二条 この法律において，「児童虐待」とは，保護者（親権を行う者，未成年後見人その他の者で，児童を現に監護するものをいう。以下同じ）がその監護する児童（十八歳に満たない者をいう。以下同じ）について行う次に掲げる行為をいう。

一 児童の身体に外傷が生じ，又は生じるおそれのある暴行を加えること。

二 児童にわいせつな行為をすること又は児童をしてわいせつな行為をさせること。

三 児童の心身の正常な発達を妨げるような著しい減食又は長時間の放置，保護者以外の同居人による前二号又は次号に掲げる行為と同様の行為の放置その他の保護者としての監護を著しく怠ること。

四 児童に対する著しい暴言又は著しく拒絶的な対応，児童が同居する家庭における配偶者に対する暴力（配偶者（婚姻の届出をしていないが，事実上婚姻関係と同様の事情にある者を含む）の身体に対する不法な攻撃であって生命又は身体に危害を及ぼすもの及びこれに準ずる心身に有害な影響を及ぼす言動をいう）その他の児童に著しい心理的外傷を与える言動を行うこと。

[児童に対する虐待の禁止]

第三条 何人も，児童に対し，虐待をしてはならない。

[国及び地方公共団体の責務等]

第四条 国及び地方公共団体は，児童虐待の予防及び早期発見，迅速かつ適切な児童虐待を受けた児童の保護及び自立の支援（児童虐待を受けた後十八歳となった者に対する自立の支援を含む。第三項及び次条第二項において同じ）並びに児童虐待を行った保護者に対する親子の再統合の促進への配慮その他の児童虐待を受けた児童が家庭（家庭における養育環境と同様の養育環境及び良好な家庭的環境を含む）で生活するために必要な配慮をした適切な指導及び支援を行うため，関係省庁相互間又は関係地方公共団体相互間，市町村，児童相談所，福祉事務所，配偶者からの暴力の防止及び被害者の保護等に関する法律（平成13年法律第31号）第三条第一項に規定する配偶者暴力相談支援センター（次条第一項において単に「配偶者暴力相談支援センター」という），学校及び医療機関の間その他関係機関及び民間団体の間の連携の強化，民間団体の支援，医療の提供体制の整備その他児童虐待の防止等のために必要な体制の整備に努めなければならない。

〈略〉

[児童虐待の早期発見等]

第五条 学校，児童福祉施設，病院，都道府県警察，婦人相談所，教育委員会，配偶者暴力相談支援センターその他児童の福祉に業務上関係のある団体及び学校の教職員，児童福祉施設の職員，医師，歯科医師，保健師，助産師，看護師，弁護士，警察官，婦人相談員その他児童の福祉に職務上関係のある者は，児童虐待を発見しやすい立場にあることを自覚し，児童虐待の早期発見に努めなければならない。

2 前項に規定する者は，児童虐待の予防その他の児童虐待の防止並びに児童虐待を受けた児童の保護及び自立の支援に関する国及び地方公共団体の施策に協力するよう努めなければならない。

3 第一項に規定する者は，正当な理由がなく，その職務に関して知り得た児童虐待を受けたと思われる児童に関する秘密を漏らしてはならない。

4 前項の規定その他の守秘義務に関する法律の規定は，第二項の規定による国及び地方公共団体の施策に協力するように努める義務の遵守を妨げるものと解釈してはならない。

5 学校及び児童福祉施設は，児童及び保護者に対して，児童虐待の防止のための教育又は啓発に努めなければならない。

[児童虐待に係る通告]

第六条 児童虐待を受けたと思われる児童を発見した者は，速やかに，これを市町村，都道府県の設置する福祉事務所若しくは児童相談所又は児童委員を介して市町村，都道府県の設置する福祉事務所若しくは児童相談所に通告しなければならない。

2 前項の規定による通告は，児童福祉法第二十五条第一項の規定による通告とみなして，同法の規定を適用する。

3 刑法（明治40年法律第45号）の秘密漏示罪の規定その他の守秘義務に関する法律の規定は，第一項の規定による通告をする義務の遵守を妨げるものと解釈してはならない。

第七条 市町村，都道府県の設置する福祉事務所又は児童相談所が前条第一項の規定による通告を受けた場合においては，当該通告を受けた市町村，都道府県の設置する福祉事務所又は児童相談所の所長，所員その他の職員及び当該通告を仲介した児童委員は，その職務上知り得た事項であって当該通告をした者を特定させるものを漏らしてはならない。

▌労働基準法 -抄- （昭和22年法律第49号）

第一章 総則

［男女同一賃金の原則］

第四条 使用者は，労働者が女性であることを理由として，賃金について，男性と差別的取扱いをしてはならない。

第六章の二 妊産婦等

［坑内業務の就業制限］

第六十四条の二 使用者は，次の各号に掲げる女性を当該各号に定める業務に就かせてはならない。

一 妊娠中の女性及び坑内で行われる業務に従事しない旨を使用者に申し出た産後一年を経過しない女性 坑内で行われるすべての業務

二 前号に掲げる女性以外の満十八歳以上の女性 坑内で行われる業務のうち人力により行われる掘削の業務その他の女性に有害な業務として厚生労働省令で定めるもの

［危険有害業務の就業制限］

第六十四条の三 使用者は，妊娠中の女性及び産後一年を経過しない女性（以下「妊産婦」という）を，重量物を取り扱う業務，有害ガスを発散する場所における業務その他妊産婦の妊娠，出産，哺育等に有害な業務に就かせてはならない。

2 前項の規定は，同項に規定する業務のうち女性の妊娠又は出産に係る機能に有害である業務につき，厚生労働省令で，妊産婦以外の女性に関して，準用することができる。

3 前二項に規定する業務の範囲及びこれらの規定によりこれらの業務に就かせてはならない者の範囲は，厚生労働省令で定める。

［産前産後］

第六十五条 使用者は，六週間（多胎妊娠の場合にあつては，十四週間）以内に出産する予定の女性が休業を請求した場合においては，その者を就業させてはならない。

2 使用者は，産後八週間を経過しない女性を就業させてはならない。ただし，産後六週間を経過した女性が請求した場合において，その者について医師が支障がないと認めた業務に就かせることは，差し支えない。

3 使用者は，妊娠中の女性が請求した場合においては，他の軽易な業務に転換させなければならない。

第六十六条 使用者は，妊産婦が請求した場合においては，第三十二条の二第一項，第三十二条の四第一項及び第三十二条の五第一項の規定にかかわらず，一週間について第三十二条第一項の労働時間，一日について同条第二項の労働時間を超えて労働させてはならない。

2 使用者は，妊産婦が請求した場合においては，第三十三条第一項及び第三項並びに第三十六条第一項の規定にかかわらず，時間外労働をさせてはならず，又は休日に労働させてはならない。

3 使用者は，妊産婦が請求した場合においては，深夜業をさせてはならない。

［育児時間］

第六十七条 生後満一年に達しない生児を育てる女性は，第三十四条の休憩時間のほか，一日二回各々少なくとも三十分，その生児を育てるための時間を請求することができる。

2 使用者は，前項の育児時間中は，その女性を使用してはならない。

［生理日の就業が著しく困難な女性に対する措置］

第六十八条 使用者は，生理日の就業が著しく困難な女性が休暇を請求したときは，その者を生理日に就業させてはならない。

雇用の分野における男女の均等な機会及び待遇の確保等に関する法律 - 抄 - （昭和47年法律第113号）

第一章　総則

[目的]

第一条　この法律は，法の下の平等を保障する日本国憲法の理念にのつとり雇用の分野における男女の均等な機会及び待遇の確保を図るとともに，女性労働者の就業に関して妊娠中及び出産後の健康の確保を図る等の措置を推進することを目的とする。

[基本的理念]

第二条　この法律においては，労働者が性別により差別されることなく，また，女性労働者にあつては母性を尊重されつつ，充実した職業生活を営むことができるようにすることをその基本的理念とする。

2　事業主並びに国及び地方公共団体は，前項に規定する基本的理念に従つて，労働者の職業生活の充実が図られるように努めなければならない。

第二章　雇用の分野における男女の均等な機会及び待遇の確保等

第一節　性別を理由とする差別の禁止等

[性別を理由とする差別の禁止]

第五条　事業主は，労働者の募集及び採用について，その性別にかかわりなく均等な機会を与えなければならない。

第六条　事業主は，次に掲げる事項について，労働者の性別を理由として，差別的取扱いをしてはならない。

一　労働者の配置（業務の配分及び権限の付与を含む），昇進，降格及び教育訓練

二　住宅資金の貸付けその他これに準ずる福利厚生の措置であつて厚生労働省令で定めるもの

三　労働者の職種及び雇用形態の変更

四　退職の勧奨，定年及び解雇並びに労働契約の更新

[妊娠中及び出産後の健康管理に関する措置]

第十二条　事業主は，厚生労働省令で定めるところにより，その雇用する女性労働者が母子保健法（昭和40年法律第141号）の規定による保健指導又は健康診査を受けるために必要な時間を確保することができるようにしなければならない。

第十三条　事業主は，その雇用する女性労働者が前条の保健指導又は健康診査に基づく指導事項を守ることができるようにするため，勤務時間の変更，勤務の軽減等必要な措置を講じなければならない。

〈略〉

育児休業，介護休業等育児又は家族介護を行う労働者の福祉に関する法律 - 抄 - （平成3年法律第76号）

第二章　育児休業

[育児休業の申出]

第五条　労働者は，その養育する一歳に満たない子について，その事業主に申し出ることにより，育児休業をすることができる。ただし，期間を定めて雇用される者にあつては，その養育する子が一歳六か月に達する日までに，その労働契約（労働契約が更新される場合にあっては，更新後のもの。第三項及び第十一条第一項において同じ）が満了することが明らかでない者に限り，当該申出をすることができる。

〈略〉

3　労働者は，その養育する一歳から一歳六か月に達するまでの子について，次の各号のいずれにも該当する場合に限り，その事業主に申し出ることにより，育児休業をすることができる。ただし，期間を定めて雇用される者であってその配偶者が当該子が一歳に達する日（以下「一歳到達日」という）において育児休業をしているものにあっては，当該子が一歳六か月に達する日までに，その労働契約が満了することが明らかでない者に限り，当該申出をすることができる。

一　当該申出に係る子について，当該労働者又はその配偶者が，当該子の一歳到達日において育児休業をしている場合

二　当該子の一歳到達日後の期間について休業することが雇用の継続のために特に必要と認められる場合として厚生労働省令で定める場合に該当する場合

〈略〉

[同一の子について配偶者が育児休業をする場合の特例]

第九条の二　労働者の養育する子について，当該労働者の配偶者が当該子の一歳到達日以前のいずれかの日において当該子を養育するために育児休業をしている場合における第二章から第五章まで，第二十四条第一項及び第十二章の規定の適用については，第五条第一項中「一歳に満たない子」とあるのは「一歳に満たな

い子（第九条の二第一項の規定により読み替えて適用するこの項の規定により育児休業をする場合にあっては，一歳二か月に満たない子）」と，同条第三項ただし書中「一歳に達する日（以下「一歳到達日」という）」とあるのは「一歳に達する日（以下「一歳到達日」という）（当該配偶者が第九条の二第一項の規定により読み替えて適用する第一項の規定によりした申出に係る第九条第一項（第九条の二第一項の規定により読み替えて適用する場合を含む）に規定する育児休業終了予定日とされた日が当該子の一歳到達日後である場合にあっては，当該育児休業終了予定日とされた日）」と，同項第一号中「又はその配偶者が，当該子の一歳到達日」とあるのは「が当該子の一歳到達日（当該労働者が第九条の二第一項の規定により読み替えて適用する第一項の規定によりした申出に係る第九条第一項（第九条の二第一項の規定により読み替えて適用する場合を含む）に規定する育児休業終了予定日とされた日が当該子の一歳到達日後である場合にあっては，当該育児休業終了予定日とされた日）において育児休業をしている場合又は当該労働者の配偶者が当該子の一歳到達日（当該配偶者が第九条の二第一項の規定により読み替えて適用する第一項の規定によりした申出に係る第九条第一項（第九条の二第一項の規定により読み替えて適用する場合を含む）に規定する育児休業終了予定日とされた日が当該子の一歳到達日後である場合にあっては，当該育児休業終了予定日とされた日）」と，同条第六項中「一歳到達日」とあるのは「一歳到達日（当該子を養育する労働者又はその配偶者が第九条の二第一項の規定により読み替えて適用する第一項の規定によりした申出に係る第九条第一項（第九条の二第一項の規定により読み替えて適用する場合を含む）に規定する育児休業終了予定日とされた日が当該子の一歳到達日後である場合にあっては，当該育児休業終了予定日とされた日（当該労働者に係る育児休業終了予定日とされた日と当該配偶者に係る育児休業終了予定日とされた日が異なるときは，そのいずれかの日））」と，前条第一項中「変更後の育児休業終了予定日とされた日。次項」とあるのは「変更後の育児休業終了予定日とされた日。次項（次条第一項の規定により読み替えて適用する場合を含む）において同じ）（当該育児休業終了予定日とされた日が当該育児休業開始予定日とされた日から起算して育児休業等可能日数（当該育児休業に係る子の出生した日から当該子の一歳到達日までの日数をいう）から育児休業等取得日数（当該子の出生した日以後当該労働者が労働基準法第六十五条第一項又は第二項の規定により休業した日数と当該子について育児休業をした日数を合算した日数をいう）を差し引いた日数を経過する日より後の日であるときは，当該経過する日。次項（次条第一項の規定により読み替えて適用する場合を含む）」と，同条第二項第二号中「第五条第三項」とあるのは「次条第一項の規定により読み替えて適用する第五条第一項の規定による申出により育児休業をしている場合にあっては一歳二か月，同条第三項（次条第一項の規定により読み替えて適用する場合を含む）」と，第二十四条第一項第一号中「一歳（」とあるのは「一歳（当

該労働者が第九条の二第一項の規定により読み替えて適用する第五条第一項の規定による申出をすることができる場合にあっては一歳二か月，」とするほか，必要な技術的読替えは，厚生労働省令で定める。

〈略〉

[不利益取扱いの禁止]

第十条 事業主は，労働者が育児休業申出をし，又は育児休業をしたことを理由として，当該労働者に対して解雇その他不利益な取扱いをしてはならない。

第四章　子の看護休暇

[子の看護休暇の申出]

第十六条の二 小学校就学の始期に達するまでの子を養育する労働者は，その事業主に申し出ることにより，一の年度において五労働日（その養育する小学校就学の始期に達するまでの子が二人以上の場合にあっては，十労働日）を限度として，負傷し，若しくは疾病にかかった当該子の世話又は疾病の予防を図るために必要なものとして厚生労働省令で定める当該子の世話を行うための休暇（以下「子の看護休暇」という）を取得することができる。

〈略〉

第六章　所定外労働の制限

第十六条の八 事業主は，三歳に満たない子を養育する労働者であって，当該事業主と当該労働者が雇用される事業所の労働者の過半数で組織する労働組合があるときはその労働組合，その事業所の労働者の過半数で組織する労働組合がないときはその労働者の過半数を代表する者との書面による協定で，次に掲げる労働者のうちこの項本文の規定による請求をできないものとして定められた労働者に該当しない労働者が当該子を養育するために請求した場合においては，所定労働時間を超えて労働させてはならない。ただし，事業の正常な運営を妨げる場合は，この限りでない。

一　当該事業主に引き続き雇用された期間が一年に満たない労働者

二　前号に掲げるもののほか，当該請求をできないこととすることについて合理的な理由があると認められる労働者として厚生労働省令で定めるもの

〈略〉

第七章　時間外労働の制限

第十七条 事業主は，労働基準法第三十六条第一項の規定により同項に規定する労働時間（以下この条において単に「労働時間」という）を延長することができる場合において，小学校就学の始期に達するまでの子を養育する労働者であって次の各号のいずれにも該当しないものが当該子を養育するために請求したときは，制限時間（一月について二十四時間，一年について百五十時間をいう。次項及び

第十八条の二において同じ）を超えて労働時間を延長しては
ならない。ただし，事業の正常な運営を妨げる場合は，
この限りでない。

〈略〉

第八章　深夜業の制限

第十九条　事業主は，小学校就学の始期に達するまでの
子を養育する労働者であって次の各号のいずれにも該
当しないものが当該子を養育するために請求した場合
においては，午後十時から午前五時までの間（以下この
条及び第二十条の二において「深夜」という）において労働させ
てはならない。ただし，事業の正常な運営を妨げる場合

は，この限りでない。

〈略〉

[再雇用特別措置等]

第二十七条　事業主は，妊娠，出産若しくは育児又は介
護を理由として退職した者（以下「育児等退職者」という）に
ついて，必要に応じ，再雇用特別措置（育児等退職者であっ
て，その退職の際に，その就業が可能となったときに当該退職に係る
事業の事業主に再び雇用されることの希望を有する旨の申出をして
いたものについて，当該事業主が，労働者の募集又は採用に当たっ
て特別の配慮をする措置をいう。第三十条において同じ）その他こ
れに準ずる措置を実施するよう努めなければならない。

次世代育成支援対策推進法 - 抄 - （平成15年法律第120号）

第一章　総則

[目的]

第一条　この法律は，我が国における急速な少子化の進
行並びに家庭及び地域を取り巻く環境の変化にかんが
み，次世代育成支援対策に関し，基本理念を定め，並
びに国，地方公共団体，事業主及び国民の責務を明ら
かにするとともに，行動計画策定指針並びに地方公共
団体及び事業主の行動計画の策定その他の次世代育
成支援対策を推進するために必要な事項を定めること
により，次世代育成支援対策を迅速かつ重点的に推進
し，もって次代の社会を担う子どもが健やかに生まれ，
かつ，育成される社会の形成に資することを目的とする。

[定義]

第二条　この法律において「次世代育成支援対策」とは，
次代の社会を担う子どもを育成し，又は育成しようとす
る家庭に対する支援その他の次代の社会を担う子ども
が健やかに生まれ，かつ，育成される環境の整備のた
めの国若しくは地方公共団体が講ずる施策又は事業主

が行う雇用環境の整備その他の取組をいう。

[基本理念]

第三条　次世代育成支援対策は，父母その他の保護者
が子育てについての第一義的責任を有するという基本
的認識の下に，家庭その他の場において，子育ての意
義についての理解が深められ，かつ，子育てに伴う喜
びが実感されるように配慮して行われなければならな
い。

第二章　行動計画

第一節　行動計画策定指針

第七条　主務大臣は，次世代育成支援対策の総合的か
つ効果的な推進を図るため，基本理念にのっとり，次条
第一項の市町村行動計画及び第九条第一項の都道府
県行動計画並びに第十二条第一項の一般事業主行動
計画及び第十九条第一項の特定事業主行動計画（次項
において「市町村行動計画等」という）の策定に関する指針（以
下「行動計画策定指針」という）を定めなければならない。

〈略〉

戸籍法 - 抄 - （昭和22年法律第224号）

第四章　届出

第二節　出生

第四十九条　出生の届出は，十四日以内（国外で出生があっ
たときは，三箇月以内）にこれをしなければならない。

2　届書には，次の事項を記載しなければならない。
　　一　子の男女の別及び嫡出子又は嫡出でない子の別
　　二　出生の年月日時分及び場所
　　三　父母の氏名及び本籍，父又は母が外国人であると
　　　きは，その氏名及び国籍

　　四　その他法務省令で定める事項
3　医師，助産師又はその他の者が出産に立ち会った場
合には，医師，助産師，その他の者の順序に従ってそ
のうちの一人が法務省令・厚生労働省令の定めるところ
によって作成する出生証明書を届書に添付しなければ
ならない。ただし，やむを得ない事由があるときは，この
限りでない。

第五十条　子の名には，常用平易な文字を用いなければ
ならない。
2　常用平易な文字の範囲は，法務省令でこれを定める。

第五十一条　出生の届出は，出生地でこれをすることができる。

2　汽車その他の交通機関（船舶を除く。以下同じ）の中で出生があつたときは母がその交通機関から降りた地で，航海日誌を備えない船舶の中で出生があつたときはその船舶が最初に入港した地で，出生の届出をすることができる。

第五十二条　嫡出子出生の届出は，父又は母がこれをし，子の出生前に父母が離婚をした場合には，母がこれをしなければならない。

2　嫡出でない子の出生の届出は，母がこれをしなければならない。

3　前二項の規定によつて届出をすべき者が届出をすることができない場合には，左の者は，その順序に従つて，届出をしなければならない。

第一　同居者

第二　出生に立ち会つた医師，助産師又はその他の者

4　第一項又は第二項の規定によつて届出をすべき者が届出をすることができない場合には，その者以外の法定代理人も，届出をすることができる。

死産の届出に関する規程 - 抄 - （昭和21年厚生省令第42号）

第一条　この規程は，公衆衛生特に母子保健の向上を図るため，死産の実情を明かにすることを目的とする。

第二条　この規程で，死産とは妊娠第四月以後における死児の出産をいひ，死児とは出産後において心臓膊動，随意筋の運動及び呼吸のいづれをも認めないものをいふ。

第三条　すべての死産は，この規程の定めるところにより，届出なければならない。

第四条　死産の届出は，医師又は助産師の死産証書又は死胎検案書を添えて，死産後七日以内に届出人の所在地又は死産があつた場所の市町村長（特別区の区長を含むものとし，地方自治法（昭和22年法律第67号）第二百五十二条の十九第一項の指定都市にあつては，区長又は総合区長とする。以下同じ）に届け出なければならない。

2　汽車その他の交通機関（船舶を除く）の中で死産があつたときは母がその交通機関から降りた地の，航海日誌のない船舶の中で死産があつたときはその船舶が最初に入港した地の市町村長に死産の届出をすることができる。

3　航海日誌のある船中で死産があつたときは，死産の届出を船長になさなければならない。船長は，これらの事項を航海日誌に記載して記名しなければならない。

4　船長は，前項の手続をなした後最初に入港した港において，速かに死産に関する航海日誌の謄本を入港地の市町村長に送付しなければならない。

第五条　死産届は，書面によつてこれをなさなければならない。

2　死産届書には，次の事項を記載し，届出人がこれに記名しなければならない。

一　父母の氏名

二　父母の婚姻の届出直前（婚姻の届出をしていないときは，その死産当時）の本籍。若し，日本の国籍を有しないときは，その国籍

三　死産児の男女の別及び嫡出子又は嫡出でない子の別

四　死産の年月日時分及び場所

五　その他厚生労働省令で定める事項

第六条　死産証書又は死胎検案書には，次の事項を記載し，医師又は助産師がこれに記名しなければならない。

一　死産児の男女別及び母の氏名

二　死産の年月日時分

三　その他厚生労働省令で定める事項

第七条　死産の届出は，父がこれをなさなければならない。やむを得ない事由のため父が届出をすることができないときは，母がこれをなさなければならない。父母共にやむを得ない事由のため届出をすることができないときは，次の順序によつて届出をなさなければならない。

一　同居人

二　死産に立会つた医師

三　死産に立会つた助産師

四　その他の立会者

第八条　やむを得ない事由のため，医師又は助産師の死産証書又は死胎検案書が得られないときは，その理由を死産届書に附記し，死産の事実を証すべき書面を添付しなければならない。

男女共同参画社会基本法 - 抄 - (平成11年法律第78号)

第一章　総則

[目的]

第一条　この法律は，男女の人権が尊重され，かつ，社会経済情勢の変化に対応できる豊かで活力ある社会を実現することの緊要性にかんがみ，男女共同参画社会の形成に関し，基本理念を定め，並びに国，地方公共団体及び国民の責務を明らかにするとともに，男女共同参画社会の形成の促進に関する施策の基本となる事項を定めることにより，男女共同参画社会の形成を総合的かつ計画的に推進することを目的とする。

[定義]

第二条　この法律において，次の各号に掲げる用語の意義は，当該各号に定めるところによる。

一　男女共同参画社会の形成　男女が，社会の対等な構成員として，自らの意思によって社会のあらゆる分野における活動に参画する機会が確保され，もって男女が均等に政治的，経済的，社会的及び文化的利益を享受することができ，かつ，共に責任を担うべき社会を形成することをいう。

二　積極的改善措置　前号に規定する機会に係る男女間の格差を改善するため必要な範囲内において，男女のいずれか一方に対し，当該機会を積極的に提供することをいう。

[男女の人権の尊重]

第三条　男女共同参画社会の形成は，男女の個人としての尊厳が重んぜられること，男女が性別による差別的取扱いを受けないこと，男女が個人として能力を発揮する機会が確保されることその他の男女の人権が尊重されることを旨として，行われなければならない。

[社会における制度又は慣行についての配慮]

第四条　男女共同参画社会の形成に当たっては，社会における制度又は慣行が，性別による固定的な役割分担等を反映して，男女の社会における活動の選択に対して中立でない影響を及ぼすことにより，男女共同参画社会の形成を阻害する要因となるおそれがあることにかんがみ，社会における制度又は慣行が男女の社会における活動の選択に対して及ぼす影響をできる限り中立なものとするように配慮されなければならない。

[政策等の立案及び決定への共同参画]

第五条　男女共同参画社会の形成は，男女が，社会の対等な構成員として，国若しくは地方公共団体における政策又は民間の団体における方針の立案及び決定に共同して参画する機会が確保されることを旨として，行われなければならない。

[家庭生活における活動と他の活動の両立]

第六条　男女共同参画社会の形成は，家族を構成する男女が，相互の協力と社会の支援の下に，子の養育，家族の介護その他の家庭生活における活動について家族の一員としての役割を円滑に果たし，かつ，当該活動以外の活動を行うことができるようにすることを旨として，行われなければならない。

[国際的協調]

第七条　男女共同参画社会の形成の促進が国際社会における取組と密接な関係を有していることにかんがみ，男女共同参画社会の形成は，国際的協調の下に行われなければならない。

母子及び父子並びに寡婦福祉法 - 抄 - (昭和39年法律第129号)

第一章　総則

[目的]

第一条　この法律は，母子家庭等及び寡婦の福祉に関する原理を明らかにするとともに，母子家庭等及び寡婦に対し，その生活の安定と向上のために必要な措置を講じ，もつて母子家庭等及び寡婦の福祉を図ることを目的とする。

[基本理念]

第二条　全て母子家庭等には，児童が，その置かれている環境にかかわらず，心身ともに健やかに育成されるために必要な諸条件と，その母子家庭の母及び父子家庭の父の健康で文化的な生活とが保障されるものとする。

2　寡婦には，母子家庭の母及び父子家庭の父に準じて健康で文化的な生活が保障されるものとする。

性同一性障害者の性別の取扱いの特例に関する法律

- 抄 - （平成15年法律第111号）

［趣旨］

第一条 この法律は，性同一性障害者に関する法令上の性別の取扱いの特例について定めるものとする。

［定義］

第二条 この法律において「性同一性障害者」とは，生物学的には性別が明らかであるにもかかわらず，心理的にはそれとは別の性別（以下「他の性別」という）であるとの持続的な確信を持ち，かつ，自己を身体的及び社会的に他の性別に適合させようとする意思を有する者であって，そのことについてその診断を的確に行うために必要な知識及び経験を有する二人以上の医師の一般に認められている医学的知見に基づき行う診断が一致しているものをいう。

［性別の取扱いの変更の審判］

第三条 家庭裁判所は，性同一性障害者であって次の各号のいずれにも該当するものについて，その者の請求により，性別の取扱いの変更の審判をすることができる。

一 十八歳以上であること。

二 現に婚姻をしていないこと。

三 現に未成年の子がいないこと。

四 生殖腺がないこと又は生殖腺の機能を永続的に欠く状態にあること。

五 その身体について他の性別に係る身体の性器に係る部分に近似する外観を備えていること。

2 前項の請求をするには，同項の性同一性障害者に係る前条の診断の結果並びに治療の経過及び結果その他の厚生労働省令で定める事項が記載された医師の診断書を提出しなければならない。

［性別の取扱いの変更の審判を受けた者に関する法令上の取扱い］

第四条 性別の取扱いの変更の審判を受けた者は，民法（明治29年法律第89号）その他の法令の規定の適用については，法律に別段の定めがある場合を除き，その性別につき他の性別に変わったものとみなす。

2 前項の規定は，法律に別段の定めがある場合を除き，性別の取扱いの変更の審判前に生じた身分関係及び権利義務に影響を及ぼすものではない。

1 セクシュアリティの意義と関連する事項の組合せで正しいのはどれか。

（104回 PM64）

1. 生殖性の性 ——————— ジェンダー
2. 性別としての性 ——————— 常染色体
3. 連帯性としての性 ——————— 種の保存
4. 性役割としての性 ——————— 社会的規範

2 クラウス，M. H. とケネル，J. H. が提唱した絆（ボンディング）について適切なのはどれか。
M.H. Klaus　　　　J. H. Kennell

（110回 PM59）

1. 生まれながらのものである。
2. 母子間の同調性を意味する。
3. 母子相互作用によって促進される。
4. 親との間に子どもが築くものである。

3 母体保護法で規定されているのはどれか。　　　（110回 PM58）

1. 育児時間
2. 生理休暇
3. 受胎調節の実地指導
4. 育児中の深夜業の制限

4 妊婦健康診査を受診する時間を確保するために妊婦が事業主に請求できることを規定している法律はどれか。

（110回 PM61）

1. 母子保健法
2. 労働基準法
3. 育児介護休業法
4. 雇用の分野における男女の均等な機会及び待遇の確保等に関する法律〈男女雇用機会均等法〉

5 一般的な思春期の発育の特徴について正しいのはどれか。**2つ選べ**。

（104回 PM86）

1. 骨端線が閉鎖する。
2. 性的成熟は男子の方が女子より早く始まる。
3. 成長ホルモンが性腺に作用して第二次性徴が起こる。
4. 男子では身長増加のピークの前に精巣の発育が始まる。
5. 女子では身長増加のピークの前に乳房の発育が終わる。

6 避妊法について適切なのはどれか。 （111回AM63）

1. 経口避妊薬は排卵を抑制する。
2. コンドーム法の避妊効果は99%以上である。
3. 基礎体温法は月経が不順な女性に有用である。
4. 子宮内避妊器具〈IUD〉は性交のたびに挿入が必要である。

7 我が国における家族計画の意義で適切なのはどれか。 （98回PM73）

1. 人口を抑制する。
2. 母体の健康を守る。
3. 性感染症を予防する。
4. 避妊の知識を普及させる。

8 出生前診断のための羊水検査について適切なのはどれか。 （102回AM68）

1. 検査がもたらす母児への影響を事前に説明する。
2. 胎児に染色体異常が発見された場合は結果を知らせない。
3. 夫婦の意見が対立した場合は夫の意見を優先する。
4. 妊婦の母親から問い合わせがあった場合は検査結果を伝える。

9 女性の不妊症の原因になる可能性がある性感染症（STD）はどれか。**2つ選べ**。
infertility （100回PM90）

1. 梅毒
   syphilis
2. 淋菌感染症
   gonococcal infection
3. 性器ヘルペス
   genital herpes
4. 尖圭コンジローマ
   condyloma acuminatum
5. 性器クラミジア感染症
   genital chlamydiosis

10 更年期女性のホルモン補充療法によってリスクが低くなるのはどれか。
（110回AM57）

1. 乳癌
   breast cancer
2. 骨粗鬆症
   osteoporosis
3. 子宮体癌
   uterine corpus cancer
4. 静脈血栓症
   vein thrombosis

1　　解答 4

× 1：生物学的な性をセックス，社会的・文化的な性をジェンダーという。

× 2：「性別としての性」は，男性・女性の両方を区別する性であり，これに関連するのは性染色体である。

× 3：「親密性・連帯性としての性」は，愛を得て維持していくための性である。種の保存と繁栄のための性は「生殖性の性」という。

○ 4：「性役割としての性」は，男性役割・女性役割を示す性による役割規定を示す性であり，社会的規範と関連する。

2　　解答 3

× 1，4：親から子への強い結びつきを絆（ボンディング）という。親の子どもに対する絆は，特異的で長い間続く関係である。妊娠期の胎児から出生後の新生児に対し，母子が相互に作用しあうことによって形成されていく。

× 2：新生児に備わっている相互作用に対する生得的な能力である行動の同調性を，エントレインメントという。

○ 3：親子の絆形成は，母子相互作用によって促進される。

3　　解答 3

× 1，2：育児時間（第 67 条）および生理休暇（第 68 条）は，労働基準法に規定されている。生理休暇は，生理日の就業が著しく困難な女性に対する措置である。

○ 3：受胎調節の実地指導（第 15 条）は，母体保護法に規定されている。女子に対して厚生労働大臣が指定する避妊用の器具を使用する受胎調節実地指導は，医師のほか，都道府県知事の指定を受けた助産師，保健師，看護師でなければ行うことはできない。

× 4：育児中の深夜業の制限（第 19 条）は，育児介護休業法に規定されている。事業主は，小学校就学前の子を養育する労働者が請求した場合は，午後 10 時〜午前 5 時までの間労働させてはならない。

4　　解答 4

○ 4　× 1，2，3

男女雇用機会均等法（第 12 条）には，事業主は女性労働者が母子保健法の規定による保健指導，健康診査を受けるために必要な時間を確保することができるようにしなければならないという規定がある（妊娠中及び出産後の健康管理に関する措置）。

5　　解答 1，4

○ 1：思春期になると骨端線が閉じて，長管骨の伸長が停止する。また，拇指内転種子骨が X 線上で確認され，思春期の指標とされている。

× 2：性的成熟は女子のほうが男子より早く始まる。女子の初経の平均年齢は満 12 歳であり，男子の精通は 15 歳で過半数が経験する。

× 3：第 2 次性徴は，性ホルモンの分泌量が増加して起こる。

○ 4：男子は 10 歳過ぎより精巣容積の増大が始まり，精巣容積増大後に身長の急速な伸びが始まる。身長増加のピークは 13 歳頃である。

× 5：女子は乳房の発育とほぼ同時期かそれに先立って身長の伸びが始まる。

6　　解答 1

○ 1：経口避妊薬の機序は，主として排卵抑制作用による。そのほかにも，子宮内膜を萎縮させることによる着床障害，頸管粘液の分泌を低下させることによる精子侵入障害などが，妊娠を阻害していると考えられている。

× 2：コンドームを正確に使用した場合の 1 年間の失敗率（妊娠率）は約 2 ％，一般的な使用方法の場合は約 15 ％といわれている。

× 3：基礎体温法は，性周期が一定であることを利用する方法であるため，月経不順の女性には不適当である。

× 4：子宮内避妊器具（IUD）は性交のたびに挿入する必要はない。一度挿入すれば，約 2 年間は留置したままでよい。

| 7 | 解答 2 |

×1, 3, 4：当てはまらない。
○2：家族計画は，生まれてくる子どもに対し，親としての責任を自覚し，子どもを生み育て，健康な家庭を築き上げることを基本理念とした考え方である。単に避妊するということではない。家族計画の意義は，子どもを生み育てることを基本として，妊娠や出産に計画性をもたせ，家族の幸福，母体の健康，および子どもの健康と福祉を図ることである。

| 8 | 解答 1 |

○1：羊水検査は，経腹的に穿刺して羊水を採取するため，検査により流・早産や出血，感染などのリスクが高まる。検査がもたらす母児への影響について，事前に説明しておく必要がある。
×2：検査により胎児に染色体異常が発見されたとしても，結果を正確に伝えることが必要である。
×3：日本産科婦人科学会による「出生前に行われる遺伝学的検査および診断に関する見解（平成25年6月22日）」に，「出生前に行われる遺伝学的検査および診断は，夫婦からの希望がある場合に実施する。夫婦の希望が最終的に一致しない場合は，妊婦の希望が優先されることもあるが，こうした状態での実施は望ましくなく，十分に話し合う機会を設けて，夫婦の理解，同意が統一されることが望ましい」とある。
×4：結果は夫婦に伝える。親族であっても，無断で伝えてはならない。

| 9 | 解答 2, 5 |

×1：梅毒は梅毒トレポネーマの感染によって起こる性感染症である。妊娠初期に感染すると胎盤を経由して胎児へ感染し，流産や早産になることがある。出生後は学童期や思春期になってから内臓や皮膚などに病変が出現する。近年，特に20歳代女性を中心に梅毒患者数の急激な増加が見られている。

○2：淋菌感染症は淋菌の感染による性感染症で，女性では自覚症状がなく進行し，卵管狭窄が生じて不妊症の原因となることがある。また産道感染により胎児に感染する危険性がある。
×3：性器ヘルペスはヘルペスウイルスによる性感染症である。男女共に患部に水疱ができ，悪化すると潰瘍となって痛みを伴う。また産道感染し，新生児ヘルペス感染症となり新生児死亡の原因となる。
×4：尖圭コンジローマはヒトパピローマウイルスによる性感染症である。男女共に，性器や肛門周辺に鶏冠状の突起が発生増殖するが，痛みはない。放置すると慢性化し，がんの原因になることがある。
○5：性器クラミジア感染症はクラミジアによる性感染症である。男性では排尿痛やかゆみ，膿が出現するが，女性は無症状で経過し，子宮頸管炎や卵管炎，卵管狭窄により不妊症の原因となる。男性でも前立腺炎や精巣上体炎が起こり，男性不妊症の原因になることがある。

| 10 | 解答 2 |

　更年期障害は，更年期に現れる心身症状により日常生活に支障をきたす病態をいい，卵巣機能の低下に伴うエストロゲン分泌の減少によって発現する。その治療法の一つにホルモン補充療法（hormone replacement therapy：HRT）がある。
×1：HRTのエストロゲン＋黄体ホルモン併用療法では，長期投与（5年以上）による乳がん発症のリスクが増加する。
○2：HRTは，閉経後の骨粗鬆症の予防に効果がある。
×3：HRTのエストロゲン単独投与では子宮体がん発症のリスクが高まる。しかし，エストロゲン＋黄体ホルモン併用療法では子宮体がんのリスクは上昇しないと考えられている。
×4：HRTのエストロゲン＋黄体ホルモン併用療法では，静脈血栓症が有意に増加するため，注意が必要である。

索引

新体系看護学全書

母性看護学❶

母性看護学概論／ウィメンズヘルスと看護

2003年 1 月16日	第1版第1刷発行	定価(本体3,000円+税)
2006年12月13日	第2版第1刷発行	
2009年11月30日	第3版第1刷発行	
2012年 2 月15日	第4版第1刷発行	
2013年12月 5 日	第5版第1刷発行	
2019年12月10日	第6版第1刷発行	
2022年11月30日	第7版第1刷発行	
2023年 1 月31日	第7版第2刷発行	

編　集 ｜ 渡邊　浩子・板倉　敦夫・松﨑　政代ⓒ　　　　　　　〈検印省略〉

発行者 ｜ 亀井　淳

発行所 ｜ 株式会社 メヂカルフレンド社

https://www.medical-friend.jp
〒102-0073 東京都千代田区九段北3丁目2番4号　麹町郵便局私書箱48号
電話｜(03)3264-6611　振替｜00100-0-114708

Printed in Japan　落丁・乱丁本はお取り替えいたします
ブックデザイン｜松田行正(株式会社マツダオフィス)
印刷｜港北メディアサービス(株)　製本｜(有)井上製本所
ISBN 978-4-8392-3403-4　C3347　　　　　　　　　　　　000631-030